만병의 근원 유해파,
어떻게 없애나

만병의 근원 유해파, 어떻게 없애나

발행일   2021년 11월 30일

지은이   운해(雲海) 양종수
펴낸이   손형국
펴낸곳   (주)북랩
편집인   선일영   편집   정두철, 배진용, 김현아, 박준, 장하영
디자인   이현수, 한수희, 김윤주, 허지혜, 안유경   제작   박기성, 황동현, 구성우, 권태련
마케팅   김회란, 박진관
출판등록   2004. 12. 1(제2012-000051호)
주소   서울특별시 금천구 가산디지털 1로 168, 우림라이온스밸리 B동 B113~114호, C동 B101호
홈페이지   www.book.co.kr
전화번호   (02)2026-5777   팩스   (02)2026-5747

ISBN   979-11-6836-031-0 03510 (종이책)   979-11-6836-032-7 05510 (전자책)

(주)북랩 성공출판의 파트너
북랩 홈페이지와 패밀리 사이트에서 다양한 출판 솔루션을 만나 보세요!
홈페이지 book.co.kr   •   **블로그** blog.naver.com/essaybook   •   **출판문의** book@book.co.kr

작가 연락처 문의 ▸ ask.book.co.kr
작가 연락처는 개인정보이므로 북랩에서 알려드릴 수 없습니다.

만병의 근원 유해파, 어떻게 없애나

운해(雲海) 양종수

수맥 중화를 통해
100세 시대에
천수를 누리는 비법

북랩 book Lab

들어가며

———

　사람은 태어남과 동시에 죽음을 향하여 사라져가고, 태양은 아침에 뜨면서 지기 위하여 서쪽을 향한다. 그러나 태양은 지더라도 다음날 다시 뜨지만, 사람은 한번 가면 오지 못한다. 인간의 목숨은 유한하여, 명대로 살다가 죽으면 다시 올 수 없는 존재다. 우리 삶의 과정이 곧 죽음이다. 사는 동안은 건강하고 행복하게 살아야 한다. 당신에게는 건강하고 행복하게 살 권리가 있다. 만약 병으로 고통받으며 지내다가 불행하게 사라지면 얼마나 억울하겠는가?

　인간으로 태어나서 아픈 데 없이 건강하게 살아도 죽음을 두려워한다. 당신은 건강하고 행복하게 살기 위해서 태어났다. 그런데 일생을 병으로 보내면 우주의 뜻에 역행하는 것으로 불행하다. 그러나 인간은 사는 것에 한계가 있고, 고통과 죽음은 피할 수 없는 운명이니 어쩔 수 없다. 죽음을 두려워하는 마음은 빈부귀천을 따지지 않아서 천수를 누려도 피하고 싶다. 아무리 장수를 한다고 해도 건강하지 못한 몸으로 약에 의존하여 일생을 보내면 삶이 고통이다.

　지금은 의술이 발달하여 백 세까지는 살 수 있다고 하니 반가운 소리다. 그런데도 앓는 사람과 죽는 사람이 왜 많은지 의문이다. 사람은 스스로 치유하여 건강하게 살도록 설계된 존재이다. 우리 몸에 자가 치유력이 있는 것은 생각지 않고, 병원에만 의존하니 아픈 사람이 많다.

　현대의학은 문제가 있다. 사람을 기계 취급을 하여 약으로 안 될 경우 째고 잘라내어 갈아넣는 방법을 쓴다. 또 치료를 하다가 한계가 오면 최선을 다했지만 운명인 것 같다며 책임을 회피한다. 환자는 병을 고치려 이름난 의사를 찾아 전국을 헤매지만 결국 가산만 탕진하고 죽음을 맞는다. 의사는 실력이 부족하여 고치지 못했다는 말은 절대로 하지 않는다. 사람은 흙에서 나와 흙으로 돌아가는 피조물이다. 숨 끊어지면 의사나 환자나 흙으로 돌아가기는 매한가지다.

의사의 본분이 무엇인가를 생각해본다. 병을 고치는 사람이 의사이다. 내가 아는 사람은 자다가 심장마비로 이승을 떠났고, 친하게 지내던 지인도 금년에 세상을 하직했다. 또 아들은 몇 개월 후 41세의 나이에 암으로 세상과 이별했다. 병을 고치려고 서울까지 갔지만 현대의학은 속수무책이었다. 의학의 한계를 의심할 뿐이다. 참으로 비참한 일이다.

나는 병의 원인을 알았지만 고인의 어머니가 수간호사 출신이라며 내 말을 믿지 않았다. 현대의학은 자연치유를 무시한 채 약으로만 다스리려 하니 한계가 있다. 그래서 호전만 시키고, 병의 뿌리는 계속 남아 있는 것이다. 성경에 사람은 흙으로 빚어졌다고 했다. 때문에 죽으면 흙으로 돌아가는 존재다. 이 과정은 아무리 가진 것이 많고, 지위가 높아도 피해 간 사람이 없는 공평한 진리다.

이제 의사의 손을 빌리지 않고도 치유할 수 있는 방법을 공개한다. 내가 이 책을 쓰는 목적은 의사들을 폄하하기 위해서도, 돈을 벌기 위해서도 아니고, 이름을 알리기 위해서도 아니다. 내 나이 80이 되어가니 언제 죽을지 모른다. 때문에 살아 있을 때 의사들이 모르는 진실을 알려 아픈 사람을 고통에서 구하기 위한 것이다. 여건이 조성되면 그 비법을 공개하려고 한다. 여기에는 하나도 보태거나 빼지 않고 사실대로 수록했으니 믿고 탐독하기 바란다.

나도 아내의 병 때문에 힘든 삶을 겪은 적이 있다. 아내가 50에 들면서 병이 생겼는데 처음에는 별것 아니라고 생각했고, 의사도 약만 먹으면 낫는다고 했다. 그러나 점점 심해져서 이름난 병원 몇 군데를 거쳐 대학병원까지 갔지만 병명이 나오지 않았다. 심지어는 맞는 약이 없다며 오지 말라는 병원도 있었다. 한방치료와 민간요법으로 유명하다는 곳은 다 다녔지만 소용이 없었다. 그렇다고 포기할 수가 없어서 서울의 유명한 S의료원에서 종합검진을 받았으나 결과는 병명조차 모른다는 것이다. 환자만 고생시키고 돈만 내버렸다.

그때부터 병원의 소관이 아니라는 생각이 들어 치료를 포기하고 수맥을 공부하기 시작했다. 지인에게 수맥 때문일 수 있다는 이야기를 들었기 때문이다. 그것은 내 인생에 획기적인 변화를 가져왔고, 전문가의 길을 걷게 된 동기가 되었다. 수맥을 배우면서 유해파(수맥)가 병의 원인이라는 것을 알게 되었다.

실력을 연마한 후 집을 탐사해본 결과 전체에 수맥이 많았지만, 특히 아내의 잠자리에 심했다. 수맥의 파장 때문에 병이 온 것이 틀림없었다. 서둘러서 중화를 시킨 후 일주일 되는 날부터 몰라보게 호전되어 정상으로 돌아온다. 나도 피부가 거칠고 붓던 것이 좋아져서 수맥의 영향을 받은 것이 틀림없다고 생각되었다. 아내와 내가 좋아지는 것을 본 이웃에서 중화를 부탁하여 시작한 것이 결국 전국적으로 확대되었고, 결국 제품까지 개발하게 되었다. 그것을 계기로 탐사와 중화, 연구에 몰두한 세월이 20년이 넘게 외길만을 걷게 되었다.

사람이라면 누구나 행복하고 싶은 것은 당연지사다. 그래서 어려움이 있어도 참고 견디는데, 건강만은 마음대로 되지 않는다. 무엇보다도 행복하기 위해서는 건강이 필수며, 아프면 행복을 느낄 수 없다. 그러나 원치 않은 질병으로 힘겹게 살아가는 사람이 많고, 또 죽음을 맞이하는 사람이 많은 것을 볼 때 현대의학의 치료 방법을 의심하지 않을 수 없다. 그것은 유해파를 모르기 때문이다.

병원에서 검사를 했으면 병명이 나와야 하고, 치료가 되었으면 다시 재발이 없어야 한다. 그런데도 얼마 후 재발하여 다시 병원을 찾게 되고, 어떤 병은 평생을 약을 먹어야 된다고 한다. 이것은 약의 기운으로 호전만 시키고, 병의 뿌리는 남겨놓았기 때문이다. 이런 현상을 볼 때 아내처럼 유해파를 받는 사람이 많다는 것을 짐작할 수 있다.

병은 유해파만 중화시키면 낫는다. 물론 현대의학이 건강을 위한 치료에 공헌한 것은 인정을 하지만, 유해파를 인정하지 않는 것은 큰 실책이다. 사람은 영이 있는 인격체이기 때문에 몸과 마음을 같이 다스려야 한다. 그러나 영이 있는 인격체를 기계처럼 취급하는 것은 잘못된 행위이다.

인간은 부모만 다를 뿐 같은 구조로 태어났는데 누구는 건강하게 천수를 누리고, 누구는 병고에 시달리는 이유는 무엇일까? 또 담배 근처에도 안 간 사람이 폐암에 걸려서 일찍 사망하는 원인은 어디에 있을까? 앞에서도 언급했지만, 유해파 때문에 몸이 면역력을 잃었기 때문이다. 몸에는 자가 치유력이 있어서 병이 오지 않도록 바이러스나 병원균과 싸워서 보호한다. 그런데도 병이 오는 것은 면역력이 힘을 잃었다는 것을 알아야 한다. 원인은 우리가 무관심하게 여기고 있는 유해파 때문이다.

사람의 몸에는 DNA가 있어서 태어날 때 부모로부터 물려받는다고 한다. 현대의학은 이 유전인자가 변이되어 병을 만든다고 하는데, 그렇다면 병을 가진 부모에게 태어난 후손들은 유전자를 물려받기 때문에 대대손손 병고에 시달려야 된다는 이론이다. 그럴 가능성은 일부일 뿐, 병을 만드는 원인은 후천적 요인으로 유해파 때문이다.

설령 부모로부터 유전인자를 물려받았다고 해도 유해파만 받지 않으면 병에 걸릴 염려는 없다. 반대로 튼튼한 유전자를 가지고 태어났어도 유해파를 받으면 세포가 변이되어 병이 생긴다. 나는 십 년 동안에 세 번이나 뇌경색을 겪었고, 한 번의 와사풍까지 왔었다. 원인은 20년 동안 유해파를 중화시키려 전국을 다니면서 파장을 받은 결과가 독이 되어 몸에 쌓였기 때문이다. 세 번째 왔을 때는 병원에서 치료가 안 되어 약을 끊고, 자연치유로 회복되었다. 고통은 당했지만, 그 덕분에 수맥 외에도 스멀맥과 운해맥이 있다는 것을 알게 되었다. 이 치유과정은 본문에서 언급하겠다.

병원에서는 약 주고 병 주는 경우가 대부분이다. 또 비양심적인 의사는 자연치유가 가능한데도 환자를 인격적으로 대우하지 않고, 매출을 올리려고 필요치 않은 약을 처방하기도 한다. 어떤 의사는 치료에 실망을 느끼고 진로를 자연의학으로 바꾸기도 한다. 병원에서는 사람을 하나의 기계로 취급하여 수술을 하는 것을 예사로 생각한다. 그러나 사람은 자연치유하는 것을 원칙으로 해야 된다. 자연의 이치를 거역하면 옳은 치유를 할 수 없다. 땅에서 나는 과일이나 식물은 흙의 기운을 받고 자라기 때문에 약성을 함유하고 있어서 체질에만 맞게 먹으면 건강하다.

본인의 저서 『당신의 운명을 결정짓는 잠자리』에서 밝혔듯이 사람은 잠자리와 머무는 자리의 유해파 때문에 병이 생기고, 수명이 길어지거나 짧아지는 등 운명이 결정된다. 병원에서는 몸의 관리가 소홀하여 병이 생긴다고 하지만, 외부의 방해요인만 없으면 병이 생기지 않도록 설계되어 있다. 지나친 술과 담배, 폭식이나 약물 중독 등으로 탈이 날 수 있으나 유해파만 받지 않으면 그래도 잘 견딘다.

인간은 태중에 있을 때 엄마가 잠자리에서 유해파를 받으면 태아도 한 몸이기 때문에 같이 받는다. 태어나서도 부모가 정해준 자리에 자게 되고, 성인이 되어서도 유해파에 대하여 모르기 때문에 영향을 받게 된다. 그래서 심한 경우 현대의학에서 불치병이라고 하는 병이 오고, 질병에 시달리는 것이다. 의사가 고치지 못한다는 난치성 질환이란 있을 수 없으며, 단지 원인과 치료 방법을 모를 뿐이다. 인간은 대부분이 잠자리에서 유해파를 받으며 살기 때문에 병이 생긴다. 그러나 중화만 시키면 건강하게 살 수 있다.

병을 고치는 사람이 진정으로 참된 의사다. 그러므로 치료는 의사의 독점물이 되어서는 안 되고, 어떤 방법을 쓰더라도 치료하는 것이 목적이 되어야 한다. 한의학이나, 대체의학이나, 민간요법이라도 아픈 데만 나으면 된다. 그래서 병의 치료는 누구에게나 개방되어야 하며, 특정인만 치료할 수 있게 하는 제도는 자연의 원리를 거역하는 것이다.

병을 만드는 원인은 유해파 때문인데 환자들은 의사의 말만 믿고 이것을 무시하다가 고통을 당한다. 분명히 말하지만 병의 치료를 위해서는 원인을 알아야 하고, 원인을 알기 위해서는 유해파를 인정해야 된다. 강력하게 건의한다. 유해파의 특성을 의학 교재에 추가하지 않으면 의사들의 의식은 바뀌지 않을 것이다. 의사들도 잠자리나 진료실의 유해파 때문에 병이 들어 젊은 나이에도 죽는 경우가 있다. 의사도 병이 들면 제 몸도 치료하지 못하고 죽을 수밖에 없다는 것을 유념해야 한다. 병은 원인을 알면 치료 방법이 달라지고, 쉽게 치료할 수 있다.

사람은 혈액순환이 잘되어야 하는데. 유해파는 혈관에 문제를 일으켜 몸의 면역력을 떨어뜨린다. 그로 인하여 영양분이 부족하게 되고, 산소 소비가 많아지면서 독이 몸에 쌓이게 된다. 또 호르몬 부족으로 세포가 변이되는 등 여러 가지 이유로 질병이 온다.

자연의 혜택을 받고 살면서 왜 자연의 이치를 망각하는가를 되돌아봐야 한다. 우주는 에너지의 보고이고, 땅은 만물을 길러내는 어머니와 같다. 여기에는 치유의 에너지가 있어서 주파수만 맞으면 병이 낫는다. 이 에너지는 무한하여 사용해도 줄지 않는다. 또 우주를 의식하고 땅과 주파수를 맞추면 누구나 자연의 에너지를 얻을 수 있다.

유해파에는 수맥 한 가지만 있는 것이 아니고, 화맥, 스멀맥, 운해맥 등이 있다. 수맥은 누구나 배우면 찾을 수 있지만, 스멀맥이나 운해맥은 대부분 그 존재 자체를 모른다. 나는 20년 넘게 연구를 하면서 유해파를 받은 관계로 심한 고통을 겪었고, 결국 이것 때문에 여러 맥이 있다는 것을 알게 되었다고 앞에서 밝혔다. 비록 고통은 당했지만 전국을 다니면서 탐사와 중화를 한 덕분에 전문가가 되었고, 병의 원인이 유해파 때문이라는 것을 확신하게 되었다. 보람이라면 중화 후 환자가 건강해진다는 것이다. 상세한 것은 본문을 참조하기 바란다.

유해파는 미세한 파장으로 눈에 보이지도 않고, 냄새도 없으며, 잡을 수도 없는 미지의 에너지다. 그러나 인간의 삶에 깊이 관여하고 있다. 실체를 확인하기 어려운 것이 더 무섭고 강하며, 이것 때문에 질병이 생겨 수명을 단축시키고 운명을 바꿔놓는다. 세계를 혼란에 빠지게 한 코로나19도 눈에 보이지 않는 바이러스가 사람을 병들게 하고 목숨까지 앗아가며 경제를 마비시키고 있는 것이다. 유해파 때문에 확진되고, 백신을 맞으면 부작용이 일어나는 것이다. 우리는 보이지 않는 작은 것이 인간을 병들게 한다는 것을 인정하고, 새로운 것을 받아들일 때 건강하게 살 수 있다.

지금은 유해파를 부정하는 사람이 많지만, 머지않아서 인정하지 않으면 안 될 날이 오리라고 본다. 나는 이것을 밝히기 위하여 50대 초에 시작하여 70대 후반인 지금까지 유해파의 연구와 탐사 및 중화, 그리고 제품개발로만 노년을 보내고 있다. 이것을 죽기 전에 알려야 되겠다는 사명감 때문에 책을 집필하는 것이다. 이것은 현대의학에서 병명과 원인을 알 수 없다는 아내의 병을 유해파 중화로 고치면서 시작된 일이다. 아내는 70이 넘었지만, 며칠 전 종합검진에서 혈관 나이가 육십 대 초반으로 나왔으니 십 년이나 젊게 나온 것이다.

　지금은 몸을 세분화하여 병명이 헤아릴 수 없이 많아졌지만, 확실한 원인을 아는 병은 별로 없고, 대부분 추측이나 유전자 또는 신경성 등으로 결론을 내린다. 원인 없는 병은 있을 수 없는데, 환자들은 의사의 말이라면 무조건 신뢰하여 병원에 가지 않아도 될 병을 습관적으로 병원에 간다. 너무 병원과 약에 의존하면, 내 몸의 파수꾼인 면역력은 약해지기 마련이다.

　다시 말하지만, 세계적으로 문제가 되고 있는 코로나19만 봐도 유해파가 주범이다. 유해파는 면역력을 떨어뜨리는 원흉이라서 쉽게 바이러스와 세균에 노출되어 병에 걸리게 된다. 코로나 팬데믹 시대를 살고 있는 우리는 눈에 보이지 않는 바이러스 때문에 대혼란을 겪고 사회가 마비되는데, 이것을 보면서도 유해파 중화는 외면한다. 유해파 중화가 면역력을 증강시키는 백신 역할을 한다는 것을 인정해야 한다. 여기에 코로나19도 예방할 수 있는 비법을 공개할 것이다. 면역력이 약해진 사람이 바이러스나 확진된 사람과 접촉하면 옮는 것이다.

　의사들은 자기들이 모든 병을 고칠 수 있다는 고정관념에 몰입되어 이러한 사실을 모르고 있고, 신경도 쓰지 않는다. 병의 원인인 유해파를 중화시키고, 한글 파장명상과 감사와 웃음을 생활화하면 병의 퇴치는 쉽다. 웃음과 감사는 병을 이길 수 있는 면역력을 높여주고, 마음을 긍정적으로 바꾸어준다. 또한 체질에 맞는 식이요법을 겸하면 약성이 있어서 건강이 좋아진다. 우리가 복용하는 약의 성분이 땅에서 나는 식재료에 포함되어 있다는 것을 알아야 한다.

한글에는 우리가 생각지도 못한 치유 파장이 있다. 글자와 모음과 자음, 숫자를 배합하면 강한 치유의 힘이 나온다. 이것을 방의 모서리마다 붙이고 명상을 하면 치유의 기운을 받는다. 이 비법을 혼자만 알고 있기에는 사랑이 아니라고 생각되어 공개를 한다. 돈 없이 의지만 있으면 할 수 있는 방법이다. 그리고 매일 웃고 감사하며, 체질에 맞는 식이요법을 하는 것이 건강의 비결이라는 것은 본문에서 설명하겠다.

이 책에는 유해파가 지나가는 부위에 따라 발생할 수 있는 질병과 특성, 현대의학의 견해 등을 다루고, 한글 파장명상과 웃음치유와 감사생활의 효능을 소개하며, 체질에 맞는 식이요법을 하면 인생이 어떻게 달라지는가를 논할 것이다. 나는 그것을 몰랐기 때문에 웃음과 감사를 멀리했으며 체질에 맞지 않는 음식을 먹었다. 알고 나서는 한글 파장명상을 하면서 매일 웃고, 감사를 생활화하며, 체질에 맞지 않으면 아무리 맛이 있어도 먹지 않는다.

그 때문인지 빠졌던 머리가 나기 시작하고, 일부지만 흰머리가 검은 머리로 변하고 있다. 춘천에 사는 김 여사도 중화 후 새치가 검게 변한 것을 미용사가 보고 알았다며 전화가 왔다. 그 밖에 효과를 본 분들의 사례는 본문에서 논할 것이다. 독자들을 위해서 이 비법을 공개하는 것이므로 서로 공유하여 건강하게 살았으면 한다.

그래서 이 책에는 병의 원인인 유해파에 대해 논하고, 더불어 한글의 힘, 웃음치유와 감사의 효능, 그리고 체질에 맞는 식이요법에 대하여 중점적으로 논할 것이다. 이 과정에서 중복되는 부분이 있어도 이해를 바라며, 지루하더라도 당신의 건강을 위하여 끝까지 탐독하기 바란다.

이 책에서 현대의학의 견해는 주로 인터넷 건강정보와 현직 의사의 소견을 참고했다는 것을 밝힌다. 그리고 나의 짧은 지식을 더했다. 독자 여러분의 건강과 행복을 빈다.

2021년 가을
운해(雲海) 양종수

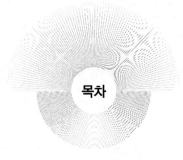

목차

제2부
유해파로 오는 부위별 질병

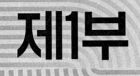

제1부

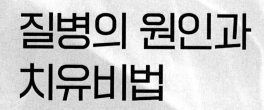

질병의 원인과
치유비법

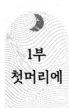

우주 안에는 이로운 것들과 해로운 것들이 공존하여 살고 있다. 때문에 세상의 모든 물체는 양과 음이라는 양면성을 지니고 있다. 그래서 좋은 것이 있으면 나쁜 것이 있듯, 햇볕을 받는 쪽은 양지가 되어 따뜻하고 반대편은 음지가 되어 춥다. 이처럼 인간도 건강한 사람이 있는가 하면, 건강하지 못한 사람도 있는 것이다.

사람이 사는 과정에 병이 들어 건강하지 못한 이유는 어디에 있을까? 원인은 면역력이 약해져서 세균이나 바이러스와 같은 병원균이 침입해도 대처를 못 하기 때문이다. 면역력은 우리 몸을 지키는 방위군 역할을 하는데, 대부분의 사람이 관심을 두지 않는다. 면역력이 떨어지는 원인은 바로 유해파 때문이다.

우리가 사는 사회에는 양지와 음지가 같이 있듯 항상 좋을 수만은 없고, 나쁜 것도 있기 마련이다. 그래서 건강하여 행복할 때와 병이 들어 고통스러울 때가 있는 것인데, 이것들이 적절히 조화를 이루어 넘치거나 모자람이 없을 때 행복하다. 이것은 거부할 수 없는 우주 자연의 원리요, 더불어 살아가는 지혜인 것이다. 우리의 마음 안에 선과 악이 있어서 이것이 조종을 하여 착한 일이나 나쁜 일을 하게 한다.

이와 같이 우리가 사는 땅에도 좋은 곳과 해로운 곳이 형성되어 있어서 성패를 좌우한다. 즉, 좋은 기(氣)를 발산하는 땅이 있는가 하면,

반대로 나쁜 기를 발산하는 땅이 있다. 이것을 구별하는 지혜가 건강과 행복을 가져온다. 좋은 땅이란 지기가 형성되어 상생의 에너지가 형성된 조화로운 곳이며, 해로운 땅이란 상극의 에너지가 형성된 곳으로 인간을 해롭게 하는 땅이다. 또 평범한 땅은 좋거나 나쁘지도 않은 보통의 자리로, 지기(地氣)도 유해파도 없는 곳이다.

우리가 흔히 말하는 명당인가 아닌가 하는 것은 땅이 어떤 성질을 가지고 있는가를 아는 지혜다. 집이 명당이면 사는 사람이 건강하여 하는 일이 잘되며, 산소가 명당이면 시신이 편안하여 후손에게 해가 없는 것이다. 또 사업장이 명당이면 하는 일이 순조로워 어려움 없이 잘된다. 이런 곳은 유해파가 있어도 자동 소멸되는 좋은 땅이다.

자는 동안 불면증에 시달리거나 죽은 사람이 보이고 악몽에 시달린다면, 잠자리의 유해파를 의심해야 된다. 만약 죽은 조상이 초라한 모습으로 꿈에 나타나면, 틀림없이 산소에 수맥이 많다는 증거다. 또 암이나 치매, 뇌의 질환 등 몸이 아프면 십중팔구 유해파를 받고 있다는 증거다.

현대의학은 이런 것을 전혀 인정하지 않고, 약을 처방하여 치료를 하다가 안 되면 사람의 몸을 째게 된다. 이것은 사람을 기계나 동물 취급을 하는 것으로 자연의 이치와 맞지 않다. 자연은 인위적인 것을 거부하므로 약이나 수술 없이도 치료할 수 있어야 한다. 유해파만 받지 않으면 예방이 될 뿐 아니라 병이 있어도 저절로 낫는다. 사람도 자연의 일부라는 것을 잊으면 병이 오게 된다.

1장

병의 원인인
유해파(수맥)

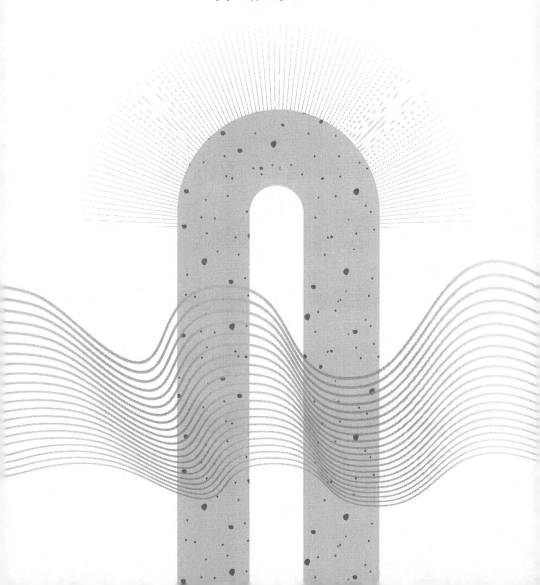

1.
유해파의 역사와 피해

먼저 수맥 유해파가 왜 생기는지 원인을 알아야 한다. 수맥은 땅속을 흐르는 물줄기라는 것은 대부분 알고 있다. 비가 오면 일부는 냇물이 되고 강물이 되어 바다에 모이고, 일부는 땅으로 스며들어 빈 공간에 도랑이 되어 흐르는 것을 수맥이라고 한다. 물은 지구의 모든 생명체를 살게 하는 근원으로 되돌림의 성질을 가지고 있다. 즉, 물이 증발되어 구름으로 만들어져 다시 지상으로 내려오면서 생명을 살게 한다. 이러한 물이 모여서 수맥이 되는데, 이것이 왜 병의 원인이 되는지 의문인 것이다.

우리가 발을 딛고 사는 지구의 중앙에는 수천 도로 끓는 마그마라는 것이 있다. 여기에서 모종의 에너지가 발생하여 지상을 향하여 올라오게 된다. 이 과정에서 수맥과 만나면, 이때 변조반응을 일으켜서 해로운 에너지로 탈바꿈한다. 이것이 지상으로 올라오면서 사람을 병들게 하고, 온갖 물질에 피해를 주는 유해한 에너지가 되는 것이다. 땅속 마그마에서 올라오는 에너지에는 파장이 없어서 해롭지는 않는데, 수맥을 만나면서 해로운 에너지로 변하여 나쁜 파장을 형성하게 된다.

다시 말해서 땅속 한가운데에는 로(爐)와 같은 곳이 있다. 여기는 수천 도로 끓는 곳으로, 여기서 에너지가 발생하여 지상으로 올라오게 된다. 이때 어느 지점에서는 반드시 수맥과 만나게 되는데, 이 과정에서 수맥이 볼록렌즈 역할을 하여 해로운 파장으로 변조시키는 것이다. 여기서부터 유해한 에너지로 바뀐 유해파는 지상으로 올라오면서 피해를 준다. 그 범위는 무한대로, 하늘 높이 뜨는 비행기에서도 파장이 잡히는 것을 보면 아무리 높은 건물도 영향을 받는 것이다.

이처럼 강력한 힘을 가지고 있기 때문에 사람을 병들게 하고, 온갖 가축과 물질들에게 피해를 주는 것이다. 이 파장은 종파로 상승하는 상극의 에너지로 지상에 존재하는 모든 피조물에게 피해를 준다. 그러나 수맥과 만나지 않으면 절대로 해로운 파장을 일으키지 않는 무해한 것이다.

몸이 아파 병원에서 처방을 받아 약을 먹어도 좀처럼 효과가 나지 않거나 얼마 후에 다시 재발했던 경험이 있을 것이다. 이는 유해파를 중화시키지 않고 약으로 호전만 시킨 결과로, 병의 뿌리가 남아 있기 때문이다. 유해파를 중화시키면 뿌리까지 뽑는 효과가 있어서 재발이 없다. 사람은 건강하게 살도록 태어나서, 저절로 병이 생기지는 않는다. 하지만 잠자리나 오랫동안 머무는 자리에서 유해파를 받으면 병이 생기게 된다.

인류가 처음 수맥을 찾게 된 동기는 다음과 같다. 처음에는 생활용수를 찾기 위하여 수맥을 찾기 시작했다. 그 후에 건강과 직결된다는 것이 밝혀지면서 병의 원인이라는 것을 알게 되었다. 수맥 탐사의 역사는 약 3만 년에서 7천 년 전으로 보고 있으며, 본격적인 연구를 한 것은 500년 전으로 알고 있다. 근년에 들어서 활발한 활동을 하게 되었지만 역사가 짧은 것은 아니다.

혹자는 수맥을 찾는 방법이 우리나라에서 시작되어 다른 나라로 전해졌다고 하는데, 다른 나라에서 시작한 것이 우리나라로 전해진 것이다. 역사를 살펴보면, 프랑스에서 수맥과 광맥을 찾는 벽화가 발견되었는데 이 벽화는 1556년경 그려진 것으로 보인다. 그리고 중국, 이집트, 유럽, 시리아 등 여러 나라에서 수맥을 찾은 흔적이 나왔다.

우리나라에 전파된 경위는 1836년경 프랑스 신부들이 선교사로 들어오면서부터 시작되었다. 현재 알려진 바로는 신인식 신부가 프랑스 신부에게 전수를 받았고, 선종한 임응승 신부가 고인이 된 신인식 신부에게 배운 것으로 알려져 있다. 그 후에 많은 사람들이 배워서 현재 활동 중에 있다.

유해파가 병의 원인이지만, 종파이기 때문에 그 범위만 벗어나면 피해가 없다. 그러나 파장의 피해는 무한대이기 때문에 일 층에서 감지되면, 꼭대기 층까지 같은 위치에서 감지된다. 그래서 유해파가 많은 라인에서는 아픈 사람이 많고 이사가 잦다. 탐사를 하다 보면 탐사자 중에 수맥을 막았다거나 다른 곳으로 돌렸다고 하는 사람이 있는데, 아무리 능력이 뛰어난 사람도 유해파를 막거나 다른 곳으로 돌릴 수는 없다. 단지 파장을 중화시키는 것만이 유일한 방법이다.

아프면 현대의학의 도움을 받지만, 깊이 생각해본 사람은 의사들의 한계를 느낄 것이다. 한번 치료가 되었으면 재발을 하지 않아야 하고, 약을 계속 먹을 필요가 없어야 한다. 그러나 다시 재발이 되고, 어떤 병은 평생 약을 먹으라고 한다. 이 경우는 뿌리가 남아 있기 때문에 재발이 된 병을 약 기운으로 잠재우려 하기 때문이다. 약을 계속 먹으면 아픈 부위는 완화가 되겠지만 다른 병이 생길 수 있다. 다른 부위에 병이 생기더라도 병원은 환자가 많아져서 수입이 올라가 손해 볼 일은 없다.

건물에 금이 가고 멀쩡하던 나무가 갑자기 죽는 것을 본 적이 있을 것이다. 이것은 유해파의 영향이다. 또 산사태나 교통사고가 같은 위치에서 자주 나면, 수맥의 파장 때문이 아닌지 의심해봐야 한다. 그리고 점포에 장사가 안 되고, 손님이 들어오기를 꺼려하는 곳도 유해파의 영향일 가능성이 높다. 유해파가 우리 삶에 피해를 주는 사례는 많은데, 대부분 모르고 지내고 있다. '모르면 약'이라는 말이 있지만, 해결할 방법이 있는데도 당하고 살면 불행을 자초하는 것이다.

유해파는 눈에 보이지도 않고 만질 수도 없으며, 냄새가 없는 미세한 파장이므로 식별하기가 어렵다. 그래서 의심을 하고 미신 치부를 하는 것이다. 인간은 보고 듣는 것에 한계가 있어서 너무 크거나 작은 것은 보지 못한다. 때문에 보이는 것과 들리는 것만 인정하려는 습성이 있어서 믿으려 하지 않고 의심부터 한다. 만약 눈에 보이지 않고 들리지 않는다고 인정하지 않는다면 코로나19 바이러스도 인정이 안 되는 것이다. 사람은 유해파 때문에 면역력이 떨어지고, 병이 와서 고생을 하다가 죽는다는 것을 인정해야 한다.

우리는 유해파를 원망해서는 안 된다. 유해파가 있는 것은 자연의 조화로 창조주의 섭리다. 그러나 제품이 개발되어 중화할 수 있다는 것은 지혜요, 축복으로 파장을 중화시켜서 건강하게 살면 된다. 방법을 알려줘도 실행에 옮기지 않으면 피해는 당사자의 몫이다.

제품의 종류는 많지만 제대로 중화되는 제품은 몇 가지 안 된다. 한 층만 중화되어도 양호한 것인데, 몇 개 층이 동시에 중화되는 우수한 제품도 있다는 것을 알고, 선택에 신경을 써야 한다. 때로는 일층에서 중화시키면 위층 전부가 효과를 보는 것으로 알고 있지만, 이것은 몰라서 하는 말이다. 제품의 강도에 따라서 위층 어디에선가 다시 감지가 된다. 건물에 화재가 났을 때 불꽃이 장애물을 통과하지 못하여 밖으로 나왔다가 위쪽의 빈 공간 어디에선가 다시 합쳐지는 원리와 같다고 할 수 있다.

2.
유해파의 종류와 찾게 된 동기

수맥 외에도 잘 알려지지 않은 화맥과 스멀맥과 운해맥이 있다. 스멀맥과 운해맥은 수맥보다 강하기 때문에 현장에 가서 제 맥을 찾아 중화시켜야 효과가 있다. 만약 수맥을 중화시켰는데도 효과를 보지 못하면, 틀림없이 스멀맥이나 운해맥이 있다는 증거다. 나는 초창기에 수맥을 완벽하게 중화시켰는데 효과가 없다고 하여 반품을 해준 적이 몇 번 있다. 나중에 알게 되었지만 스멀맥과 운해맥이 있었기 때문이다. 나는 이것들을 몸으로 직접 체험했고, 비싼 대가를 치르면서 발견하게 되었다. 그 사연을 고백하면 다음과 같다.

2011년 1월 말의 어느 날 아침의 일이다. 거실에서 잠을 자고 일어났는데, 평소와 다르게 이상한 느낌이 온다. 그러나 전날 경기도 고양에 암 환자가 있어서 수맥중화차 당일로 다녀온 후유증이라고 생각하고, 그냥 넘기려 했다. 그러나 몸이 점점 이상해지고, 평소와 다르다는 것을 느끼게 되어 문제가 있는 것으로 생각되었다. 그날은 눈이 많이 와서 눈을 보기 어려운 부산에 사는 나로서는 무척 힘들었다.

새벽미사를 가려는 아내를 불러서 택시를 타고 시내 전담병원으로 향했다. 당시 나는 해운대에 살고 있었고 가까운 곳에 큰 병원이 있었지만 아무도 모르는 곳에서 쉬고 싶었다. 119를 부르면 자고 있는 이웃이 깰 것 같아서 택시를 부른 것이다. 응급실에 도착하여 검사를 한 결과 뇌경색이라고 한다. 병실을 배정받고 입원을 했지만 증세가 더 심해져서 오른쪽 수족을 쓸 수가 없게 되었고, 먹는 것마저 호스를 이용해야만 했다. 내 발로 걸어서 병원 응급실로 갔는데 치료를 할수록 더 심해지는 것이다. 그 방에 입원하는 사람마다 병세가 악화된다는 말을 듣고 이상해서 침대를 탐사해보니 수맥이 너무 심한 곳이었다.

서둘러 병실을 1인실로 옮겼고, 다행히 그곳은 편한 자리였다. 일주일이면 될 것으로 생각한 것이 2월 한 달을 병원에서 보냈다. 아픈 사람만 모인 탓인지 나보다 심한 사람도 많았다. 아내는 전국을 다니면서 너무 무리한 탓이라며 조급하게 생각지 말고 쉬라는 신호로 받아들이라고 한다. 집에는 수맥을 중화시켜서 완벽한데도 이와 같은 병이 온 것을 납득할 수 없었다.

퇴원 후 자던 자리를 면밀히 조사해봤다. 그 자리에 말로만 듣던 화맥이 감지되는 것이다. 내가 수맥만 찾아서 중화한 것이 불찰이었지만, 그 때문에 화맥이 어떤 것인지 확실히 알게 되었다. 완전히 회복되지 않았는데도 그 해는 일이 많아 전국을 다녀야 했고, 또 모 방송국에서 특강 제의가 와서 2회에 걸쳐 강의를 하게 되었다. 그 내용이 재방송까지 되면서 더 바쁘게 다니게 되어 오히려 독이 된 셈이다.

나는 시골 공기 좋은 조용한 곳으로 이사를 하기로 결심을 했다. 김해, 양산, 울산, 영천 등지를 다녔지만 마땅한 곳을 찾지 못하다가 마침 밀양에 맞는 집이 있어서 계약을 했다. 30년 가까이 살던 해운대를 떠나려니 섭섭했지만, 새 보금자리를 찾아서 이사를 하고 연구소를 새로 지었다. 몸이 완전히 회복된 것도 아닌데 집도 지어야 하고, 중화하러 전국을 다니는 바쁜 생활을 보냈다.

두 번째 병이 온 것은 2018년 10월이다. 그날은 서울의 두 곳을 중화하기로 약속한 날이다. 공교롭게도 한 곳은 서울의 동쪽이고 한 곳은 서쪽이다. 서둘러 아침 일찍 고속열차를 타고 서울로 향했다. 서울에 도착하여 전철을 타고 환승을 두 번이나 하며 부지런히 중화를 시켰다. 하지만 시간이 없어서 점심도 굶은 채, 두 번째 약속한 집으로 향해야 했다. 그래야 일을 끝내고 예약한 시간에 열차를 탈 수 있을 것 같았다.

두 번째 집을 중화하고 나오는데, 이왕 서울에 왔으니 딸 집도 해달라고 한다. 나는 오늘은 피곤할 뿐 아니라 시간이 없어서 안 된다고 거절했지만, 앞을 막으면서 한사코 중화해줄 것을 요구하며 보내주지를 않는다. 하는 수 없이 딸 집도 해주고, 마지막 열차를 타고 집에 왔다. 그 후유증으로 피로가 겹쳐서 다시 입원하게 되었으나 병이 제대로 회복되지 않는 것 같아서 보름 만에 퇴원하고 집에서 요양을 했다.

회복이 되는가 싶었는데, 2019년 7월에 세 번째 병이 온 것이다. 연구소에서 실험을 하고 있는데 갑자기 구토가 나고 어지러워 가만히 있을 수가 없었다. 화장실에 가서도 구토와 어지러운 증상이 계속되었고, 책상에 앉아 있어도 마찬가지였다. 하는 수 없이 119를 불러 병원 응급실로 가서 검사를 받았지만, 결과는 이상이 없다며 가라고 한다. 그러나 응급실에서 나오다가 또다시 정신을 잃고 쓰러졌다.

큰 병원으로 가야 될 것 같아서 응급차를 불러 부산의 전담병원으로 향했다. 그러나 병실이 없다고 거절하며, 입원을 하려면 독방을 쓰라고 한다. 아내와 나는 사정을 하여 겨우 4인실에 입원을 할 수 있었다. 알고 보니 비어 있는 병상이 많은데도 거절한 것은 독방을 쓰게 하기 위한 영업 목적이었다. 병원도 돈을 벌어야 하겠지만, 환자는 조금도 배려하지 않는 것 같아서 야속했다.

나는 빨리 완쾌되려고 양방과 한방의 진료를 같이 받았으나 더 심해지는 것 같아서 여러 가지 검사를 하게 되었다. 의사는 고개만 갸 우뚱할 뿐 정확한 병명을 모르는 것 같았고, 괜찮던 귀와 눈에도 문제가 생기고, 화장실도 자주 가야만 했다. 그러나 병원에서는 수족을 못 쓰는 것은 뇌경색의 후유증이며, 다른 곳은 괜찮다고 한다. 나는 몸이 불편한 것을 느끼는데 의사가 괜찮다고 하니 속수무책이다.

병원에서는 병의 원인 자체를 정확히 모르는 것 같아서 퇴원하려고 의사의 허락을 청했으나 거절하여 겨우 보름 만에 퇴원을 했다. 이 소식을 들은 지인이 연락을 하여 해운대 모 클리닉이 잘 본다며 소개를 해준다. 자기도 그곳에서 치료받고 많은 효과를 봤다고 하는데, 소개 받은 곳은 밀양으로 오기 전 내가 살던 아파트 바로 앞에 있었다.

그곳은 보건복지부의 허가는 받았으나 병원이 아니라서 의료보험 적용이 안 되어 치료비가 비쌌다. 웬만한 사람은 치료받기 어려운 곳 이지만 많은 환자들이 효과를 입증하는 곳이었다. 원장은 시력장애 를 가진 분인데 언덕에서 굴러 시력을 잃었다고 한다. 후천적 장애를 가졌으나 소문이 나 있었다. 진맥 결과 몸에 독이 쌓여서 병이 온 것 이라고 한다. 뇌경색이 세 번이나 왔는데도 치료하러 온 것을 보면 보 통 사람은 아닌 것 같다며 꼭 고치겠다고 한다. 70대 후반의 나이에 이와 같은 병을 세 번이나 앓았으면 이미 저 세상 사람이 되었거나 자리에서 일어날 수 없었을 것이란다. 원인은 유해파를 중화시키려 20년이 넘도록 전국을 다니면서 많은 환자를 접한 결과가 독이 되어 나에게로 온 것이다. 병원에만 의지했다가는 큰 변고를 당할 뻔했다.

병원의 검사에서 원인이 나오지 않아서 그냥 치료하는 환자가 나뿐 만이 아니라 비일비재하리라고 본다. 처음에는 휠체어를 타고 갔으나 나중에는 지팡이를 짚고 갈 정도로 회복되었다. 원장은 병원의 약을 분석한 결과 독만 쌓일 뿐 도움이 안 된다며 끊으라고 한다. 그래서 병원에서 처방해준 약은 완전히 끊고, 혹시나 싶어 혈압 약만 먹고 있다. 다행인 것은 중간에 내가 개발한 제품인 '유해파제로정'의 성능을 알아보고 진료비 대신 제품으로 결제할 것을 요청했다. 그래서 치료비 대신 2/3는 제품으로 결제하여 득을 보게 된 것이다.

나는 아무래도 잠자리가 의심이 되어 면밀히 탐사를 해본 결과 이상한 파장을 감지했는데, 수맥이 아닌 다른 맥이었다. 폭이 넓으면서 상하류가 구별되는 것이 있고, 구별되지 않는 것이 있었다. 이것의 영향으로 파장이 누적되면서 전국을 다닌 피로와 함께 병을 만든 것임이 틀림없었다. 나는 이것을 스멀맥이라고 부르기로 했다.

이후부터 탐사할 때는 스멀맥이 있는지를 면밀히 확인하게 되었고, 흔하지는 않으나 가끔 감지가 되는 곳이 있었다. 또 없던 맥이 새로 생길 수도 있다는 것을 알게 되었다. 고도로 신경을 쓰지 않으면 찾을 수가 없고, '유해파제로정'같이 성능이 좋은 제품만 중화가 된다는 것을 실험을 통하여 알았다.

이 맥에 상하류가 구별되는 것을 '스멀맥A'라고 이름 짓고, 상하류가 없는 것은 '스멀맥B'라고 부르기로 했다. 혹시 이것 외에도 해로운 맥이 더 있는지 계속 연구 중인데, 이런 것 모두를 총칭해서 유해파라고 부르는 것이다. 나는 병원만 믿었다가는 인생이 끝날 뻔했다. 늦게라도 고통을 통하여 스멀맥을 알게 된 것을 행운으로 생각하며, 치료를 할 수 있는 곳을 만난 것은 우주의 기운이 도왔다고 생각한다.

운해맥을 찾은 사연은 이러하다. 마지막으로 병을 앓은 지 2년이 넘었고, 해운대에서 치료하여 회복된 지도 1년이 넘었다. 그러나 완전한 회복이 안 되어 발등이 붓고, 넘어져서 다친 오른쪽 팔이 아팠다. 아내도 가끔 가슴이 조여드는 것 같고 입이 아프다고 했다. 2021년 9월 5일 새벽에도 아내가 입안에 통증이 온다며 괴로워한다. 아무래도 의심이 되어 다시 확인을 하니 침대에 새로운 맥이 2개가 감지되었다. 날이 밝자마자 중화를 시켰다.

그 후 하룻밤을 지냈는데 부위가 빠지고 팔 아픈 것이 좋아지며, 아내도 입의 통증이 멎는다고 한다. 이 파장 때문에 완전히 회복되지 않고 고통을 당한 것 같다. 이것을 나의 아호(雅號)인 운해를 따서 운해맥으로 이름 지었다. 몸이 잘 낫지 않고 고통을 겪는 사람은 수맥과 스멀맥, 운해맥까지도 중화를 시켜야 된다는 것을 알았다. 이와 같은 모든 맥을 알게 되고, 제품을 개발한 것은 신의 은총이라고 생각한다.

결국 고통을 통하여 수맥 외에 해로운 스멀맥과 화맥, 운해맥이 있다는 것을 알게 된 셈이다. 고통은 받았지만 이로 인하여 여러 가지 맥을 알게 되었으며, 쓸 데가 있어서 다시 일어나게 되었다고 생각하여 감사하다. 수맥을 탐사하는 사람은 스멀맥과 운해맥이 있는가를 다각도로 신경을 써서 살펴야 한다. 수맥은 중화되었어도 스멀맥이나 운해맥 중 한 가지라도 남아 있으면 효과를 볼 수가 없다. 탐사가는 돈에 앞서서 먼저 아픈 사람을 고치려는 마음을 가져야 한다는 것을 강조한다. 진정한 의사는 병을 고치는 사람이다.

3.
병을 만드는 원인

우리 몸에는 면역력이라고 하는 자가 치유력이 있어서 세균이나 바이러스가 침입하면 싸워서 병을 막아주므로 웬만한 질병은 예방하고 치유할 수 있다. 건강한 사람의 몸에도 하루에 수백, 수천 개의 암세포가 생기지만 면역력이 이것을 막아낸다. 고로 몸이 조금만 아파도 습관적으로 병원을 찾는 것은 면역력을 소외시키는 잘못된 행위다. 그렇게 되면 바이러스나 박테리아 등의 퇴치를 약물에 맡기고, 면역력은 싸울 생각을 않고 방심하게 된다. 유해파는 면역력을 약화시키는 근본 원인임을 기억하기 바란다.

유해파는 주로 수맥에서 발산하는 상극의 에너지이지만, 화맥이나 스멀맥, 운해맥 등에서는 수맥보다 더 강한 파장이 올라온다고 설명했다. 대부분의 사람들은 수맥이라고 하면 정확하게는 몰라도 해롭다는 것은 어렴풋이 알고 있다. 그러나 수맥 외에 화맥이나 스멀맥, 운해맥은 그 존재 자체를 모르는 사람이 99%다. 나도 운해맥은 근래에 발견했다. 이것들을 통칭해서 유해파라고 하는데, 스멀맥과 운해맥은 희귀하고 강하기 때문에 웬만한 제품으로는 중화가 안 될 뿐 아니라 찾기가 어렵다. 이와 같은 스멀맥과 운해맥이 왜 발생하는지 원인은 밝혀지지 않았고 연구 중에 있다.

그러나 잠자리에서 유해파를 받으면, 강하던 면역력이 약해져서 병원균을 물리칠 수 없게 된다. 면역력이 약해지는 원인은 유해파 때문이므로 반드시 중화시켜야 한다. 중화만 시키면 면역력이 강화되어 세균이나 바이러스가 침입해도 쉽게 물리칠 수 있으며, 아픈 곳도 저절로 회복되어 건강하게 된다. 당신도 현재 약을 먹고 있거나, 병이 재발한 적이 있지 않은가? 그것은 호전만 시켰을 뿐 병의 뿌리는 남아 있기 때문이다. 약물로 치료를 하게 되면 뿌리가 남아 있어서 언젠가는 재발할 위험이 있지만, 중화를 시키면 근원적으로 병의 뿌리를 뽑는 것이다.

사람들은 똑똑한 것 같으면서도 순진하여 의사의 말만 믿을 뿐 진실을 이야기해도 믿으려 하지 않는다. 좋은 제품으로 중화시키면 평생을 편하게 지낼 수 있는데 병원에만 의지하고 있다. 조물주가 인간을 병들게 만들지 않았으나 자연의 조화를 외면하기 때문에 아픈 것이다. 그렇지만 사랑이신 조물주는 원인을 없애는 방법을 알게 하여 건강하게 살도록 했다. 그러나 인간은 자유의지가 있어서 그 원리를 외면해도 하느님인들 어쩔 수 없는 것이다.

최근에 있었던 일 중의 하나다. 춘천에 사는 김 여사는 중화를 한후 흰머리가 검은 머리로 변한다고 알려왔다. 수면제 없이는 잠을 잘수 없었는데 지금은 잘 자고, 적게 자도 피로하지 않다고 한다. 머리카락이 힘이 있고 윤기가 나며, 미장원의 원장이 젊어지는 것 같다는 말을 했다고 한다. 그분의 연세는 79세이다.

나도 70대 후반인데도 흰머리가 검은 머리로 변하고 있으며, 하루종일 원고를 쓰고 정원을 돌보며 움직여도 피로한 것이 없다. 이것이 모두 유해파를 중화시키고 웃음치료와 감사를 생활화하고 체질에 맞는 음식을 먹은 덕분이라고 생각한다. 또 용인의 20대 아가씨는 정신병원에서 더 있기를 요구했으나 자의로 퇴원하여 집에 있는데도 재발이 없다고 한다. 잠자리의 유해파를 중화시킨 덕분이다.

유해파를 심하게 받으면 그 파장으로 인하여 현대의학이 못 고친 다는 난치성 질환도 올 수 있다. 그러나 고치지 못하는 병이란 있을 수 없고, 단지 원인과 치료 방법을 모를 뿐이다. 난치성 질환을 앓는 환자의 방에는 유해파가 심하게 형성되어 있어서 이것이 근육을 망가 트리고 기관에 탈이 나게 한다. 또 누구나 두려워하는 치매도 유해파 때문에 일어나는 것이다. 유해파만 중화시키면 원인인 파장이 소멸되 므로 건강이 회복되는데, 이 사실을 거부하여 믿지 않으면 병을 고칠 수 없다. 그 피해는 본인의 몫이며, 이것이 바로 운명인 것이다.

유해파 위에서는 약을 먹어도 효과가 덜하며, 주사나 침을 맞아도 효력이 떨어지고 직원들도 다툼이 많다. 어느 의원에서는 진료실에 앉으면 허리가 아프고, 직원들의 방에서 싸움이 잦다고 한다. 탐사 결과 원장이 앉는 자리와 직원들이 머무는 방에 수맥이 많아서 중화 를 시킨 후 통증과 싸움이 없어졌다.

사람은 기(氣)가 시계 방향으로 회전할 때는 건강한데, 유해파 위에 서는 시계 반대 방향으로 회전하여 탈이 난다. 그러면 상극의 에너지 로 바뀌어 완성된 모든 것을 해체시키는 성질을 가지는 것이다. 비유 를 하자면 수도꼭지를 시계 방향으로 돌리면 물이 잠기고, 반대 방향 으로 돌리면 흐르는 것과 같다. 생명의 에너지가 시계 방향일 때는 몸이 건강하지만, 반대 방향으로 회전하게 되면 면역력이 떨어진다. 그러면 산소 소비가 많아지면서 영양분과 호르몬 공급이 원활하지 못하게 되고, 독이 쌓여서 병이 생기는 것이다. 그리고 파장을 받으면 성질을 날카롭게 하여 다툼이 많게 된다.

이 원리를 외면하고 병원의 치료에만 의존하면 병의 뿌리를 뽑지 못하게 된다. 병원에서 처방한 약은 병을 잠재울 뿐 근본적인 치료는 안 된다. 그래서 재발이 되고, 평생 약을 먹으라고 하는 것이다. 병원은 약 주고 병 주는 곳임을 깊이 새겨야 한다. 의사들은 공부를 하는 내내 그렇게만 배웠기 때문에 그것이 진실인 줄로만 알고 있다.

유해파는 교육을 받은 일부 전문가만 찾을 수 있고, '유해파제로정' 같은 특수한 제품으로만 중화할 수 있다는 것이 아쉽다. 혹자는 중화 여부를 어떻게 믿느냐며 의심할 수도 있다. 확실하게 유해파가 중화되었다면 환자 스스로 몸이 변화하는 것을 느낄 수 있다. 그렇지 않고 이전과 달라진 것이 없으면, 중화가 잘못되었든지 제품에 하자가 있는 것이다. 정확하게 중화를 시키기만 하면 병의 원인까지 제거되므로 치료는 물론 재발까지 막아준다. 그래서 파장을 적극적으로 중화시켜야 한다는 것이다.

원래 실체가 확인되지 않은 것이 더 강하고 무서운 법이다. 거듭 말하지만 세계를 대혼란에 휩싸이게 한 코로나19도 눈에 보이지 않고 냄새도 없는 바이러스에 의해서다. 또 바이러스는 더 강하게 변이되어 백신을 맞은 사람도 걸리게 한다. 코로나19가 아무리 무섭다고 해도 면역력만 강화하면 무서워할 일이 아니다. 우리는 바이러스를 무서워할 것이 아니라 면역력을 떨어뜨리는 유해파를 더 무서워해야 한다. 면역력을 강화시키는 방법은 유해파를 중화시켜서 인위적으로 명당을 만드는 것이다.

과학이 아니면 믿지 않는 독자들이 오해할까봐 조심스럽지만 비판을 받더라도 할 말은 해야겠다. 코로나 바이러스가 변이되어 백신을 무력하게 만들어도 '유해파제로정'으로 유해파만 중화시키면 코로나19도 무서워할 상대가 아니다. 확진이 되고 부작용이 일어나는 것도 유해파 때문이라는 것을 마음에 새겼으면 한다.

사람은 위대한 것 같지만 갈대처럼 연약하다. 눈으로 볼 수 없는 코로나19만 봐도, 많은 사람이 목숨을 잃고 세계의 경제와 삶이 혼란

속에 빠져들고 있다. 이것은 유해파를 받고 있다는 증거이며, 그로 인하여 면역력이 약화되었다는 표시다. 때문에 유해파를 반드시 중화시켜서 면역력이 제 기능을 할 수 있게 해야 한다. 그러면 질병뿐만 아니라 코로나19도 이길 수 있다.

사람들은 학군의 좋고 나쁨을 따지고, 생활의 편리함과 발전될 가능성을 보고 주거지를 선택하는데, 땅의 좋고 나쁨의 문제에는 소홀하다. 그래서 선택한 곳이 나쁜 땅일 경우에는 병이 생기고, 하는 일에 애로가 많은 것이다. 이 책에서는 질병의 원인인 유해파가 어떤 것인지, 그리고 건강의 비법들을 심도 있게 다룬다.

인간은 물론 자연의 생명체 모두가 땅을 바탕으로 하여 살아간다. 앞에서도 말했지만 땅에는 좋은 에너지를 발산하는 명당, 즉 상생의 에너지를 발산하는 곳이 있는가 하면, 반대로 나쁜 파장을 일으켜 사람을 병들게 하는 흉한 자리도 있다. 사람을 건강하게 하고 사업을 번창하게 하는 곳은 명당이고, 병으로 고통받게 하거나 사업을 방해하는 곳은 유해파가 형성되어 있는 흉한 자리다. 이렇게 피해를 주는 유해파는 강력한 마이너스 파장으로 면역력을 떨어지게 하여 질병을 발생시키고, 사람의 운명까지 바꿔놓는 원인이 된다.

4.
산소와 영양분이 부족한 원인

요즘은 과학만능시대다. 그래서 과학으로 증명되지 않은 것은 진실이라도 믿으려 하지 않는다. 결국 과학이 사람을 바보로 만들고, 어리석음으로 유인한다. 과학은 진리가 아니라서 다른 이론이 나오면 이제까지 진실인 줄 알고 믿었던 과학은 슬며시 꼬리를 감춘다. 과학은 실체가 명확하지 않은 것은 연구를 회피하려는 경향이 있다. 그래서 수맥이 과학의 범주에 속하는데도 외면하는 것이다. 때문에 어떨 때는 확실한데도 과학이 인정하지 않았다며 믿지 않는 것이다. 그러나 유해파의 파장은 과학이 외면하고 있지만, 과학 중의 과학인 것은 틀림없다.

수맥 유해파는 땅속에 엄연히 존재한다는 것을 인정해야 한다. 그 파장은 볼 수도 없고 만질 수도 없지만, 삶을 파괴하는 것만은 틀림없다. 여기에서 올라오는 파장이 사람을 병들게 하여 삶을 파괴하는데도, 만지거나 볼 수 없다는 것 때문에 믿으려 하지 않을 뿐이다. 이런 행위는 조상을 보지 못했다고 핏줄을 거부하는 것이나 마찬가지다. 또 공기로 숨을 쉬고 있으면서도 눈에 보이지 않는다고 존재를 부정하는 것과 같은 이치다. 일부이긴 하지만 수맥을 인정하면서도 나와는 무관한 것으로 생각하여 대수롭지 않게 여기는 사람도 있다.

유해파를 받으면 제일 먼저 혈관에 문제가 생긴다. 그러면 혈액순환이 방해를 받아 모세혈관까지 피가 흐르지 못하고, 정체되면 썩게 된다. 그러면 영양과 산소가 부족하고, 독이 쌓이면서 여러 가지 질병이 온다. 또한 호르몬 분비도 방해를 받을 수 있어서 병의 원인이된다. 피는 우리의 생명을 있게 하는 에너지다. 피가 돌지 못한다면 영양분과 산소가 공급이 안 되는 것이다.

네덜란드의 트럼프 박사는 1968년 유엔 유네스코에 제출한 보고서에서 '수맥(유해파)의 교차지점에서 생활한 사람은 아드레날린의 분비가 촉진되고, 심장박동수가 상승하여 혈압에 영향을 주며, 산소 소비량이 증가한다'고 기술했다. 산소는 우리가 먹은 음식을 연소시키고 혈액을 통하여 영양분을 공급하며, 에너지를 만드는 역할을 한다. 그리고 몸의 생명 활동에서 생기는 폐기물, 즉 일산화탄소나 노폐물을 몸 밖으로 내보내는 것도 산소의 역할이다. 거듭 이야기하지만 혈액 순환이 안 되면 산소와 영양분 공급에 제한을 받으며, 노폐물 제거 기능에 탈이 나서 독이 쌓여 질병으로 연결된다.

앞에서 보았듯이 우리는 산소 없이는 살 수가 없으며, 소비가 많다는 것은 산소를 부족하게 하는 원인이 있다는 증거다. 우리 몸이 유해파를 받아 산소 소비가 많아지면, 화초에 물이 부족하여 시드는 것 같이 활기를 잃고 병으로 연결된다. 산소의 소비를 줄이는 방법은 유해파를 중화시키는 것뿐이다. 그러면 병의 원인이 소멸되면서 건강하게 되고, 하는 일이 잘 풀리며 공부를 해도 성적이 올라간다.

산소는 학습효과에도 큰 영향을 미친다. 독일의 신경심리학자 Moss는 1966년 산소가 학습효과에 미치는 영향을 연구하기 위하여 18~20세의 청년 105명을 두 그룹으로 나누어 실험을 했다. 한 그룹은 일 분간 산소를 흡입하게 하고, 한 그룹은 산소 흡입 없이 그냥 실험을 했다. 그리고 각 12개의 단어를 주면서 기억하게 한 결과 산소를 흡입한 집단은 8.1개, 비흡입 집단은 4.2개를 기억하여 뚜렷한 차이를 보였다고 한다.

한 예로, 어떤 초등학생이 성질이 별나 성당의 신부도 감당을 할 수 없었다. 그런데 수맥을 중화시킨 후 온순한 양처럼 변하여 말을 잘 듣는 것을 본 신부는 '성격도 바뀔 수 있구나'라고 했다.

그리고 학생은 성적이 30점이나 올랐다며, 부모는 우리 부부를 초청하여 저녁까지 대접하며 감사하다고 했다.

현대의학은 엄청나게 발전하여 사람의 수명을 백 세까지 살 수 있게 만들었다고 하니 감사할 일이다. 그러나 환자는 날이 갈수록 많아지고, 병명은 세월이 흐를수록 늘어만 간다. 마치 질병의 백화점 같고, 질병과 술래잡기를 하는 것 같아서 혼란스럽다. 여기에는 분명히 문제점이 있는데도 현대의학은 느끼지 못하고 있다. 인간은 약을 먹고 수명을 늘리는 것이 목적이 아니라, 사는 동안 건강한 몸으로 행복하게 살아야 한다. 고로 건강한 몸으로 백 세까지 장수하는 것은 유해파를 받지 않는 일부에게만 적용될 것이다.

의사가 치료되었다고 하면 환자들은 그 말을 100% 믿는데도 재발이 되고, 또 일부에게는 평생 약을 먹어야 된다고 말한다. 이것은 약에 의존하여 살아가라는 뜻이다. 평생 약을 먹으라고 하는 것은 분명히 병의 뿌리는 남겨놓은 채 호전만 시켰다는 증거다. 의학은 사람을 기계 취급하여 잘라내고, 갈아넣고, 연결시키는 방법을 쓰고 있다. 그래서 장려해야 할 자연치유는 멀리하고, 병의 원인인 유해파를 불신하는 것이다. 성형외과 의사들이 하는 말에 의하면, 사람은 겉모습을 벗기면 속은 똑같다고 한다. 특별한 사람이 따로 없다는 뜻이다.

유해파(수맥)에 대하여 말한 학자는 많다. 아놀드 맨리커 의학박사, 맨프레드 커리 의학박사, 조셉 아이셀 의학박사, 디·터 아쇼프 의학박사, 람보오 박사(말부르크 의사회 회장), 하트만 박사 등이 있다. 하거 박사는 '1910년부터 1932년까지 22년간 약5,348명의 암 환자를 대상으로 주거지를 조사한 결과 98% 이상이 수맥(유해파) 위에서 생활한 것으로 확인되었다'고 발표했다.

성경에 의하면 인간의 수명은 백이십 세까지 살 수 있다고 기록되어 있다. 유해파를 중화시키고, 웃음치료와 감사의 생활로 체질에 맞는 식이요법을 하면 가능하리라고 본다. 그러나 그 혜택은 모든 사람에게 주어지는 것은 아니고, 잠자리에서 유해파를 받지 않는 건강한 일부에게만 돌아갈 것이다.

코로나19를 잠재울 백신이 개발되었다고 하지만, 더 강한 바이러스가 생겨서 인간의 힘으로 어쩔 수 없는 상황이 될 것이다.

하지만 방법은 있다. 코로나19의 바이러스가 아무리 강해도 유해파를 중화시키고 면역력을 높이면 안심할 수 있다. 인간은 항상 예상치 못한 바이러스나 세균과의 전쟁을 피할 수 없다. 그러므로 만약을 대비해서 '유해파제로정'으로 중화시키는 것만이 사전에 예방하여 불행을 막는 방법이다.

이제 병원의 말만 믿을 것이 아니라 병이 생기는 원인, 환자가 자꾸만 늘어나는 이유를 생각해봐야 한다. 물론 환자가 늘어나는 것은 의료기기의 발전으로 몸의 세밀한 부분까지 이상이 있는 곳을 찾아내는 정밀 검사의 덕도 있을 것이다. 그러나 환자가 많은 이유는 다른 데서 찾아야 한다. 이유는 아파트 문화라는 시대적 변천에 따라 집단 거주지로 바뀌면서 일어나는 일이다. 옛날에는 한 집에 세입자를 포함해 몇 세대만 살았고, 환자 수도 많지 않았다. 그러나 아파트를 짓기 위하여 주택을 헐고 그 자리에 고층 아파트가 들어서면서부터 환자가 늘어나게 된 것이다. 만약 주택이 있던 자리가 유해파가 심한 곳이었다면 어떻게 될 것인가를 생각해 보자. 그곳에 아파트를 건설하여 입주를 한 모든 세대가 유해파를 받게 되어 틀림없이 피해를 보게 된다. 그래서 수십 세대가 동시에 영향을 받아 환자 수도 그만큼 늘어나는 것이다.

반대로 그 자리에 지기(地氣)가 형성된 곳이라면 입주한 사람도 좋은 기운(氣運)을 받게 되어 건강하고, 하는 일도 잘된다. 혹자는 땅의 기운은 8층까지만 받는다고 말하는데, 같은 위치에서는 아무리 높은 건물이라도 꼭대기 층까지 같이 받는다. 지기(地氣)나 유해파는 그 영향이 무한하며, 파장의 범위를 벗어나지 않고 직선으로 올라가기 때문이다.

우리는 몸이 아프거나 일이 잘 풀리지 않으면 이사를 생각하게 되는데, 이것은 인간의 공통된 심리다. 이사한 후 자연스럽게 건강이 회복되어 일이 잘 풀리는 경우가 있다. 이런 경우 유해파가 많은 곳에 살다가 없는 곳으로 이사를 한 예이다. 또 이사를 한 후 없던 병이 생기고 잘되던 일이 갑자기 꼬이는 경우가 있다. 이런 변화는 유해파가 없는 곳에 살다가 많은 곳으로 이사를 하면서 일어나는 일이다. 이때 유해파를 중화시키면 해결이 된다.

우리는 아프면 무조건 병원부터 가는 습관을 지양해야 한다. 너무 병원과 약에 의존하게 되면 습관화되어 병을 고치지 못하기 때문이다. 이렇게 말하면 '병원에 가지 말라는 말인가?' 하고 항변할 수 있을 것이다. 그러나 가지 말라는 것이 아니라 급할 때만 가서 도움을 받으라는 뜻이다. 약으로 고통을 다스리게 되면 몸에 있는 면역력은 할 일을 잃고, 바이러스나 세균이 침범해도 방심을 하게 된다. 약은 독이 있어서 장기간 먹으면 약이 가지고 있는 독성이 쌓여 다른 질병이 올 위험이 있다.

조물주는 원래 인간을 병 없이 살도록 창조했다고 한다. 그러나 유해파 때문에 아픈 것이다. 우리의 몸은 자가 치유력이 병원균과 싸워서 웬만한 병은 그냥 두어도 스스로 낫는다. 이것은 면역력이 세균이나 바이러스 등과 싸워서 몸을 보호하기 때문이다. 세계적으로 유행이 되고 있는 코로나19도 면역력이 떨어져 생기는 것으로, 확진된 사람을 원격탐사로 확인해보면 유해파를 받지 않은 사람은 없었다. 약으로만 치료를 한다면, 면역력은 점점 힘을 잃어 제 기능을 못하게 되므로 면역력에 감사하면서 힘을 북돋아주어야 한다.

병을 고치기 위해서는 병을 미워하기보다도, 같이 오래 살자고 달래며 심신을 안정시키는 것이 필수적이다. 무엇보다도 의사는 환자의 몸과 마음을 편안하게 해줘야 하고, 환자는 의사를 신뢰해야 치료가 빠르다. 병은 일방적으로 의사 혼자서 고치는 것이 아니라 환자와 의사의 마음이 일치될 때 치료가 된다. 그래서 병원과 의사들은 환자를 밥줄로 생각하여 인격적인 대우를 소홀히 해서는 안 된다. 환자가 의사를 신뢰하지 못하여 낫겠다는 신념을 가지지 못하면 치료가 늦거나 어렵다.

환자가 없으면 의사도 있을 수 없고, 의사 없이는 환자의 치료도 어렵다. 고로 환자와 의사가 합심해서 완치라는 목표를 이루어낼 때 의사가 더 빛나게 된다. 한마디로 말해서 서로 일심동체가 되어야 완치라는 목적을 달성할 수 있는 것이다. 그러므로 물질적인 생각을 버리고 환자의 인격을 먼저 생각해야 되며, 돈 버는 의사보다 병 고치는 의사가 되어야 한다.

사람은 소우주로 자연의 일부이기 때문에 자연을 무시해서는 안 되고, 또 인간의 편리만을 위해서 함부로 훼손해서도 안 된다. 우리는 자연과 더불어 같이 살아야 하는 존재며, 후손들이 살아야 할 터전을 빌려서 사용하는 것이다. 그래서 예수님의 가르침같이 이웃을 내 몸과 같이 사랑하고 서로 존중하며, 자연과 더불어 살아갈 때 우리는 행복하게 된다. 고로 인간도 자연의 일부라는 것을 알고, 이웃과 함께 자연을 사랑하며 살 때 행복한 것이다.

코로나19는 면역력이 얼마나 중요한지를 다시 한 번 생각하게 한다. 코로나 시대에서는 면역력이 약화된 사람이 바이러스와 접촉하면 확진이 되기 때문에 서로의 접촉을 막는 것이다. 유비무환(有備無患)이라는 말이 있다. 모든 것을 사전에 대비하여 조심하는 것만이 피해를 막을 수 있으며, 위험 속에서 환난을 피할 수 있는 방법이다. 환난은 언제 어느 때에 닥칠지 아무도 모르므로 조심하는 것만이 최상의 방법이며 백신이다. 그래서 거리 두기를 하고, 마스크를 쓰는 것을 의무화하는 것이다.

사람은 혼자 살 수 없는 동물이다. 그러나 나와 내 가족만 생각하는 이기주의가 팽배하여 예상치 못한 재앙이 일어나는 것이다. 인간이 태어날 때 창조주가 일생 동안 먹을 것을 주신다고 했다. 그런데도 많은 사람들이 나만을 생각하여 나눌 줄을 모르고, 자기만을 위해 독식하여 빈부의 격차가 생긴다. 재물은 내가 필요한 만큼만 가지고 나머지는 가난한 사람과 나누면 굶주리는 사람은 없을 것이다. 돈은 물과 같아서, 쌓이면 썩어서 못쓰게 된다. 그래서 재물은 내가 사는 동안 관리하는 것일 뿐, 언젠가는 빈손으로 가는 것이다.

태풍은 바다를 소용돌이치게 하여 이쪽 것과 저쪽 것을 섞어놓고, 바닥에 쌓인 것은 위로 올리고 위의 것과 밑의 것을 섞이게 한다. 이와 같이 가진 자와 가난한 자가 서로 평등을 이룰 때 행복하게 될 것이다. 사람의 욕심은 끝이 없다고 하지만 아무리 재산이 많아도 있을 때 나누지 않으면 가치가 없으며, 죽을 때는 빈부의 격차 없이 모두가 빈손이라는 것을 명심해야 한다. 서두에도 말했지만 태양은 뜨면서 지기 위하여 서쪽을 향하고, 사람은 나면서부터 사라지기 위하여 죽음을 향하고 있다. 그러므로 언제나 죽음을 생각하며 살아야 한다.

유해파는 바위도 깨뜨릴 수 있는 파괴의 힘을 가지고 있다. 때문에 파장을 지속적으로 받으면 사람은 물론 가두어 키우는 짐승이나 나무, 식물 등 지상에 있는 모든 것이 온전치 못하게 된다. 그런 의미에서 대상을 가리지 않고 피해를 주는 유해파는 폭군인 셈이다. 인간이 아픈 데 없이 장수하면 좋으련만, 그렇게 되면 한없이 교만해질 것이다. 그래서 창조주는 유해파를 만들어 병이 오게 하는지도 모른다.

폭군인 유해파를 피하는 방법은 유해파가 없는 곳이나 명당으로 이사를 가는 것뿐이다. 그것이 불가능하기 때문에 유해파를 찾는 방법과 중화시킬 수 있는 제품을 개발할 수 있도록 지혜를 주신 것이다. 이것은 창조주가 인간에게 베푸신 자비며 은총이다. 아마도 질병으로 고통받는 인간이 가여워 선물로 주신 축복일 것이다. 그렇다고 시중에 나도는 제품을 아무거나 사용해서는 안 되며, 그중에 중화가 되는 제품은 '유해파제로정'을 비롯한 일부일 뿐이다. 중화를 의뢰할 때 유해파를 중화시켜도 효과가 없을 때는 반품하는 조건으로 해야 안전하다.

본인의 저서 『당신의 운명을 결정짓는 잠자리』에 유해파에 대한 상세한 설명과 찾는 방법은 물론, 중화시키는 방법까지 수록되어 있다. 참고하기 바란다. 나는 20년이 넘게 전국을 다니면서 유해파를 중화시킨 결과 독으로 인하여 세 번이나 뇌경색이 왔다. 그러나 앞의 조건을 실천하여 지금은 흰머리가 검은 머리로 변하기 시작했다. 칠십대 후반의 나이에 진정으로 감사할 일이다.

유해파를 중화시키고 효과를 본 사례는 많다. 백혈병 환자가 나았으며, 치매, 암, 갑상선질환, 파킨슨병, 허리 통증, 심장질환, 불면증 등 이루 말할 수 없다. 불치병이라고 하는 난치성 질환도 유해파만 중화시키면 낫는 병이다. 의심이 되고 몰라서 못하는 것이다.

사례를 세 가지만 밝히겠다. 화성에 사는 백혈병 환자는 중화시킨 후 한 달 만에 퇴원하여 집으로 돌아왔다. 환자의 병실에는 보호자 외에는 들어갈 수가 없어서 그림을 그려 위치를 알려주어 보호자가 직접 중화를 시켰다. 병이 나기 전 잠을 침실에서 자지 못하고, 방과 거실을 헤맸다고 했다. 수맥 때문이었다. 물론 집에도 중화를 시켜서 안전하게 만든 후 퇴원을 했다. 그 후 점차적으로 호전되어 완치가 되었다.

또 경산에 사는 파킨슨 환자는 잠을 못 잔다며 4개를 보내달라고 한다. 그 후 잠을 잘 자고 파킨슨병도 좋아진다며, 집 전체를 해달라고 연락이 왔다. 그래서 현장에 가서 중화를 하게 되었다. 며칠 후 전화로 몸이 부드러워져서 움직이는 것이 수월하다며 고마워한다. 그 외에도 많은데 불면증 환자가 가장 빨리 효과를 본다.

기장에 사는 어떤 사람은 아버지와 아들의 사이가 나빠서 매일 다툼이 없는 날이 없다고 연락이 왔다. 중화를 시킨 후 사이가 좋아져서 엄마가 따돌림을 받는 느낌이 됐다고 한다. 효과를 본 아주머니는 고성에 사는 오빠 집에도 소개하여 중화를 하게 되었다. 아무리 병원에서 치료를 해도 유해파가 있으면 재발한다는 것을 알아야 한다.

유해파는 스트레스의 주된 원인이며, 면역력을 파괴하는 주범이다. 면역력만 강하면 병을 이길 수 있고, 변이된 코로나도 이길 수 있다. 지금 전 세계가 코로나와 전쟁 중이며, 백신을 맞아 면역력을 높이려 비상이다. 그러나 유해파를 중화시켜서 면역력을 높이는 방법에는 무관심하다. 유해파를 중화시키고 웃음으로 낙천적인 생활을 하면 면역력이 상승한다. 또 적당한 운동과 체질에 맞는 음식을 먹으면 장수할 수 있다.

이제 '병은 병원에 가야 고친다'라는 말은 바꾸어야 한다. 살다 보면 병이 올 수 있으나 치료해도 효과가 없다면 빨리 방향을 바꿔서 대체의학이나 유해파 중화로 건강을 찾아야 한다. 병원에서는 병의 뿌리를 제거하지 못하여 재발한다는 것을 다시 언급한다. 인간은 자연의 일부이기 때문에 자연을 무시해서는 병을 고칠 수가 없다.

서두에서도 이야기했지만 언젠가는 현대의학에서도 유해파의 원리를 인정하고, 나의 주장이 옳다는 것을 받아들일 날이 올 것이다. 그런 날이 하루 빨리 오기를 기대하며, 앞에서 말한 원리를 가슴 깊이 새겨서 모두 건강하게 천수를 누리기를 바란다.

2장

한글의 파장이
병을 낫게 한다

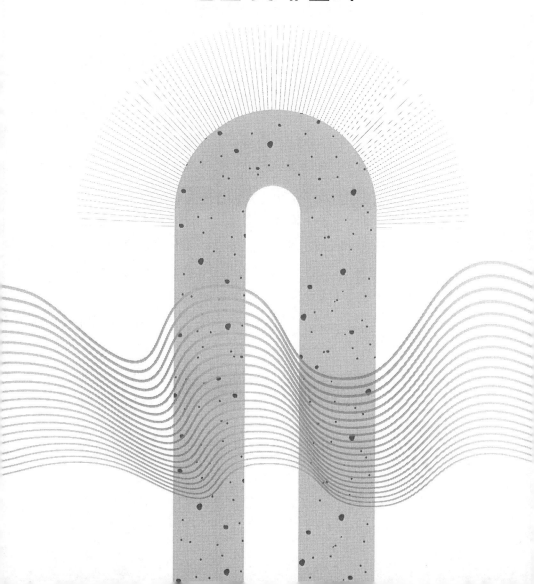

1.
한글은 하늘의 문자다

한글은 하늘의 기운을 담은 소리다. 나라마다 사용하는 문자가 다르고 말도 다르다. 창세기의 내용을 보면, 인류는 원래 조상이 같았고 사용하는 언어도 같았다. 그러나 인간이 오만하여 하늘에 닿을 정도로 높은 탑을 쌓아 사람들의 위력을 과시하려고 했다. 그러나 하느님은 인간의 오만한 생각을 볼 수가 없어서 언어를 다르게 하여 흩어지게 했다고 한다. 서로 의사소통이 안 되면 뜻을 이루지 못하는 것이다. 그때부터 언어가 달라졌다고 기록되어 있다.

우리가 사용하고 있는 한글은 무한한 파장이 방출되는, 하늘이 내려준 소리다. 한글을 깊이 연구하면 무한한 힘을 얻을 수 있고, 미처 생각을 못 하는 분야에도 이용할 수 있다. 또 유해파를 중화시켜 아픈 몸의 병도 약 없이 낫게 할 수 있다. 이렇게 복된 언어를 천대시하고, 다른 나라 글을 배우려는 태도가 한심스럽다. 내 것을 소중히 여긴 다음에 다른 것을 받아들이는 것은 막을 필요가 없다. 그러나 우리글도 제대로 모르면서 남의 글을 배우려는 태도는 내 부모는 천대하면서 남의 부모를 존경하며 본받는 것과 같다.

요즘은 아파트에도 뜻을 알 수 없는 외래 이름이 즐비하고, 거리의 간판도 외래어가 차지하고 있다. 이러다가는 이름까지도 외래어로 바뀌는 시대가 오지 않을까 두렵다. 아름다운 우리말이 있음을 감사하고, 소중하게 여기며 지켜나갈 때 힘을 받게 된다. 우리글에는 이로운 파장이 나오므로 이것을 상생하는 문자끼리 조합을 하면 힘이 생긴다. 우리의 이름도 파장이 나오는 순수한 우리글로 지어서 자주 부르면 본인이나 부르는 사람이 좋은 기(氣)를 받을 수 있다.

나는 부모가 지어준 이름이 좋지 않아 호적의 이름을 바꾸려고 하니 법의 판결을 받아야 한다고 한다. 그래서 주로 요한이라는 세례명을 쓰면서 남들에게도 세례명으로 불러달라고 했다. 원래 이름보다 세례명이 파장이 강하기 때문이다. 좋은 이름은 기(氣)가 형성되어 많이 부를수록 강한 기운(氣運)을 받게 되어 건강에도 좋고, 하는 일도 잘된다. 그러므로 이름을 함부로 지어서는 안 되고, 상생의 기운이 형성되어 있는가를 보고 지어야 한다.

나는 오래 전부터 상생의 기운이 형성되어 있는 문자를 찾아서 유해파를 중화시키는 데 사용하여 많은 사람에게 도움을 주고 있다. 그러나 유해파 중화제품을 만드는 데는 한글의 파장만으로는 한계가 있음을 알았다. 물질과 문자와 색상과 우주 자연의 좋은 파장으로 배합시켰을 때 반영구적으로 사용할 수 있다. 이것을 개발할 능력을 내게 주신 것은 신의 선물이라고 생각한다. 아무리 연구를 한다고 해도 그 원리를 찾기란 쉬운 일이 아니기 때문이다.

한글은 하늘이 내려준 소리로 연구하면 할수록 좋은 기운을 얻을 수 있다. 한글이 주는 파장을 연구하면서 다른 나라 글에도 힘이 있는가를 살펴봤다. 영어와 일본어에서는 전혀 기운이 느껴지지 않았고, 한자에서는 미세하나마 일부 느낄 수가 있었다. 그러나 한글에서 나오는 문자에서는 무한한 파장이 있음을 알았다. 이것을 골라 글자를 배합해서 이름이나 아파트 명칭, 상호를 짓는다면, 우리나라는 번창일로에 놓일 것이다. 이런 파장이 나오는 것은 신의 특별한 은총이라고 생각해야 되는데, 외래어를 선호하는 것이 안타깝다.

한글은 세종대왕이 창제한 것으로 알고 있지만, 몇천 년의 역사를 가지고 있다고 한다. 이 문자는 단군시대 때 '가림다' 문자로 만들어져 있었다고 말한다. 그런데 무슨 연유에선가 사용이 중단되어 있는 것을 세종대왕이 다시 정리하여 선포함으로써 지금의 한글이 된 것이다. 우리글을 찾아 쓰게 한 세종대왕께 감사를 드린다. 한글은 무한한 가능성이 있어서 문자가 없는 일부 국가에서도 우리 한글을 도입하여 사용하고 있을 정도다. 우리만이 우리 것이 좋은 줄을 모르고, 발음도 분명치 않은 외래어를 사용하고 있다.

상생의 힘이 있고 막힘이 없는 이름

　이름은 나를 나타내는 징표로 나의 간판인 셈이다. 사람은 누구나 이름을 가지고 있고, 서로를 부를 때 사용하게 된다. 그러므로 아름다워야 하지만 막힘이 없어서 부르기가 좋아야 한다. 그런데도 어떤 이름은 뜻도 모호할 뿐 아니라 부르는 사람의 발성을 막는 해로운 이름이 있고, 상생의 기운이 형성되어 부르는 사람과 이름을 가진 사람에게 이로운 이름이 있다. 이름에 좋은 파장이 없으면 본인은 물론 부르는 사람에게도 해가 된다. 그래서 철학관이나 작명소를 찾아 이름과 상호를 짓는 것이다.

　이름은 부를 때 막힘이 없고, 발음이 쉽도록 상생의 기운이 형성된 글자를 사용해야 한다. 군이 한자를 사용하지 않아도, 아름다운 우리말로 기(氣)가 형성되어 있고 부를 때 막힘이 없어야 좋은 이름이다. 그래야 우주의 기운이 형성되어 당신과 부르는 사람을 이롭게 한다. 우주는 좋은 기운이 가득한 힘의 보고로, 조건만 맞으면 얼마든지 은덕을 베풀어 준다.

　만약 부모가 지어준 이름이 좋지 않다면 호적을 바꾸지 않아도 기가 형성된 글자를 찾아 이름을 지어서 불러주면 된다. 하지만 성까지 바꿀 수는 없고, 이름에는 상생의 힘이 형성되어 있어도 성을 합쳤을 때 상극이 될 수 있다. 이름을 지을 때는 반드시 성과 이름에 상생의 기운이 조화를 이루는가를 봐야 한다. 철학관이나 작명소에서는 발음과 뜻은 중시하지만, 기운이 있는 이름인지에 대해서는 신경을 쓰지 않는 경우가 있다. 아무리 뜻이 좋고 아름다운 이름이라도 좋은 파장이 없으면 그것은 겉은 탐스럽지만 알맹이가 없는 과일과 같다.

물은 의식이 있어서 문자에 반응한다. 좋은 이름은 부를 때 물이 반응을 하여 기가 형성되지만, 어떤 이름은 좋지 않은 기운이 형성된다. 나는 물이 담긴 컵에 내 이름을 부르면서 파장을 주입해보았다. 그랬더니 나쁜 기운이 형성되었다. 그래서 요한이라는 세례명을 부르며 파장을 주입시켰더니 좋은 기운이 형성되는 것을 확인할 수 있었다. 다른 사람의 이름을 부르면서 물의 변화를 살필 때도 좋은 기운과 나쁜 기운이 형성된다는 것을 알게 되었다. 그래서 물은 의식이 있어서 이름에 따라 다르다는 것을 확인하게 되었다.

물이 문자에 따라 바뀐다는 것을 알게 된 후로는 물을 마실 때 컵을 감싸면서 세례명을 불러 기를 증강시킨 다음에 먹는다. 또 화분에 물을 줄 때나 목욕, 또는 세수를 할 때도 좋은 문장을 불러서 기를 형성시킨 후에 사용한다. 그러면 사용하는 사람이나 생명체에 도움이 된다. 일반인들은 쉽게 확인을 할 수 없지만, 한 가지 방법을 알려준다. 당신도 실험을 해보면 느끼게 될 것이다. 방법은 간단하다. 물이 담긴 컵을 감싸고 '감사합니다'라는 말을 몇 차례 하면, 기가 형성되어 물의 성분이 바뀐다.

이름의 좋고 나쁨을 확인하기 위한 방법도 있다. 컵 두 개에 감자나 고구마, 양파 중 한 가지를 담아서 컵을 감싸면서 당신의 이름을 부르며 키우고, 하나는 그냥 키워서 성장과정을 살피면 알 수 있다. 이름에 기가 형성되어 있으면, 그냥 키운 것과 성장이 다름을 느낄 것이다. 이름이 나쁘다면 전문가를 찾아 좋은 이름을 지어 부를 때에 사용하면 된다. 호적의 이름을 바꾸려면 법의 판결을 받아야 하는 절차를 거쳐야 하기 때문에 복잡하다.

옛날에는 이름이 예뻐서 지었겠지만, 나이가 들어서 부르기에는 민망한 경우가 있다. 세월이 흐르면 사람은 늙기 마련인데, 젊었을 때의 이름을 그대로 부르면 어색해진다. 이름을 지을 때는 나이가 들어서도 부담 없이 부를 수 있는 이름을 택해야 한다. 예를 들어서 '꽃님'이라고 지었다면, 젊어서는 예쁘다. 그러나 나이가 들어서 '꽃님'이라고 부르면 이질감이 생긴다. 그때는 호적을 바꾸지 않더라도 새로 이름을 지어 부르면 된다.

이름은 나를 나타내는 징표로, 건강을 부르는 상징이 된다. 그러므로 부르기에도 좋고 기가 형성된 이름을 선택해야 건강하고, 사업도 번창한다. 다시 말하지만 한글은 하늘의 소리로 다른 언어에서 볼 수 없는 좋은 파장이 형성되어 서로를 이롭게 한다. 그러므로 불치병도 낫게 하는 기운이 나온다는 것을 알았으면 한다. 이제부터는 훌륭한 한글을 주신 데 대하여 감사해야 하고, 우리글도 제대로 모르면서 외래어를 선호하는 일이 없기를 바란다.

3.
병이 치유되는 한글의 힘

현대의학은 약으로 사람을 고치고, 심하면 잡아 째서 잇고 교체하여 기계 부속을 갈듯이 한다. 사람은 원래 건강하게 태어났고, 행복하게 살도록 되어 있다. 그러나 자연의 이치를 무시하고, 욕심으로 가득 차서 병이 생긴다. 사람이 살아가면서 아프지 않을 수는 없지만, 병을 고치기 위해서는 면역력을 돋우고, 자연의 힘을 빌려야 한다.

우주 자연 안에는 병을 고칠 수 있는 힘과 약이 되는 성분을 가진 식물이 가득하다. 그것을 이용하면 병이 낫는데도 자연을 무시하고 약에만 의존하기 때문에 병을 고치지 못한다. 땅에서 나는 식물에는 치유의 기운이 있는 것이 많다. 유해파를 설명하면서 이미 이야기했지만, 나는 10년 사이에 뇌경색이 세 번이나 왔고 와사풍이 한 번 왔었다. 급해서 병원에 입원을 했지만 효과를 보지 못해 민간요법으로 치유하였다. 원인은 유해파를 중화시키려 20년이 넘도록 전국을 다닌 결과가 독이 된 것이다.

아팠던 덕분에 수맥 외에도 스멀맥과 운해맥이 있다는 것을 알게 되었고, 한글에서 좋은 파장이 나온다는 것을 발견하게 되었다. 아팠던 것이 오히려 축복이 된 셈이다. 한글 문자를 이용하여 제품을 완벽하게 만들었고, 문자의 기를 통하여 건강을 찾는 데 도움이 되었다. 나는 70대 후반인데도 피로한 줄을 모른다. 아침 5시에 일어나서 하루 종일 컴퓨터 앞에서 작업을 하거나 제품을 만든다. 약이라고는 먹지 않는데도 흰머리가 검은 머리로 바뀌었다. 이것 모두가 체질에 맞는 식사를 하고, 문자의 파장명상을 한 덕분이다. 신비로운 현상이라 생각한다.

병에 따라서 글자의 치유 파장이 다르게 나온다. 글자와 자음과 모음, 숫자를 배합하면 치유의 기운이 생성된다. 나는 이 원리를 알아내기 위하여 여러 가지 실험을 했고, 지금도 응용하여 치유를 시키고 있다. 고로 암은 종류는 다르지만, 원인이 같기 때문에 파장이 같다는 것을 알 수 있었다. 이런 신비를 혼자만 알고 있기가 아까워 이 비법을 공개한다. 많은 도움이 있기를 바란다. 여기에는 종이와 연필이나 볼펜만 있으면 되고, 실천하려는 의지만 있으면 된다.

방법은 간단하다. 먼저 종이나 스티커를 4장 준비하여 질병에 따라 표기해놓은 한글 문자를 적는다. 문자는 완성된 글자와 한글의 자음과 모음, 그리고 숫자를 병합하여 파장을 만들었다. 이 문자를 쓴 종이나 스티커를 자는 방의 네 모서리에 한 장씩 붙인다. 만약 모서리에 장롱이나 다른 장식장이 있으면, 그 안에 넣어도 된다. 장판을 걸을 수 있으면 그 밑에 넣어도 되고, 모서리에 침대가 있으면 침대의 모서리에 붙인 다음 그 안에서 잠을 자면 된다.

또 별도로 한 장을 적어서 아침과 저녁에 문자를 보면서 파장명상을 하는 것이다. 앉는 것은 양반 다리를 하거나 의자에 편하게 앉아도 괜찮다. 중요한 것은 문자를 보면서 정신만 집중하면 된다. 호흡은 들숨을 4로, 날숨을 6으로 하여 잡념이 없이 들숨 때는 문자의 파장과 우주의 기운이 들어온다고 느낀다. 또 날숨 때는 코나 입으로 뱉으면서 나쁜 독이나 병균이 빠져나간다고 생각해야 한다. 그리고 건강한 내 모습을 상상하며, 치유되었다고 생각한다.

만약 두 가지의 병을 가졌으면, 그 병에 반응하는 두 문자를 같이 적어서 사용해도 된다. 가장 중요한 것은 우주에 가득한 기운이 내 몸으로 들어와서 병을 치유시킨다는 생각을 하는 것이다. 병원에서는 인위적으로 만든 약의 기운을 빌려 치료하지만, 자연치유란 우주의 힘으로 치유하기 때문에 부작용이 없다.

문자파장명상을 할 때는 5분 이상을 매일 해야 된다. 명상이 끝나면 맞은편에 서서 방의 허공에 문자의 파장이 가득하게 된다는 생각으로 질병의 설명 끝에 있는 문자를 써야 한다. 문자를 쓸 때는 실제 종이가 아니라 허공에 쓰는 것으로 문자가 방안에 가득하다는 마음으로 이쪽 끝에서 저쪽 끝까지 꽉 차도록 써야 한다. 그러면 방안에 좋은 기운이 가득 찬다.

만약 환자가 움직일 수 없으면 가족이 대신하면 된다. 글을 쓸 때는 두꺼운 종이에 지워지지 않도록 하는 것이 좋다. 코팅을 하거나 비닐로 싸도 괜찮다. 중요한 것은 얼마나 집중하느냐에 달려 있다.

이것은 부적이나 미신의 행위가 아니라 실험으로 밝혀진 내용이다. 이러한 명상을 매일 꾸준히 하면 약을 먹지 않아도 몸이 좋아지는 것을 느낀다. 이와 같은 방법은 우주 자연이 주는 치유의 기적으로 신이 인간에게 내려준 선물이다. 그러므로 의심할 필요가 없다.

인간은 눈으로 볼 수 있는 것, 확인된 것만 믿으려 한다. 그러나 보이는 것은 허상일 뿐 그 안에 감춰진 진짜는 보질 못한다. 나라는 인간도 눈에 보이는 것은 껍데기일 뿐 죽으면 땅으로 돌아갈 허물인 육신이며, 실제의 나는 볼 수가 없다. 그런데도 나를 잘 아는 것으로 생각하여 남보다 앞서려 한다.

인생은 곤충의 일생과 비슷하다. 매미는 7년 동안을 굼벵이로 있다가 허물을 벗고 매미라는 이름으로 태어난다. 그러나 한 해 여름을 넘기면 대를 이을 생명을 남기고 죽는다. 사람도 10달 동안 어머니의 자궁에서 성장하여 인간으로 태어난다. 유아기는 부모의 적극적인 보살핌을 받지만 성인이 되면 부모의 관심은 멀어지고, 홀로서기를 한다. 결혼을 하고 가정을 이루어 자녀들 뒷바라지를 하다가 본인의 인생은 멀리한 채 늙어서 죽는다.

인생은 다람쥐 쳇바퀴 돌듯 돌고 돌다가 주검을 맞아 영이 떠나면, 육신은 흙으로 들어간다. 살아 있을 때 너무 모으려고 해서는 안 된다. 중요한 것은 건강한 몸으로 죽는 날까지 아픈 데 없이 사는 것이다. 그러기 위해서는 앞에서 설명한 대로 유해파를 중화시키고, 웃고 감사하며 체질에 맞는 음식을 먹어야 한다. 그리고 한글에서 나오는 파장으로 질병을 예방해야 아픈 데 없이 살 수 있다. 이것이 약 없이 천수를 누리는 건강법이다.

나는 벌레를 퇴치하는 파장을 찾아서 사용하고 있다. 집 주위의 중요한 몇 군데에 설치한 결과 벌레가 줄어드는 것을 확인했고, 밖에는 모기가 많은데도 집 안에는 없다. 그래서 금년 여름에는 모기약을 사용하지 않고 지냈다. 한글 파장으로 뱀도 퇴치가 된다. 내가 사는 집은 시골의 전원주택이라서 뱀이 몇 년째 살고 있다. 작년에는 새끼까지 낳았다. 그래서 문자파장을 만들어 묻었더니 금년에는 없어졌다. 연구를 하면 다른 무한한 파장이 나올 것이다.

한 가지 덤을 준다면, 햇볕과 땅이 주는 혜택을 받는 것이다. 우리는 언제부터인가 태양을 멀리하고 땅을 시멘트나 아스팔트로 포장하여 자연이 주는 기운을 받지 못하게 하고 있다. 사람은 소우주로, 천지인 하늘과 땅 사이에서 살아간다. 나무와 풀, 곡식도 햇볕과 바람과 비를 맞으면서 성장한다. 흙은 만물을 살게 하는 어머니의 품과 같은 존재로 무한한 기운이 샘솟는다.

나는 그 기운을 받기 위해 하루에 30분 이상을 맨발로 흙을 밟으면서 햇볕을 쪼이고 있다. 그래서인지 날로 젊어지는 기분이다. 여름의 한낮을 피하여 30분에서 1시간 걷는 것은 좋다. 그러면 비타민D가 생성되고, 태양과 땅의 기운을 받아 건강이 좋아진다. 특히 아침에 해 뜰 무렵 동쪽의 기운을 받으면서 이슬이 내린 잔디밭을 걷는 것이 도움이 된다. 당신도 실천하여 건강하기를 바란다.

　앞에서 말한 유해파 중화와 웃음치료, 감사, 체질에 맞는 식이요법, 한글의 파장명상을 꾸준히 하면 약 없이도 병이 낫고, 건강한 몸으로 장수할 수 있다. 이것을 실천하기 위해서는 하찮은 것을 소중히 여기는 습관이 있어야 한다. 유해파 중화 외에는 돈이 들지 않는다. 돈 없이 노력만으로 건강을 찾는 문자의 배합은 질병을 설명한 끝부분마다 언급한다. 꾸준히 실천하여 건강하기 바란다.

3장

웃음과 눈물의
치유효과

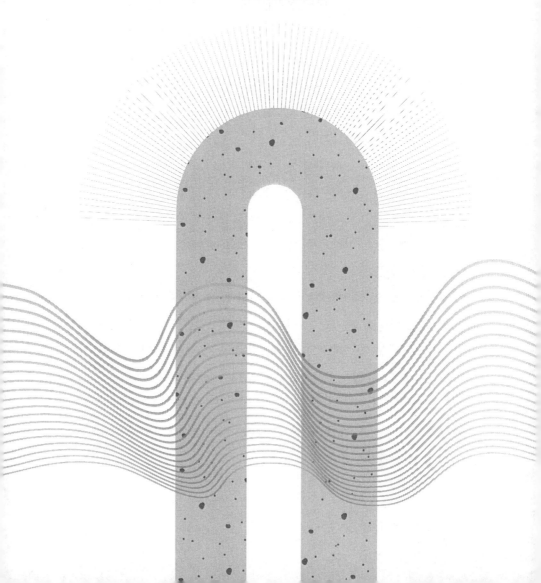

1.
웃음은 공짜다

이번에는 웃음이 주는 효과에 대해서 이야기하려고 한다. 웃음은 누구나 가지고 있는 최고의 보물이고 꽃이다. 그러나 대부분 이렇게 중요하다는 것을 느끼지 못하여 사용하지 않고 있을 뿐이다. 우리가 가지고 있는 웃음은 남이 대신할 수 없고 빼앗을 수도 없으며, 완전히 주관적으로 나만이 사용할 수 있는 명약이다. 그러면서도 소멸되지 않고, 돈이 들지 않으며, 언제라도 마음만 먹으면 무한정으로 사용할 수 있는 귀중한 자산이다.

웃음치유의 사전적 의미는 '웃음, 미소 등을 통해 즐거운 감정을 일으켜 상호작용을 가능케 하는 의사소통의 일종이며 그로 인해 신체적, 정신적, 영적인 측면에서 치유와 건강을 증진시키기 위한 기법'으로 명시되어 있다. 인간의 몸은 60조 개의 세포로 구성되어 있는데, 웃을 때 이 세포가 반응하여 같이 웃게 된다.

웃음은 태초의 조상으로부터 전해 내려오는 만병통치약이다. 그러나 이유 없이 웃으면 사람이 실없고 가볍게 보인다고 자제했을 뿐이다. 그러나 웃는 사람과 찡그리고 있는 사람이 있으면, 어느 쪽에 먼저 말을 걸겠는가를 생각하면 알 수 있다. 분명히 미소 짓는 사람에게 호감이 갈 것이다. 사람은 찡그린 얼굴보다 근엄하면서 인상이 좋은 사람에게 마음이 끌리게 된다. 그래서 미소 짓는 얼굴에 더 친근감이 가고 경계심이 풀어지게 된다.

웃음은 사람의 마음을 긍정적으로 만들고, 자신감을 갖게 한다. 웃으면 너그러워지고 이해의 폭이 넓어져 모든 것을 수용하게 되며, 부드럽고 강한 힘을 만든다. 부드러운 물방울이 바위를 깨뜨리는 힘을 가지듯 웃음은 상대방을 용서하고 포용하게 한다. 웃음은 상대의 긴장을 풀어서 경계심을 느슨하게 하여 내 편으로 만들어준다. 물은 한없이 부드럽지만 때로는 경계를 넘나들어 피해를 주지만, 어느 것과도 잘 어울리고 차별을 두지 않는 것처럼 웃음은 모두에게 통하고 마음의 경계를 없애준다.

또 웃음에는 내가 못 느끼는 화합의 에너지가 있어서 서로의 관계를 좋게 하고, 친밀감을 갖게 한다. 처음에는 어색해도 매일 웃으면 습관이 되어 잘 웃게 된다. 그래서 인상이 부드럽게 되고, 사람들에게 호감을 갖게 하여 하는 일도 성공할 수 있다. 웃음은 스트레스를 줄여주고 면역력을 높여서 활기차게 만든다. 무엇보다도 대가를 치르지 않기에 무료이다. 노력만 하면 되고, 많은 시간을 필요로 하지 않는 장점이 있다.

웃음을 생활화하면 웬만한 일에는 화를 내지 않고 너그러운 마음으로 이해하게 된다. 그러면 마음이 평온해지고, 긍정적으로 변한다. 화는 부정적인 마음이 있을 때 일어나게 되는 것이다. 당신이 건강하게 장수하고 싶으면, 웃음과 긍정적인 마음을 잃지 말아야 한다.

2.
웃음이 주는 행복과 치유

웃으면 심장박동수를 많게 하고, 혈액순환을 도와주며, 스트레스를 감소시킨다. 또 침을 많게 하여 소화력을 촉진시키고, 감기 예방에도 도움을 주는 등 병의 치료에도 효과가 있는 것으로 알려져 있다. 이것은 웃음으로 인하여 면역력이 높아지기 때문이며, 웃는 얼굴에는 자신감이 있어 보인다.

웃음에는 특별한 방식이 없고, 그냥 신나게 웃으면 된다. 가능하면 손뼉을 치고 몸을 흔들면서 가슴 깊은 곳에서 나오는 웃음일수록 좋다. 이왕이면 배를 안으로 끌어당기면서 큰 소리로 배꼽을 잡을 정도의 웃음이 도움이 된다. 웃음은 전염성이 있어서 여러 사람이 같이 웃을수록 좋다. 그럴 입장이 아니면 혼자라도 웃고, 하루에도 몇 번씩 반복해서 웃을수록 도움이 된다. 무엇보다 장점은 돈이 필요 없는 명약이라는 것이다. 시간과 장소만 허락되면 아무 곳에서나 웃는 것이다.

웃음은 당신의 인상을 부드럽게 변화시키고, 모든 사람에게 친근감을 갖게 한다. 복은 인상이 좋은 사람에게 먼저 찾아오지만, 찡그린 얼굴에 불만이 가득한 사람은 불행이 좋아한다. 이제부터 얼굴에는 미소를 머금고 말은 부드러운 음성으로 친근감 있게 바꾸는 것이 좋다. 서로 칭찬하며 기쁘게 살아도 삶이 너무 짧아 세월이 야속하게 느껴진다. 상대의 장점만 보고 칭찬하며 기쁜 마음으로 살아도 세월은 순식간에 지나간다. 웃으면서 살면 매일이 아름답고, 좋은 일이 생겨서 즐겁고 행복하게 된다.

웃음은 당신의 얼굴을 동안(童顔)으로 만들어준다. 그것에 동의한다면 찌푸린 얼굴을 활짝 펴고 웃으면서 긍정적인 마음을 갖기 바란다. 얼굴을 찌푸리고 살면 주름살이 가고 남에게 혐오감만 주게 되며, 하는 일에 어려움이 따른다. 얼굴을 활짝 펴고 웃으면 좋은 사람으로 인정되지만, 찌푸린 얼굴을 하면 인상이 나쁘다는 소리만 듣게 될 뿐 동정할 사람은 없다.

웃음은 다이어트에도 도움이 될 뿐 아니라 식욕 중추신경을 억제하여 과식을 막아주는 효과가 있다. 또 근육의 수축과 이완으로 피로회복에도 도움이 되는 것으로 나타났다. 그리고 부정적인 사고를 줄여주며, 긍정적인 사고를 높이는 효과가 있다. 현재 자신이 처한 사항을 일깨워서 올바르게 수용할 수 있도록 도우며, 열린 마음을 갖게 하고, 사고의 유연성을 더해준다.

모든 일에 긍정적이고 여유가 있는 사람에게는 포근함이 느껴지며, 하는 일도 수월하게 풀려 건강하고 행복한 삶이 된다. 살다 보면 병에 걸려서 아플 수도 있는 것이라는 느긋한 마음으로 병과 친구 삼아 살겠다는 신념을 가지면 병이 너그러워진다. 긍정적인 마음을 가지고 활짝 웃으면 우주의 에너지가 당신을 도울 것이다. 그러나 미워하면 병도 의식이 있어서 당신을 더 강하게 압박한다.

이제부터 어떤 일에 부정적인 생각이 들면 하던 일을 멈추고 웃으면서 긍정적인 생각으로 바꾸는 습관을 갖도록 하는 것이 좋다. 남이 밉거나 의심이 갈 때도 크게 웃으면 나와 상대의 마음이 너그러워져서 긍정적인 생각으로 바뀔 수 있다. 그러면 미운 사람이 친구가 되고, 상대와 나에게도 도움이 된다. 이것이 우리가 가지고 있는 웃음의 치유력이다.

유해파가 질병의 원인이라고 했다. 유해파를 중화시키고 웃음치유를 하면 면역력이 빠르게 증강되어 더욱 건강해진다. 유해파가 있으면 나쁜 일만 생각나고, 웃으려 해도 짜증만 나고 기분이 가라앉는다. 그래도 웃으려고 노력을 해야 한다. 이유는 면역력을 상승시키는 만병통치약이기 때문이다. 웃으면 몸이 활기차게 되고, 얼굴이 너그럽게 바뀌므로 큰소리로 마음껏 웃으라는 것이다. 사람은 행복해서 웃는 것이 아니라 웃으면 행복해지는 것이라고 했다.

'웃으면 복이 온다'는 말은 말쟁이의 말이 아니라 오랜 경험에서 오는 교훈이다. 얼굴이 편안하고 긍정적이며, 남의 아픔을 내 일같이 생각하고 도움을 아끼지 않는 사람에게 복이 찾아온다. 이것은 우주의 마음이기 때문이다. 반대로 매사에 부정적이고 얼굴을 찌푸리는 사람에게는 불행이 찾아온다.

서울대학병원의 한 간호사는 환자를 두 그룹으로 나누어 한 그룹은 웃으면서 약을 복용하게 하고, 다른 한 그룹은 약만 복용하도록 했다. 결과는 웃음과 함께 약을 복용한 그룹이 치료의 효과가 훨씬 높게 나왔다고 한다. 우리가 가지고 있는 웃음은 소멸되지 않는 명약이다. 아낌없이 사용하기 바란다.

어린 아기들은 눈만 마주쳐도 웃고, 사물의 흔들림만 보아도 웃는 것이 하루 400번은 된다고 한다. 해맑은 얼굴에는 해와 같이 빛나고, 맑은 기운이 있다는 말이다. 그래서인지 마냥 행복하게 보이고, 맑은 눈동자에 우주의 순수함이 들어 있다. 당신도 아기처럼 모든 것을 내려놓고, 욕심 없이 웃으면서 살기 바란다. 그러면 행복해서 저절로 웃음이 나올 것이다. 이것은 득과 실을 따지지 않고, 보이는 그대로 행동하기 때문이다.

나는 원래 무뚝뚝하여 웃음이 없었고, 인상은 호감이 가는 형이지만 차갑게 보여서 사람들이 함부로 접근을 못 했다. 그러나 웃음치료를 공부하면서 많이 달라졌다. 식사를 같이 하고 싶은 대상 중 1위로 선정되었으나 웃음하고는 거리가 멀다는 평도 받았다. 그러나 1급 자격에 합격하고부터 많이 웃으려는 노력을 한 결과 긍정적인 마음으로 변하여 남을 이해하는 마음을 갖게 되었다.

　사람은 근심걱정을 밥 먹듯 하는 습관이 있지만, 얻는 것은 아무것도 없다. 소득도 없는 일에 근심걱정을 하면 마음이 혼란해져 건강만 해칠 뿐이다. 당신은 하루 몇 번이나 웃고 있는가? 옛날 아기 때의 웃음은 다 어디에 갔는가? 요즘은 왜 웃지 않고, 얼굴이 굳어져 있는지를 성찰해보기 바란다. 거울을 보면서 스스로 자문자답해보고, 얼굴을 활짝 펴는 모습으로 웃는 연습을 해야 된다. '웃는 얼굴에 침 못 뱉는다'는 말이 있다. 아무리 화가 나도 상대방이 웃으면 화가 풀린다는 말이다.

3.
웃음을 연구한 사람들

웃음을 연구한 사람은 국내외를 막론하고 많다. 웃음을 연구한다는 것은 웃음이 주는 효과를 입증하기 위함이며, 또 그만큼 효과와 변화를 보기 때문이다. 웃음은 나와 타인의 긴장을 풀어서 경계심을 없애고, 호감을 갖게 한다. 그리고 긍정적인 마음을 갖게 하여 미움이 용서로 바뀌어 모두가 행복하게 된다.

영국의 의사 로벗 버튼은 '웃음은 피를 깨끗하게 하고, 육체를 젊고 활기차게 하며, 건강한 삶을 살 수 있게 한다'고 말한다. 당신도 젊음을 유지하며 건강하게 살고 싶다면, 오늘부터 웃어야 한다. 웃으면 긍정적이 되어 인상이 좋아지고, 돈으로도 살 수 없는 특효약인 엔돌핀이 생성되어 젊어진다. 웃음은 전염성이 있다. 당신이 웃으면 옆의 사람도 따라서 웃게 된다. 가급적이면 큰 소리로 여러 사람이 같이 웃으면 더 효과적이다.

로마 린다 의과대학 스탠리 탠 교수는 '웃을 때 체내의 병원균을 막아주는 항체와 호르몬이 많이 분비되는 것을 발견했다'고 말했다. 웃으면 뼈와 근육이 튼튼해진다. 큰 소리로 신나게 30초만 웃어도 윗몸일으키기 25회 하는 것과 같다고 했다. 또 웃음은 오장육부를 좋게 하고, 항체를 많아지게 하는 효과가 있다. 웃음은 바로 내 몸을 건강하게 만드는 만병통치약이므로 오늘부터 웃으면 당신의 인생이 바뀌게 된다.

'하루 15초만 크게 웃어도 2일간의 수명연장을 가져온다'고 미국의 메모리얼 병원이 발표했다. 웃으면 건강하여 행복하게 되고, 혈색이 좋아져 수명도 길어진다. 당신의 삶의 목적은 행복일 것이다. 웃으면서 내 안에 이미 와 있는 행복을 찾아서 즐겨야 한다. 하지만 행복의 파랑새가 다른 곳에 있는 것으로 착각하여 기웃거리고 방황해서는 안 된다. 행복은 나에게 주어진 것을 감사하게 생각하고 누리는 것이다. 지금 가진 것에 감사하고 행복을 느낄 수 있어야 큰 것을 얻었을 때 더 크게 행복하게 된다.

그 방법은 쓸데없는 걱정을 버리고, 매일 웃으며 감사하는 것이다. 행복한 사람은 마음이 불편하더라도 긍정적인 마음을 갖게 되어 따지지 않고, 매일 웃으며 작은 일에도 감사한다. 가급적이면 포복절도, 박장대소로 크게 웃으면 막힌 가슴이 후련하게 뚫려서 시원하게 된다. 남과 비교하여 내게 온 행복을 놓치는 일이 없길 바란다.

웃음은 뇌의 특정 부위를 자극하여 면역력을 높여주고, 당신을 젊고 건강하게 해준다. 이왕이면 유해파를 중화시키고 웃어야 한다. 유해파가 있으면 웃으려 해도 짜증만 난다고 했다. 웃음은 신이 인간에게 주신 특별한 선물로 우리 모두가 가지고 있는 천연 약제다. 그것에 감사하고 적극적으로 활용하면, 미운 사람도 용서할 용기와 너그러움이 생겨서 실타래처럼 얽힌 일이 순조롭게 풀린다.

카네기 멜론대학의 코헨 박사가 실험한 바에 의하면, 스트레스를 받는 사람들이 감기에 잘 걸린다고 했다. '중앙통제소인 시상하부는 내분비선인 부신과 밀접한 관계가 있으며, 부신은 혈압이나 심장박동과 수면, 허기, 갈증과 사고(思考)의 기능을 조정한다'고 했다. 건강하고 싶으면 지금 당장 웃으면서 감사를 생활화해야 한다. 웃음과 감사는 면역력을 높여서 스트레스를 없애주고, 질병을 이기게 하는 역할을 하기 때문이다.

또 미국의 리버트 박사는 이렇게 말한다. '웃음을 터뜨리는 사람의 피를 뽑아서 검사해본 결과 암을 일으키는 종양 세포를 공격하는 킬러 세포가 많이 생성되어 있음을 알 수 있었다'고 했다. 감사하며 웃는 자에게는 암세포도 번식을 포기한다. 리버트 박사는 18년간 웃음에 대한 실험과 연구를 한 사람이다.

'웃음은 심장의 박동수를 높게 하여 혈액순환을 돕고 근육에 영향을 미친다'고, 미국 스탠포드 의대 프라이 교수가 말했다. 몸에 혈액순환이 안 되면, 생명이 끝나는 것이다. 그것은 피가 돌면서 산소와 영양분을 온몸에 공급하여 생명을 보존해주기 때문이다. 그러므로 혈액이 몸 구석구석 모세혈관까지 돌지 않으면 생명을 부지할 수 없다. 만약 혈관에 탈이 나서 피가 돌지 않으면, 마치 물이 말라버린 냇물의 고기 꼴이 되어 삶이 끝나게 된다. 그래서 웃으라고 하는 것이다.

웃음은 부드러운 대화의 시작이며, 상대방에게 호감을 갖게 하는 메신저이다. 웃는 얼굴에 행복이 찾아온다고 했다. 얼굴을 활짝 펴고 입꼬리를 위로 올라가게 하면, 뇌는 좋은 것만 인식하기 때문에 웃는 것으로 안다. 승용차 안에서도 웃고, 현관에 들어서면서 크게 웃어라. 가족이 같이 웃을 수 있는 공간을 만들어서 웃는다면 더 좋아지고 행복해진다. 소음으로 방해가 될 것 같으면, 이불 속에서라도 웃어야 한다.

요즘은 대학교에서도 웃음을 가르치는 학과가 있고, 학원도 많이 있다. 웃음은 사람에게 기쁨과 행복을 안겨준다. 그리고 건강과 가정의 평화를 가져오며, 병원에서도 웃음에 대한 교육을 하고 있다. 웃음을 연구하는 사람은 많이 있지만, 뒤에 부분적으로 언급하기로 한다.

4.
웃음은 행복의 지름길

건강이 복 중에 가장 큰 복이다. '소문만복래(笑門萬福來)'라는 말이 있듯이 웃는 집에 만 가지 복이 들어온다. 그중에 건강은 무엇과도 바꿀 수 없는 큰 복이다. 매일 웃으면 면역력이 증강되고 스트레스가 해소되어 건강해질 뿐 아니라 혈관이 넓게 되어 피의 순환이 순조롭게 이뤄져 혈색이 좋아진다. 또한 심장과 기관지가 튼튼해지며 만성피로가 없어진다. 들숨 때 코로 숨을 쉬고, 단전까지 닿도록 잠시 멈춘다. 날숨 때는 입으로 내 쉬면서 몸속의 병균과 나쁜 독이 빠져나간다고 생각해야 한다. 그리고 '하하하하' 하고 웃으면, 복이 오고 건강해진다.

이미 질병으로 고통받고 있다면, 건강을 회복하기 위하여 긍정적인 마음을 가지고 무조건 웃어야 한다. 그러면 면역력이 높아지고, NK 세포가 많아져서 건강이 좋아진다. 병의 치료는 몸의 주인인 당신의 마음가짐에 따라서 결정된다. 병의 원인도 모르는 의사에게만 맡기지 말고, 당신이 가지고 있는 만병통치약인 웃음을 활용해야 한다. 그러면 우주에 있는 자연의 에너지가 당신을 도울 것이다. 의사는 병을 고치는 협조자이고, 당신은 주인이다. 주인이 노력하지 않으면 병은 더 활기를 띠고 세를 확장하여 병을 고치기 어렵게 된다.

이미 말했지만 웃음의 특징은 누구나 다 가지고 있는 것으로 돈이 들지 않고, 인종차별이 없다는 장점이 있다. 또 많은 시간을 요구하지도 않으며, 혼자 웃어도 되고 여러 사람이 같이 웃어도 된다. 그리고 특별한 장소가 필요한 것도 아니다. 무조건 웃기만 하면, 행복해진다는 것을 느낄 수 있다.

웃으면 인상이 좋아져서 주름살이 있어도 아름답게 보인다. 여건이 허락하는 한 마음 놓고 큰 소리로 웃으면 그것이 복을 부르는 방법인 것이다. 시간과 장소가 여의치 않으면 자동차 안에서 웃으면 된다. 밖에서는 들리지 않는다. 그러면 가족들과의 친밀감과 이해심이 향상되며, 화목하여 저절로 건강과 행복이 온다.

당신은 가족들의 행동에 불만을 가질 수 있다. 그러나 긍정의 마음으로 이해와 사랑으로 인내해야 되고, 내 마음을 솔직히 표현하는 용기를 갖는 것이 좋다. 다른 가족들도 당신의 행동에 불만을 느낄 수 있으므로 먼저 웃으면서 너그럽게 대하면 관계가 좋아진다. 잘났거나 못났어도 이미 내 가족으로 연결된 운명이니 서로 이해하고, 너그럽게 받아들여서 행복하게 살아야 한다. 그러기 위해서는 매일 웃어야 한다.

웃음의 종류에는 몇 가지가 있다. 먼저 형식적인 웃음으로, 마음은 다른 데 있으면서 표면적으로만 미소를 짓는 것이다. 다음은 적극적인 웃음으로, 마음속 깊은 곳에서 나오는 지성적인 웃음인데 건강에 매우 좋다. 마지막은 초자연적인 마음과 가장 훌륭한 정신이 배어 있는 웃음이다. 이 웃음은 온몸을 움직이면서 가슴 깊은 곳에서 나오는 것으로, 건강해질 뿐만 아니라 하는 일이 잘 풀린다. 웃음은 처음부터 잘 웃을 수 있는 것이 아니라, 자신의 의지로 계발하여 웃다 보면 습관이 되어 자연스럽게 웃게 된다.

형식적인 웃음은 알맹이 없는 밤과 같고, 찡그린 얼굴에는 적대감만 나타난다. 그러나 적극적인 웃음에는 상대방의 마음을 너그럽게 변화시키는 친화력이 있다. 비록 순간적인 웃음이라도 그런 효과를 충분히 낼 수가 있으므로 몸에 배이도록 습관화해야 한다. 웃음이 습관화되면 마음이 너그러워져서 웬만한 일은 수용할 용기가 생긴다.

선교사인 월시 신부의 이야기다. 증오심으로 가득 찬 군인이 월시 신부를 죽이려고 총구를 겨눈 채 달려들었다. 그러나 월시 신부는 이상한 행동을 하면서 웃음을 지었다. 저항하리라고 생각했던 군인은 월시 신부의 예상 밖의 모습에 당황한 채 행동을 멈추고 그를 쳐다보았다. 예상하지 못한 행동에 놀란 군인은 신부를 빤히 쳐다보다가 어린 소녀처럼 웃음이 나왔다. 두 사람은 같이 웃었다. 결국 한 번의 웃음으로 군인의 마음을 움직여 목숨을 건진 것이다. 웃음은 위기를 모면할 수 있는 무기가 된다.

웃음은 나를 위험에서 구출해주는 보호막이다. 당신도 급할 때 당황하지 말고 웃으면 위기를 모면하게 될 것이다. 웃음에는 자신감과 마음의 여유를 생기게 하고, 상대의 마음을 부드럽게 하는 마법의 힘이 있다. 또 내가 웃으면 나를 병들게 한 병원균도 힘을 잃게 되어 고통이 줄어든다. 그러므로 나를 병들게 한 병원균을 미워하지 말고, 달래서 오랫동안 같이 살기를 바라는 것이 좋다. 그러면 병원균도 너그러워져 치료가 될 수 있다.

웃음은 매일 주제를 바꿔서 웃는 것이 새롭다. 요일별로 웃음을 나열하면 다음과 같이 웃을 수 있다.

월요일은 월척을 낚은 것처럼 기쁜 마음으로 활짝 웃고,

화요일은 화사한 꽃을 본 것같이 웃고,

수요일은 수선화꽃처럼 우아하게 웃고,

목요일은 목화송이처럼 깨끗한 마음으로 웃고,

금요일은 금반지를 선물받은 것처럼 감사하며 밝게 웃고,

토요일은 토실토실한 아기를 안은 듯 티 없이 웃고,

일요일은 일없이 쉬면서 가족과 함께 웃는다.

이 밖에도 자신의 취향에 맞는 소재를 만들어 웃으면 된다.

건강하기 위해서는 첫째는 유해파를 중화시키는 것이고, 두 번째가 한글 파장명상을 하는 것이며, 세 번째는 웃음치유를 하는 것이고, 네 번째는 감사를 생활화하는 것이며, 다섯 번째가 체질에 맞는 식이 요법을 하는 것이다. 이 다섯 가지만 실천하면 건강이 보장되어 장수할 수 있다.

때를 가리지 말고 시간이 허락하는 대로 웃으면 가족 모두가 활기차고 건강하게 되며, 가정이 화목하여 행복하게 된다. 또 부부가 같이 웃으면 서로 간에 화합이 이루어져 사이가 좋아진다. 모두가 이런 마음으로 매일 웃으면, 가정과 사회가 밝아질 것이다. 사회를 아름답게 바꾸려면 나부터 깨끗해야 된다. 네 탓 내 탓할 것 없이 모두가 웃음으로 대하면, 세상은 긍정으로 변하여 모두가 건강해진다.

우리가 사는 세상은 원래 서로 도우면서 사는 것이 미덕이었다. 그런데 언제부턴가 이기주의로 변하여 지금과 같은 세상이 되었다. 아직 늦지 않았다. 이제부터라도 모두를 위해 나부터 웃고 바뀌면 밝은 세상이 올 것이다. 그러기 위해서는 내가 먼저 웃고 변해야 하는 것이다. 이것이 나와 가족이 건강하고, 이웃에도 웃음이 전파되어 밝은 사회가 보장되는 방법이다. 우리 모두의 행복한 그날을 위해 다 같이 '하하하하 호호호호' 하고 웃자. 웃음은 건전하고 행복한 사회의 디딤돌이 된다는 것을 명심하고, 행동으로 옮기기 바란다.

5.
눈물의 효과

눈물도 효과가 있는 것으로 알려져 있다. 눈물을 흘릴 때 내 몸에 쌓인 스트레스와 독소가 빠져나간다. 슬픈 일이 있어서 한참을 울고 나면, 가슴이 후련해지는 것을 느낄 것이다. 이것은 몸에 쌓인 독소와 스트레스가 빠져나가기 때문이다. 성경에도 우는 자와 같이 울어주고, 슬퍼하는 자와 같이 슬퍼해주라고 했다. 이 말씀은 남의 아픔을 내 아픔같이 느껴 슬퍼하라는 뜻일 게다.

눈물을 흘리는 것도 원인이 무엇인가에 따라서 효과가 다르다. 그냥 삶이 고통스러워서 우는 것보다는 삶을 진정으로 뉘우치거나 타인의 슬픔을 나의 슬픔처럼 아파하고, 진정한 마음으로 울 때 더 효과가 있는 것이다. 눈물에도 긍정적인 눈물과 부정적인 눈물이 있는데, 뇌의 전두엽에서 생성되는 것으로 알려져 있다. 슬프거나 좌절할 때, 분노, 짜증 등으로도 눈물이 나지만 기쁜 일이 있을 때도 나오는 경우가 있다.

눈물 속에는 카테콜아민과 코르티솔이라는 물질이 있다. 카테콜아민은 혈중에 몸에 좋은 콜레스테롤 수치를 많게 하여 건강에 도움을 준다. 그러나 코르티솔은 혈압을 감소시키고, 식욕을 많게 하는 불균형으로 심혈관질환에 문제를 일으킬 수 있다. 미국 빌 프레이 박사는 '눈물은 뇌에 산소공급을 증가시키고, 혈압을 낮게 하여 심장마비를 감소시킨다'고 했다.

눈물은 긍정적인 감정으로 울 때 더 효과가 있지만, 부정적인 눈물에도 효과가 있으므로 많이 흘릴수록 건강에 좋다. 옛날에는 눈물을 흘리면 사내답지 못하다하여 금기시했다. 그러나 슬프게 울면서 눈물을 흘리면 몸이 정화되므로 남자도 눈물을 참으면 독이 된다. 눈물을 흘리거나 웃음을 참지 말고 마음껏 표출해야 건강하다. 웃음과 눈물은 몸에 독소를 제거하는 물질이 있다. 그러므로 눈물이 나올 때는 참지 말아야 한다.

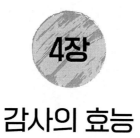

4장

감사의 효능

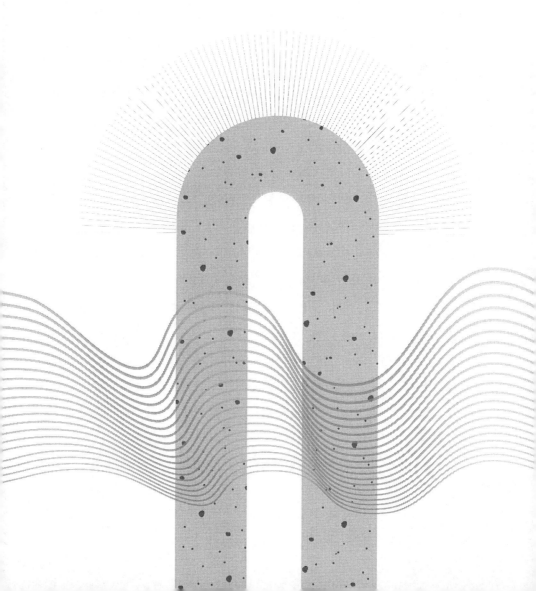

1.
주위를 둘러보면 감사할 일은 많다

'감사합니다', '고맙습니다', '사랑합니다'와 같은 말에는 이로운 에너지가 형성되어 있다. 그런데도 습관이 안 되어 표현하는 것을 쑥스러워한다. 그것은 평소에 사용해보지 않았기 때문에 어색해하는 것이다. 이제부터 앞의 단어들을 입에 익혀서 습관화하는 것이 건강에 좋다. 이 말을 하기가 쑥스러워 멀리한다면 상대방보다는 내가 손해를 보게 된다. 감사는 상대방의 행위에 대한 긍정의 표현이지만, 내게 오는 이익이 훨씬 많기 때문이다.

내 주위에 관심을 가지고 살펴보면 감사할 일이 너무나 많다. 감사할 일이 없다고 생각되는 사람이나 사물이라도, 깊이 생각해보면 내게 도움을 주고 있다는 것을 느낄 것이다. 그것은 톱니바퀴처럼 맞물려서 서로 연결되어 있기 때문이다. 평소에 무관심하여 느끼지 못하여도 내가 모르는 부분에서 도움을 주고받는 것이다.

감사하는 마음은 우리 삶을 풍요롭고 자유롭게 해주며, 모든 것을 긍정적인 눈으로 보게 하는 너그러움이 있다. 감사를 하면 우리에게 감사할 일이 생기고, 가난한 마음을 부유하고 넉넉하게 하는 힘이 생긴다. 우리는 매일 반복되는 생활 때문에 감사라는 표현을 잊고 살기 쉬운데, 그것은 감사할 일이 없다고 생각하기 때문이다. 그래서인지 어떤 사람은 감사하라고 하면 감사할 것이 없다고 말한다.

그렇게 느껴질 수 있는 이유는 주위에 가진 자와 행복해 보이는 사람이 많기 때문일 것이다. 대부분의 사람들이 나는 가진 것이 없고 저들처럼 풍족하지 않으며, 겉모습도 화려하지 않다고 생각한다. 그 것 때문에 상대적인 빈곤과 허탈감을 느끼게 된다. 그러나 행복은 주관적이어서 명예가 높고 부유하다고 행복한 것은 아니다. 재물을 가지면 더 갖고 싶어지고, 권력을 가지면 더 높은 권력을 탐하게 된다. 그래서 재물이나 권력, 명예를 가졌어도 행복을 느낄 여유가 없다.

반대로 가진 것이 없어도 얼마든지 행복할 수 있다. 이것은 이미 가진 것에 풍요함을 느끼며, 내 안에 이미 주어진 것에 감사와 행복을 느끼기 때문이다. 태어날 때 빈손으로 와서 이만큼 이룬 것을 고맙게 여기고 욕심을 버리면 행복하게 되는 것이다. 사람은 욕심의 동물이라고 했다. 그래서 더 가지려 하고, 더 행복하게 살기 위하여 가진 것이 충분한데도 만족을 못 하고 헤맨다. 마치 높은 산에 올라 경치를 감상하는 것은 잊고, 더 높은 산에 오르려고 도전을 하다가 사고를 당하여 모든 것을 잃는 것과 같다.

가슴에 손을 얹고 생각해보면 내가 태어날 때 어느 것 하나 가지고 온 것 없이 빈주먹에 알몸으로 태어났다. 그러나 지금은 내가 편히 쉴 집이 있고 처자식이 있으며, 얼마라도 재산이 있을 것이다. 아무리 가난해도 이사할 때 트럭 없이는 옮기지 못할 정도로 이루었으니 감사하지 않을 수 없다. 남과 비교할 것이 아니라 내가 가진 것이 많다고 생각하면 삶이 풍요로워진다. 사람은 과거도 미래도 아닌 오늘 이 시간을 사는 현재형이다. 오늘이 지나면 내일이 오늘로 바뀌어 다시 오늘이 된다. 우리는 언제나 오늘 이 시간만 살 수 있으므로 내일은 삶이 끝나는 날까지 내일로 남아 있는 것이다.

2.
일상생활에서 감사하기

일상생활 중에 내가 살아서 숨 쉬며, 움직일 수 있다는 것은 감사할 일이다. 이것은 영(靈)이 있어서 내가 의식하지 않아도 자율신경이 알아서 움직여주기 때문이다. 그러므로 현재 살아 있어서 생각할 수 있고, 활동할 수 있는 것은 내 마음대로 되지 않는 기적이다. 우리의 눈에는 보이지 않지만 절대자가 돌보고 있다는 증거다. 참으로 감사할 일이다.

오늘도 맑은 공기로 숨을 쉴 수 있고, 의식하지 않아도 오장육부가 움직여 에너지를 생산하고 있다. 이와 같은 움직임은 내 의지가 아니라 기적이다. 무한히 감사할 일로, 이것에 보답하기 위해서라도 성실하게 살아야 한다. 만약 옆에서 수호천사가 보살피지 않는다면 바람에 흔들리는 갈대처럼 중심을 잃게 될 것이다.

만물은 하늘과 땅의 기운을 받고 산다. 사람도 땅과 자연이 주는 에너지를 대가 없이 받고, 하늘이 주는 태양과 달빛과 별빛, 이슬을 선물로 받는다. 바람이 불어서 시원함을 느끼고, 공기가 순환하여 숨을 쉬는 것이다. 비가 와서 목마름을 해결해주고, 곡식을 비롯한 만물을 자라게 한다. 이것은 당연한 것이 아니라 인간을 위한 절대자의 배려로, 감사해야 한다.

사랑하는 아내가 동반자가 되어 같이 생활하고, 자녀들이 힘을 실어주는 것도 감사할 일이다. 세상에는 당연한 것이 없으므로 어느 것

하나 우연이라고 생각해서는 안 된다. 결혼을 하고 싶어도 상대가 없어서 못 할 수 있고, 자녀를 갖고 싶어도 임신이 안 되는 사람도 많다. 매끼 식사를 준비해주는 아내에게 감사하고, 곡식과 야채와 과일을 길러준 농민들의 노고에 감사해야 한다.

우리가 길을 가다가 보면 덥거나 추울 때도 흙먼지와 매연 속에서 도로를 보수하는 사람을 만난다. 그분들의 피땀 덕분에 우리가 편하게 길을 갈 수 있음을 감사해야 한다. 당연하게 생각하여 그냥 지나치지 말고, 그분들의 노고에 감사하며 안전을 위해 기도하는 것이 좋다. 우리가 감사할 일을 찾으면 모두가 감사할 일인데, 당연한 것으로 생각하여 넘기는 경우가 대부분이다. 작은 일에 감사해야 큰일에도 감사할 수 있다.

지난 과거도 살아 왔고, 지금 이 시간에도 살아 있다는 것은 당연한 것이 아니다. 깊이 생각해보면 내 의지로 된 것이 아니라 신의 보살핌이 있기 때문이다. 내가 지금까지 살아 있다는 것에 감사를 잊지 말아야 한다. 작은 일에 감사할 줄 알아야 큰일에도 감사할 마음이 생겨서 더 행복하게 된다.

이승에서 더 살려고 발버둥치다가 하직한 사람도 많고, 나보다 비참한 사람도 많다. 살아서 숨 쉬고 있는 것은 내 뜻이 아니라 신이 주신 생명력 덕분이다. 수천, 수만 명의 직원을 둔 기업의 총수들도 한창 일할 나이에 불귀의 몸이 되었고, 세상을 주름잡던 유명 인사도 지금 병중에 있거나 이미 죽은 사람이 많다. 비록 가진 것은 없어도 몸만 건강하면 최고의 행복이고 감사할 일이다. 행복은 다른 데 있는 것이 아니라 나의 마음 안에 있다. 고로 이미 나에게 주어진 것에 풍족함을 느끼고, 감사하며 즐기는 것이 행복이다.

행복은 주관적인 것이라서 남과 비교해서는 안 된다. 이미 가진 것에 감사하며 행복을 느껴야 큰 것을 얻었을 때도 행복한 것이다. 행복은 재물이나 명예에 있지 않고, 소박하고 작은 내 마음의 긍정심 안에 있다. 작은 것에 행복을 느껴야 큰 것이 주어졌을 때 더 행복하게 되는 원리를 기억하기 바란다.

가장 감사할 일은 지금껏 내가 살아서 숨 쉬고 있다는 것이다. '개똥밭에 굴러도 이승이 좋다'는 말이 있다. 이 말은 죽은 자들의 세상보다 지금이 좋다는 말이다. 죽은 자들의 세상에 발을 들여놓으면 다시는 이승에 올 수가 없다. 그래서 삶이 어려워도 죽음을 두려워하는 것이다. 그래서 지금 고통 중에 있어도 살아 있다는 것에 감사해야 한다.

자칫 생각을 잘못하면 가진 것이 많고 명예와 권력이 있어야 행복하다고 여길 수 있지만, 건강한 몸을 가진 것이 행복이다. 그래서 행복은 작고 소박하고 건강한 내 삶 속에 있다. 그러므로 감사할 일을 찾아서 웃고, 이웃을 사랑해야 되는 것이다. 또 감사해야 할 이유는, 여러 말 중에서도 '감사합니다', '고맙습니다', '사랑합니다'라는 말에서 가장 강한 에너지가 발산되기 때문이다. 이런 표현을 자주 하면 감사의 에너지를 많이 받아 건강하게 살 수 있다. 그러므로 작은 일에도 감사하며 살아야 한다는 신의 뜻일 것이다.

『물은 답을 알고 있다』의 저자 에모토 마사루는 물에게 '사랑과 감사'라는 글을 보여주었을 때는 아름다운 육각으로 변했고, '악마'라는 글을 보여주었을 때는 중앙의 시커먼 부분이 공격하는 형상으로 바뀌었다고 한다. 감사라는 말은 긍정의 힘이 있어서 모든 것을 신비롭고 아름답게 만들어준다.

실제 일어나서는 안 될 일이지만 홍수가 나서 집과 재산과 가족까지 잃고 당신만 살았다고 가정하면, 지난날이 그리워지고 그때가 행복했음을 느낄 것이다. 우리는 많이 가져야 행복한 줄 알고, 더 가지려고 발버둥치다가 행복을 놓치는 경우가 있다. 높은 곳을 바라보지 말고, 지금 이 시간에 행복을 누려야 한다.

다른 사람의 재물을 부러워하거나 탐내서도 안 된다. 재물이 많아도 몸이 아프면 건강한 것만 못하다. 옆의 사람이 잘된다고 시기해서는 안 되며, 오히려 축복을 빌어주어야 한다. 남에게 베풀면 더 보태져서 나에게로 돌아온다. 제아무리 사업이 잘되어도 아프면 재산이나 성공도 소용이 없다. 가진 것이 부족해도 몸만 건강하면 다시 재기할 기회가 주어진다. 그래서 건강한 것이 축복이요, 자산이 되는 것이다.

실패는 성공의 어머니라는 말이 있듯이 고생 끝에 낙이 오는 법이다. 실패는 다시 되풀이하지만 않으면 성공을 위한 교훈이 되므로 두려워할 필요가 없다. 설령 실패해도 좌절하지 말고 다시 일어설 용기를 가져야 한다. 실패야말로 당신을 성공시키기 위한 디딤돌이 된다는 것을 기억하기 바란다. 그래서 실패를 해도 감사하는 마음을 가져야 하는 것이다.

나를 힘들게 하는 일이 있거나 실패를 하게 될 때는 우주가 더 큰 것을 주려고 시련을 주는 것이라는 마음을 가지고 받아들여야 한다. 그것이 경험이 되어 다시는 실수를 반복하지 않을 것이다. 지금의 어려움에 감사하며 인내와 용기를 가지면 당신이 처한 어려움이 더 나은 기회를 만들어준다. 그래야 당신이 하는 일도 긍정적으로 바뀌어 잘되고, 건강이 좋아지는 것이다.

또 부모나 형제에게 감사해야 하는 이유 역시 신이 당신과 맺어준 천륜이고, 핏줄이기 때문이다. 그러므로 자녀가 애를 먹이고 불순종해도 감사해야 한다. 자녀의 그릇된 행동은 나의 잘 못된 교육 때문이며, 자녀의 불순종을 통하여 당신의 잘못된 습관을 고치려는 것이다. 모든 일이 우연인 것처럼 느껴져도 나의 행동과 연결되어 있다.

친구와 동료들에게 감사하고 이웃에 감사하며, 나에게 적의를 품은 자에게 감사해야 한다. 감사하면 나의 잘못을 용서받을 수 있고 서로의 관계가 좋아지며, 그로 인하여 배울 것이 생긴다. 감사만이 화해하여 잘못을 용서받는 길이고, 상대를 용서할 용기가 생기는 길이다. 그러면 당신이 오히려 행복해진다.

우리의 일상생활 중에서 감사할 일을 찾으면, 모두가 감사할 일뿐이다. 그러나 그것을 당연한 것으로 생각하여 그냥 넘기고 있다. 알몸으로 태어나서 가진 것 모두를 얻었으니 어찌 감사하지 않을 수 있겠는가를 생각해야 한다. 고로 나를 칭찬하는 자와 피해를 주는 자에게도 감사해야 한다. 칭찬은 나에게 용기를 북돋아주어 혹시 내가 잘못한 것이 있는가를 반성하게 한다. 그렇게 하기가 어려워도 습관이 되면 자연스레 이루어진다.

당신 집에 정원이 있으면 심겨진 꽃이나 나무에게 감사하고, 텃밭에서 자라는 야채에게 감사해야 한다. 그것들이 산소를 만들고 눈을 즐겁게 하며, 식탁을 풍성하게 하여 영양을 주기 때문이다. 나는 아침에 정원의 나무와 꽃과 텃밭에 물을 주면서 맨발로 땅을 밟고 초목에 감사를 하며, 잔디밭의 잡초를 뽑으면서는 생명을 해치게 되어 미안하다고 한다. 잡초로 태어났을 뿐 생명을 가진 것은 마찬가진데, 어떻게 미안하지 않겠는가! 그러면서 땅과 초목이 주는 에너지를 받는다.

이웃에게도 감사하며 더불어 살아야 한다. 이웃은 나에게 도움이 되고, 삶을 같이하는 사람들이다. 깊이 생각해보면 이웃은 누군가에게 필요한 사람으로 서로 연결되어 있어서 톱니바퀴처럼 돌아 나에게로 온다. 우리의 삶은 톱니바퀴와 같아서 한 곳이 고장나면 전체가 피해를 보게 된다. 지금은 나에게 필요치 않은 것처럼 느껴져도 언젠가는 음으로 양으로 도움이 된다. 그러므로 서로 도우면서 감사하고 살아야 한다.

3.
감사로 병을 고친 사람들

미국의 실업가 중에 '스탠리 탠'이라는 사람이 있는데, 그는 돈을 많이 벌어서 회사를 번창시킨 유명인사다. 그런데 갑자기 몸에 이상이 생겨 척추암 3기라는 진단을 받았다. 의사는 수술이나 약물로는 고치기 힘들다고 했고, 그는 절망했다. 사람들은 그가 곧 죽을 것이라고 생각했지만, 몇 달 후 자리에서 일어나 출근을 했다.

모두 놀라서 병이 낫게 된 동기를 물었다. 그러자 스탠리 탠은 '저는 절망을 이기고, 하느님께 감사만 했습니다. 그랬더니 병이 나았습니다'라고 대답했다. 그는 이렇게 기도했다고 한다. '하느님, 병들게 한 것도 감사합니다. 병들어 죽게 되어도 감사합니다. 하느님, 저는 죽음 앞에서 하느님께 감사할 것밖에 없습니다. 살려주시면 살고, 죽으라 하면 죽겠습니다. 하느님, 무조건 감사합니다.' 그렇게 매 순간 감사하고 감사했더니, 암세포는 온데간데없이 사라졌고, 건강을 되찾게 되었다는 것이다. 그가 다시 회복하게 된 것은 오직 '감사'때문이다.

감사를 생활화하면 뇌 좌측 전두피질이 활성화되어 스트레스가 완화되고, 행복지수가 올라간다고 한다. 또 감사는 강력한 감정을 불러일으키게 한다. 미국의 마이애미대학교 심리학 교수인 마이클 맥클로우는 '잠깐 멈추어서 주어진 것들을 생각하며 감사하는 순간 감정의 느낌은 이미 두려움에서 탈출해 아주 좋은 상태로 이동하는 것'이라고 했다. 바로 뇌가 승리의 깃발을 꽂는 것과 유사한 감정의 순환이 이뤄진다는 것이다.

요즘 미국의 정신과병원에서는 우울증 환자의 치료에 약물보다 '감사치유법'을 더 많이 사용한다고 한다. 환자들로 하여금 자신의 삶에서 감사해야 할 일이 무엇인지를 알아내게 하고, 감사할 일들을 기억하여 생활화함으로 회복을 돕는다는 것이다. 놀라운 것은 약물치료보다도 감사치유법이 더 효과가 탁월하다는 데 있다. 이 감사치료법은 정신과적인 치료에만 효과가 있는 것이 아니라 '스탠리 탠'의 경우와 같이 육체의 질병에도 대단한 효과가 있다.

미국의 마르얀 크로이마나는 '불평을 자제하고, 감사의 표현을 자주하라'고 권한다. 또 로브트 에모슨은 '감사하는 사람은 경각심이 살아있고 열정적이며, 다른 사람보다 친밀감을 더 느낀다'고 했다. 매일같이 감사의 일기를 쓰면 삶이 달라진다. 나는 감사의 일기를 쓰면서지난 일을 되돌아보기 시작했고, 그동안 받은 은혜가 너무 많다는 것을 깨달았다. 그리고 매일 일어나는 일을 감사와 연관시켜 일기를 쓰면서부터 감사해야 할 일들을 작은 것에서부터 느끼기 시작했다.

우리는 작은 일에도, 내게 잘못한 이에게도 감사해야 하고, 화해의너그러움을 가져야 한다. 매일 되풀이되는 삶이지만 그날의 좋은 점을 찾아서 노트에 기록하고 감사함을 느끼면 당신이 하는 일에 긍정의 힘을 더하여 좋은 일로 변할 것이다. 감사하는 습관은 긍정의 힘이 있기 때문이다. 이것을 적극 활용하기 바란다.

한 실험에서 12세에서 80세 사이에 있는 사람을 두 그룹으로 나누어 한 그룹은 매일 감사의 일기를 쓰게 하고, 한 그룹은 일상적인 삶을 일기로 쓰게 했다. 결과는 감사의 일기를 쓰게 한 그룹이 더 건강하고, 그 그룹에게 좋은 일이 많이 일어나더라는 것이다. 감사를 하면 감사할 일이 생겨서 좋은 결과를 가져오기 마련이다.

스트레스가 병을 만든다. 일본 해군 장교인 가와가미 기이찌는 2차 세계대전이 끝난 후 고향에 돌아왔다. 그러나 하루하루 사는 것이 짜증스럽고, 불평불만이 가득했다. 그는 스트레스를 많이 받아서 결국 전신이 굳어지는 불치병이 생겨 움직일 수 없게 되었다. 그때 정신 치료가인 후찌다를 만나게 되었는데, 그에게 매일 밤 '감사합니다'라는 말을 계속하라는 처방을 했다.

기이찌는 자리에 누운 채로 매일 '감사'를 했다. 그러던 어느 날이었다. 아들이 감 두 개를 사 가지고 와서 '아버지 감 잡수세요' 하며 내밀었다. 이때 아들에게 '감사'하다는 말을 하면서 감을 받기 위해 무심결에 손을 내밀었는데, 신기하게도 손이 움직이기 시작했다. 그리고 뻣뻣하게 굳어 있던 목도 차츰 움직이게 되었다. 말로만 하던 감사가 실제로 감사할 일이 되었고, 그로 인해 불치병도 깨끗이 낫게 된 것이다.

사람이 병이 드는 이유가 스트레스 때문이라고 했다. 스트레스는 마음의 상처와 부정적인 생각을 하게 만들어 몸의 가장 약한 부위가 충격을 받으면서 병이 되는 것이다. 모든 일에 감사하는 마음을 가지면, 스트레스와 병을 이길 수 있는 면역력이 생겨서 병이 퇴치된다. 이 때문에 긍정적인 마음으로 이미 병이 치료됐다는 생각을 가지고, 웃으면서 감사의 삶을 살라는 것이다.

세계 최고의 암전문병원이라고 하는 미국 텍사스 주립대 MD앤더슨 암센터에서 31년간 봉사한 김의신 박사는 신앙을 가지고 봉사하는 것이 암 치료에 실제적인 효과를 준다고 소개했다. 그는 교회나 성당에서 봉사하는 성가대원들과 일반인들을 비교해본 결과 성가대원들의 면역세포(일명 NK세포) 수가 몇 배 높게 나온다는 것을 알게 되었다. 감사하며 사는 것이 그만큼 건강에 유익하다는 증거다. 감사를 하면 복을 부르는 파동이 풍요롭게 형성되며, 뜻한 것이 이뤄진다. 세상을 움직이는 진동 에너지가 감사에서 나오기 때문이다.

우주 자연의 무한한 에너지가 감사하는 당신을 도우려고 기다리고 있다. 그래서 당신이 긍정적인 생각으로 믿고 바라기만 하면, 그것이 자연의 이치에 맞으면 반드시 이루어진다. 실체의 확인이 어렵다고 존재를 의심하면 도움을 받지 못한다. 인간은 너무 큰 것이나 작은 것은 볼 수 없는 존재지만, 우주공간 안에는 우리가 확인할 수 없는 에너지가 가득하다. 그것이 당신의 의식변화를 위해 기다리고 있다.

존 헨리 박사도 '감사는 최고의 항암제요, 해독제며 방부제이다'라고 말했다. 감기약보다 효능이 더 강한 것이 감사의 생활이다. 우리가 기뻐하고 감사하면 우리 신체의 면역력이 강화되어 코로나19와 같은 바이러스도 이겨낼 수 있다. 매일 약을 복용하면서 병을 이기려고 할 것이 아니라 먼저 감사하는 생활을 해야 한다.

우리가 1분간 기쁘게 웃고 감사를 하면 신체에 면역력이 강화되어 24시간 지속된다. 그러나 1분간 화를 내면 6시간 동안 면역체계가 떨어진다고 한다. 그러므로 매일 웃으면서 감사할 일을 찾아서 생활화하면 몸과 마음의 건강을 유지하는 비결이 된다. 고로 경제적일 뿐 아니라 그만큼 효과가 큰 명약이 된다.

감사는 스트레스를 줄여서 면역력을 높게 만들고, 에너지를 강화하여 치유력을 촉진한다고 했다. 감사의 생활은 정서에 좋은 반응을 일으켜 혈압을 떨어뜨리고, 소화작용을 활성화한다. 또한 감사를 생활화한 사람은 엔도르핀이 많이 분비되어 수명이 길어진다는 발표도 있다. 감사는 그처럼 효과적인 것이다.

성경에도 '모든 일에 감사하십시오'라고 했고, 탈무드에도 '세상에서 가장 사랑받는 사람은 모든 사람을 칭찬하는 사람이요, 가장 행복한 사람은 감사하는 사람이다'라는 말이 있다. 그러므로 우리는 건강하고 행복하기 위하여 작은 일에도 감사의 생활을 습관화해야 한다. 그것이 건강하여 장수하는 비법이다.

당신이 살아서 숨 쉴 수 있는 것은 신의 은총으로 감사해야 할 일이다. 한참 일할 나이에 이승을 하직한 사람은 지금 활동하는 당신을 부러워하고 있다. 또 병으로 일어나지 못하고 고통 중에 있는 사람도 많은데, 움직이며 할 일이 있다는 것에 감사해야 한다. 일할 곳이 없어서 방황하는 실업자도 많고, 가족을 잃고 외롭게 사는 사람도 많다. 사랑하는 가족이 있다는 것은 축복이며, 감사할 일이다. 가난으로 굶주리고, 가족을 잃어 혼자 사는 사람도 많다.

태양은 지기 위하여 서쪽을 향하고, 사람의 삶이란 죽음을 향하여 사라져 가는 것이다. 태어날 때 빈손으로 왔다는 것과 죽을 때도 빈손으로 떠난다는 것을 항상 기억해야 한다. 재산을 모으기 위해 남을 손해보게 하는 일이 있어서는 안 된다. 한 번뿐인 삶에서 행복을 놓치는 일이 없기 바란다. 아무리 재산이 많아도 삼 대를 가지 못하고, 죽을 때는 두고 가는 법이다. 살아 있을 때 가난한 사람과 나누는 것이 가치 있는 삶으로, 그것만이 썩지 않는 열매를 맺을 것이다.

4.
감사의 조건

감사의 생활은 다음 사항을 준수하는 것이 좋다. 감사를 하면 에너지가 형성되므로 진정한 감사를 느껴야 한다. 그것을 나열해보면 다음과 같다.

⑴ 자신을 변화시켜준 일에 진정한 마음으로 감사하며, 앞으로 좋은 것만 끌어오겠다는 마음을 가져라.

○ 당신이 이루고자 하는 일을 구체적으로 정리하여 노트에 기록하고, 그것이 이루어졌다고 느끼며 마음속 깊이 감사를 하라.
○ 지나간 과거와 현재 이루어진 일에 감사하며, 성취되기를 바라는 일이 이미 이루어졌다고 상상하라.
○ 지금의 생활에 풍요로움을 느끼고 감사로 이웃과 나누며, 우주 자연과 양심에 위배되는 일을 멀리하라.

⑵ 당신의 소망이 우주의 질서에 역행하지 않는지를 살피고, 이웃과 공공의 이익에 부합하는가를 확인하라.

○ 당신의 소망이 나와 사회에 얼마나 가치가 있는 것인지 반문해보고, 변화된 삶에 감사하는 마음을 가져라.

○ 당신의 소망이 이뤄졌을 때 사회에 미치는 영향에 대한 감정들을 미리 탐구해보고, 그것에 감사하라.

○ 소망이 이뤄졌을 때 이웃이 기뻐하는 모습을 상상하고, 행복해하는 기대감을 갖도록 노력하며 감사의 마음을 가져라.

⑶ 남을 해되게 하거나 갈등을 일으킬 만한 말과 행동이나 믿음을 없애라.

○ 성취 가능한 일이 남에게 해가 되는 복수심에서 오는 것이 아닌지를 점검하고, 이웃에게 도움이 되는 일로 바꿔서 감사하라.

○ 부정적이고 압박하는 일은 이기심의 발로다. 자신과 모두의 이익을 위한 긍정적인 생각과 행동으로 바꾸고 감사하라.

○ 삶의 모든 것에 감사하고, 근본 가치관 중에 부정적인 것을 찾아내어 긍정적으로 변화시키고 감사하라.

⑷ 감사의 파동을 발산하라.

○ 이미 주어진 일과 소유하고 있는 물질과 재능에 감사하라.

○ 당신의 소망을 감사의 파동에 실어서 발산하고, 지금 이 시간만을 위하여 살면서 보장되지 않은 내일 일은 내일에게 맡겨라.

○ 감사를 방해하는 걱정과 두려움과 의심을 던져버리고, 성공적인 생각으로 이웃과 기쁨을 나누면서 감사하라.

⑸ 감사의 힘이 작용할 수 있도록 분위기를 만들어라.

○ 당신의 소망이 이뤄질 수 있도록 창조에 예민해지고, 하는 일에 최선을 다하여 모두에게 이익이 되는 일을 하면서 감사하라.
○ 우주의 파동은 당신의 것임을 인식하고 감사하며, 그것을 끌어 들일 여러 가지 가능성에 문을 열어두어라.
○ 우주 자연에 대한 신뢰와 희망과 열정적인 기대감을 가지고, 바라는 일이 이미 이뤄져 도움이 되고 있다는 강력한 믿음을 갖고 감사하라.

우리는 살면서 불평불만을 하는 것에 익숙해져 있다. 그것은 높은 곳만 보고, 낮은 곳은 보지 않는 탓이다. 이제부터 낮은 곳을 향하여 지금의 삶을 감사로 바꿔야 한다. 내가 원하는 것을 종이에 적고, 말로 표현하며 감사하는 것이 좋다. 말은 생명이 있어서 말하는 대로 이루어진다. 고로 남을 비방하거나 험담을 해서는 안 된다. 그 말이 민들레 홀씨처럼 퍼져나가 뿌리를 내렸다가 다시 내게로 돌아온다.

남을 칭찬하거나 좋은 말을 하면, 칭찬의 말을 들은 사람이 언젠가는 나를 돕게 되고, 어떤 처지에서나 감사하는 마음을 가지면 감사할 일이 이루어진다. 그러므로 어려움이 있어도 성공을 위한 준비기간이라는 생각으로 감사해야 한다. 이상은 높은 곳을 향하고, 자연의 이치에 순응하여 감사하면서 성실하게 살아야 한다. 진리는 거짓이 없으며, 거역할 수 없는 것으로 간절히 바라면 꼭 이루어진다.

우리의 내일 일은 아무도 모른다. 내일은 보장되지 않은 미래이지만, 날이 바뀌어도 내일은 존재한다. 오늘만이 내 날이고, 지난 일은 추억으로 남을 뿐, 과거의 실패를 경험삼아 같은 실수만 하지 않으면 된다. 그래서 실패를 성공이라고 하는 것이다. 중요한 것은 지금의 시간이다. 지금을 보람되게 살아야 날이 바뀌어도 후회하지 않는다.

사람은 각자가 가지고 있는 그릇이 다르다. 재벌은 큰 그릇을 가졌지만, 대부분 보통 그릇을 가졌다. 우리가 가진 그릇이 작더라도 가득 채우면 살아가는 데는 부족함이 없다. 감사하는 생활을 하면 우리에게 주어진 그릇을 채울 수 있어서 얼마든지 행복해질 수 있다. 인생의 시작은 지금부터라는 생각으로 최선을 다하면 성공하여 행복하게 된다. 오늘의 이 시간만이 나에게 허락된 삶이라는 것을 알고, 감사하며 최선을 다하기 바란다.

이런 이야기가 있다. 어떤 사람이 자기의 일에 감사할 줄을 모르고 불평을 일삼았다. 그는 신을 만나서 행복하게 해달라고 졸랐다. 신은 알았다고 대답했다. 그 남자는 이제 행복해지겠거니 하는 기대를 하며 기뻐했다. 그러나 신은 재산과 자녀들을 거두어 갔다. 행복을 주겠다고 한 약속이 불행으로 바뀌어 노숙자 신세가 되었다.

지친 남자는 이렇게 사느니 차라리 죽는 것이 좋겠다고 생각했다. 그러던 어느 날 신을 다시 만나게 되어 항의하듯 따졌다. 행복을 달라고 했는데 왜 불행을 주느냐며, 너무 힘들어서 죽으려 했다는 사실을 털어놓았다. 신은 웃으면서 나는 불행을 달라고 하는 줄 알았다고 대답했다. 지금 충분히 행복한데도 느끼지 못하므로 불행을 준 것이다. 그 남자는 다시 자녀를 갖게 되었고, 재물도 돌려받았다. 이제야 지난날이 행복이었다는 것을 깨달았다.

우리는 많이 가지면 행복한 줄 알고, 쌓아놓기를 즐겨 하고 자녀의 인성교육은 소홀히 한다. 그래서 부유하고 권력이 있는 가정의 자녀가 엇나가게 된다. 행복은 부유한 데 있지 않고, 소박하고 욕심 없는,

진실된 삶 속에 있다. 가난해도 있는 것에 감사하는 마음만 가지면 행복한 것이다. 그러기 위해서는 나보다 더 부족한 사람을 배려하는 것이 행복이라는 것을 알아야 한다. 물은 흘러야 맑고, 돈도 돌아야 소통이 되므로 한곳에 쌓아두면 썩는다. 물이나 돈은 흐를 때 가치가 있는 것이다.

그러므로 과도한 욕심을 버리고, 내가 변해야 사회가 바뀐다는 것을 깨닫는 것이 중요하다. 작은 일에도 감사를 하면 우주의 에너지가 삶을 풍요롭게 하여 세상이 바뀔 것이다. 우주는 우리의 삶이 풍요롭기를 바라지만, 인간의 아집으로 그 뜻에 역행하는 삶을 살기 때문에 세상이 각박한 것이다.

조용히 생각해보면 땅이 있어서 우리가 발판으로 삼아 살 수 있고 만물이 자랄 수 있으며, 필요할 때 햇볕이 빛과 따뜻함을 주는 것에 감사해야 한다. 또 바람이 불어서 시원하게 해주고 공기를 맑게 하고, 비가 와서 삶을 풍요롭게 한다. 해와 땅과 자연은 무한한 에너지를 발산하여 건강하게 한다. 이제부터 자신을 비우고 우주의 에너지에 내 주파수를 맞추어 감사하는 삶을 살아야 한다. 우리 모두가 실천하여 건강하고 풍요로운 삶이 되었으면 한다.

5장

체질에 맞는
음식과 건강

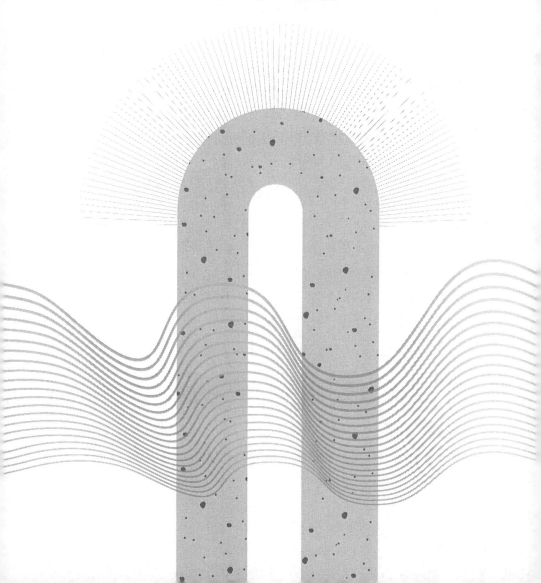

1.
밥이 보약이다

음식으로 고칠 수 없는 병은 약으로도 고치지 못한다는 말이 있다. 그만큼 먹는 것이 중요하며, 밥이 보약이라는 뜻이다. 또한 자연에서 나는 것을 먹어야 건강하고, 가급적이면 내 지역에서 나는 것을 먹어야 한다. 그러므로 곡식이나 채소, 과일 등은 자연에서 유기농으로 키운 것을 먹는 것이 좋다. 이것은 신이 인간에게 내려준 천연 식재료로 체질에만 맞으면 보약과 같다.

땅은 온갖 유기물질과 생명력을 품고 있어서 초목들을 성장시키고, 각가지 자원을 생산해준다. 또한 치유 에너지가 있어서 집중력을 가지고 초점을 맞추면 건강해진다. 나는 아침이면 맨발로 이슬에 젖은 땅과 잔디를 밟으며 흙이 주는 에너지를 받으려 노력한다. 이런 행위는 야채와 과일을 길러낸 땅이 주는 기운을 받기 위함이다.

우리는 육식도 적당량은 먹어줘야 영양분을 섭취하게 되지만, 유기농으로 키운 야채나 과일 등을 많이 먹는 것이 건강에 좋다. 땅에서 나는 대부분의 식물에는 몸에 좋은 성분이 함유되어 있어서 약이 된다. 그렇다고 모든 식재료가 사람에게 좋은 것은 아니다. 사람은 각자 체질이 다르기 때문에 체질에 따라 음식도 다르게 먹으라는 뜻이다. 고로 몸에 도움이 되는 음식과 해가 되는 음식을 구별하여 먹어야 건강하다. 그리고 음식을 먹을 때는 식재료를 자라게 해준 땅과 햇빛과 비에 감사하고, 재배한 농민들과 음식을 마련해준 분께 감사하는 것이 좋다.

야채와 과일에는 우주 자연에서 주는 치유의 힘이 들어 있다. 식물과 과일에는 태양이 비추는 따스함과 비를 맞으면서 자란 에너지가 있다. 그리고 온갖 폭풍우와 병충해를 견디며 자란 기운이 들어 있다. 밤에는 달빛과 별빛을 보면서 이슬을 머금고 더위와 추위를 견디며 자란다. 그렇게 성장한 그 속에 새로운 생명을 품고 있다. 그러나 사람은 그것을 식탁에 올려 생명력까지도 앗아간다. 그러므로 그것들에게 미안한 생각을 가지고 감사하면서 먹어야 한다.

자연에서 얻은 식재료라고 다 좋은 것이 아니라 사람의 체질에 따라서 몸에 좋을 수도 있고 해로울 수도 있다. 그것은 지니고 있는 성분이 종류에 따라 다르기 때문이다. 사람의 외모는 비슷하지만, 사람에 따라서 체질이 다르므로 음식도 다르게 먹어야 된다는 뜻이다. 체질에만 맞게 먹으면 약이 된다.

농약은 병충해를 막기 위하여 사용한다고 하지만, 몸에 이로운 미생물까지 죽이게 되므로 유기농으로 키운 것을 먹는 것이 좋다. 그리고 음식은 빨리 먹어서는 안 되고, 식사 시간은 최소한 30분 전후가 좋고, 꼭꼭 씹어서 삼켜야 한다. 식사하는 데 30분이나 소비하는 것이 시간 낭비인 것 같지만 건강을 위해서는 시간적 투자를 해야 한다. 그리고 먹기에는 사납더라도 씨눈이 살아 있는 통곡식이 몸에 좋다. 밀가루는 부패되는 것을 막기 위하여 약을 치므로 적게 먹는 것이 도움이 된다.

우리는 대체적으로 그런 것을 따지지 않고, 입에 맞으면 아무거나 먹기 때문에 몸이 비대해지고 건강을 해치게 된다. 이와 같은 현상은 음식이 체질에 맞지 않기 때문에 몸이 거부반응을 일으키는 것이다. 고로 음식이나 과일 등은 체질에 맞아야 하고, 가능한 유기농으로 키

운, 자기가 사는 지방과 가까운 거리의 생산물을 먹는 것이 도움이
된다. 그리고 과식을 삼가하고 모자라는 듯 먹어야 건강하다.

체질의 기원과 종류

 체질이 무엇인지 알기 위해서는 이것이 언제부터, 누구에 의해서 창시되었고, 어떤 종류가 있는지를 알아야 한다. 체질의 감별법, 즉 사상의학은 지금으로부터 100여 년 전 이제마 선생이 체계화시킨 이론이다. 또 서양의학의 시조라고 불리는 히포크라테스도 체질에 관하여 논했고, 동양의학의 최고 원전인 황제내경에도 체질에 대한 기록이 있다고 한다.

 사람의 체질은 부모가 무슨 체형인지에 따라서 유전적인 바탕을 가지고 태어난다고 보고 있는데 태양인, 태음인, 소양인, 소음인의 4가지로 구분하고 있다. 그래서 부모와 형제간에는 같은 체질로 닮은 경우가 대부분이다. 특히 생김새와 성격이 비슷하고, 식성마저 닮은 경우가 많다. 체질은 부모로부터 물려받은 유전이라고 볼 수 있으나 경우에 따라서는 후천적인 요인으로 환경의 지배를 받아 바뀔 수 있다.

 사상의학에서는 자신의 체질을 알고 체질에 맞는 음식이나 과일을 먹어야 건강하다고 주장한다. 만약 해로운 음식이나 과일 등을 계속 먹게 되면 체질에 따라서 다른 약리작용을 하므로 해가 되어 건강하지 못하다는 것이다. 사람은 먹는 음식에 따라서 체형이나 성질이 달라지는 경우가 있다.

 체질은 크게 네 가지로 분류하는데 태양인과 태음인, 소양인과 소음인이다. 태음인이 약 50%로 가장 많고, 소양인이 약 30%, 소음인이 약 20%를 차지한다. 그리고 태양인은 1~2%로 매우 적은 편이다.

동무(東武) 이제마(李濟馬, 1937~1900) 선생은 다음과 같은 말을 했다고 전해진다. '인간은 천부적으로 타고난 오장육부의 허실이 있고, 사람마다 각기 체질이 다른 만큼 그 체질에 맞는 약재를 써야 한다. 나는 이 진리를 옛사람들로부터 전해온 저술과 내 자신의 오랜 경험과 연구를 통해 발견하였으며, 내가 죽고 난 1백 년 뒤에는 반드시 이 사상의학이 사람들에게 널리 쓰일 때가 올 것이다'라고 했다. 그 말이 정확하여 지금은 한의원이나 일반인에게도 쓰이고 있다.

때로는 체질을 8상 체질, 16상 체질 등으로 나누기도 하는데, 세분화시키는 것은 바람직하지 못하다. 그렇게 되면 혼란만 가져오고, 먹는 음식도 세분화시켜야 하므로 먹어서는 안 되는 음식이 많아지게 된다. 진리는 원래 단순한 것에 있는 것으로 복잡성을 띠지 않지만, 거짓된 정보는 합리화시키기 위하여 어렵게 말한다. 체질을 아는 방법은 사상체질만으로도 충분하다.

사람은 땅을 바탕으로 하여 살아가고 있다. 땅의 기운을 받고 자란 식물과, 땅을 삶의 무대로 삼는 동물들을 먹고 산다. 식물은 땅이 주는 영양분을 받고, 햇볕과 비바람을 맞으며 자라게 된다. 여기에는 독성을 가진 식물도 있지만 대부분 몸에 이로운 것이 많으므로 자연에서 자란 것을 잘만 먹으면 약이 된다.

소와 염소, 토끼 등 짐승은 땅에서 자란 풀을 먹고 자라지만 먹어서는 안 되는 것들을 구별할 줄 안다. 그래서 큰 탈 없이 지내게 된다. 그러나 사람은 맛이 있으면 가리지 않고 먹기 때문에 탈이 난다. 개는 사람과 같이 살면서 사람이 먹는 음식이나 사료를 먹기 때문에 병이 난다. 그래서 우리는 먹을 수 있는 것과 먹지 말아야 할 것들을 구별하는 지혜가 필요하다.

3.
체질의 종류와 유형과 음식

이제마 선생이 말한, 체질의 감별을 위한 사상의학은 한의학에서 많이 활용되고 있고, 일반인들에게도 내가 어떤 체질인지 알기 위해서 쓰인다고 했다. 내가 무슨 체질인지 알아야 어떤 음식이 도움이 되고 해가 되는지를 알 수 있다. 보약도 특별한 것이 아니고, 땅에서 자란 것을 그 사람의 체질에 맞게 선별하여 제조한 것이다. 체질에 맞는 음식을 구별하여 먹기만 하면 보약이 필요 없다.

체질과 체형의 특징에 따라 맞는 음식은 다음과 같이 분류할 수 있다. 많은 종류의 음식을 다 논할 수 없으므로 여기에서는 중요한 것만 언급했다. 나머지는 본인이 오링테스트를 하여 선별하기 바란다. 오링테스트를 하는 방법은 뒤에 수록되어 있으니 참고하면 된다.

(1) 태양인

태양인은 머리가 크고 얼굴은 둥근 편이며, 목과 뒷머리가 잘 발달되었고 눈은 작은 편이나 광채가 난다. 몸은 상체보다 허리와 하체가 약하지만, 단정한 자태를 보이며 대체적으로 몸이 마르고, 깔끔한 인상이다.

태양인은 간 기능이 약한 반면 폐 기능은 좋은 편이며, 소변량이 많고 청각이 발달되어 있다. 비교적 머리가 좋고 영웅심과 자존심이 강하며, 과단성과 진취성이 있다. 성격은 활달하며, 독창성과 의욕이 강하여 화합이 어려워 독불장군이라는 평을 받는다. 남의 일에 비난하기를 좋아하고, 화를 잘 내며 독립적이다. 또 자주성이 강해서 반항적이며, 저돌적인 행동을 잘 한다. 발명가나 전략가, 혁명가, 음악가의 기질이 있어서 천재라는 소리를 듣지만, 반대로 무능한 자가 될 수도 있다.

태양인은 뜨거운 것보다 찬 것을 좋아한다. 음식으로는 새우, 조개, 굴, 소라, 전복, 홍합 등이 좋고, 과일은 포도, 감, 모과, 앵두 등 담백한 것이 좋다. 또 소화능력이 떨어지기 때문에 메밀같이 소화하기 좋은 음식을 먹어야 한다. 반면에 쇠고기와 같이 지방질이 많거나, 맵고 자극적인 것은 가급적 피하는 것이 좋다.

(2) 태음인

태음인은 얼굴이 원형 혹은 타원형이고, 눈이나 코, 입, 귀가 크며 입술은 두툼한 편이다. 체격이 좋고 근육과 골격이 발달되어 키와 손발이 크고 비대한 사람이 많다. 또 상체보다 하체가 발달했다. 간 기능이 좋은 반면 폐와 심장, 대장, 피부가 약하다. 성격은 마음이 너그럽고 활동적이며, 집념과 끈기가 있다. 또한 묵묵히 실천하는 모습에 말수가 적고 점잖은 타입이다. 고집이 세고 교만하며, 속마음을 잘 드러내지 않는 형으로 여성은 애교가 적다. 호걸형, 낙천적인 성격, 정치가, 사업가가 많다.

마음이 넓을 때는 바다 같지만 고집스러울 때는 좁아서 잘못된 것을 알면서도 밀고 나가려는 우둔함을 보인다. 지구력이 있어서 시작하면 끝을 보는 성질로 성공하는 사람이 많다. 자기의 주장을 끝까지 밀고 나가는 소신파로 무게가 있고, 폭이 넓은 웅변가 타입이다. 인자하고 너그러워 호감을 갖게 하고, 기업을 운영하는 사람이 많다.

태음인은 조금만 움직여도 땀을 많이 흘린다. 음식은 뭐든지 잘 먹고 소화력이 좋기 때문에 살이 찌는 체질이다. 성격이 급하여 식사 속도가 빠르고, 과식을 하는 경우가 많다. 또 단 것을 좋아하고, 먹는 것이라면 가리지 않는다. 그래서 다른 체질보다 고혈압이나 당뇨, 동맥경화, 심장질환 등을 앓을 확률이 높다.

태음인은 대구, 미역, 다시마 등 해조류를 많이 먹어야 하고, 현미, 율무, 검정콩, 고구마와 같이 비만을 예방하는 음식을 먹는 것이 건강에 좋다. 먹지 말아야 할 음식으로는 달걀, 닭고기, 개고기, 염소고기, 돼지고기처럼 지방이 많은 것을 삼가야 한다.

(3) 소양인

소양인은 머리가 앞뒤로 나오거나 둥글고, 표정이 밝은 편이다. 턱은 뾰족하고 입은 그렇게 크지 않으며, 입술은 얇고 눈매가 날카로운 인상이 많다. 상체보다 하체, 특히 다리가 약하며, 소화기능은 비교적 좋지만 신장이 약하다. 외향적인 성격으로, 명랑하며 판단력과 재치가 있다. 또 걸을 때는 먼 곳을 보고 걷는다. 강직하여 그릇된 일을 보면 참지를 못하는 성질로, 불의를 보면 항변을 잘 하기 때문에 스트레스가 많다.

몸에는 열이 많고 희생과 봉사정신이 투철하며, 한번 믿음을 주면 잘 변하지 않는다. 또 화를 잘 내고 계획성이 없는 것이 특징이지만, 호인이라는 소리를 듣는다. 소양인은 상인, 군인, 중개인, 봉사자, 서비스업이 적성에 맞다. 성격이 급해서 식사를 빨리 하며, 배가 부를 때까지 먹는 경향이 있어서 폭식을 하는 편이다. 또한 찬 음식과 자극적인 것을 좋아한다.

과일은 수박, 참외, 포도, 딸기가 좋고, 야채로는 토마토, 오이, 배추, 가지, 호박, 우엉, 상치, 미나리 등 열을 내려주는 식품이 좋다. 이 식품들은 이뇨작용에도 도움이 된다. 식사로는 보리, 팥, 녹두, 메밀을 섞어 먹는 것이 도움이 된다. 먹지 말아야 할 음식은 닭고기, 쇠고기, 개고기, 오리, 호두, 엿, 인삼, 꿀, 우유 등의 칼로리가 많은 식품이다.

(4) 소음인

소음인은 눈이나 코, 입이 별로 크지 않으며 입술은 얇은 편으로 오밀조밀하게 생겼고, 눈에는 정기가 없다. 상체보다 하체가 발달한 편이며, 살과 근육이 적당하여 균형 잡힌 체형으로 얌전하고, 온화한 성품을 가진 미남미녀가 많다. 신장 기능은 좋지만 소화기능이 약한 것이 흠이다. 미각이 잘 발달되었지만 몸은 냉한 체질이라서 피부가 부드럽고 허약하다.

소음인은 사색적이며, 모든 일에 치밀하고 착실하다는 평을 받는다. 머리가 총명하여 판단력이 빠르고 예의가 바르다. 성격은 내성적이고 세심하여 자기중심적이 되기 쉽고, 일을 빈틈없이 처리하기 때문에 예민한 편이다. 그래서 신경을 많이 쓰므로 마음이 불안하고 작은 일에도 상처받는 일이 많다. 그 때문에 머리가 아프고 소화가 잘 안 되는 증상이 올 수 있다. 질투가 심하고 계산적이며, 작은 일에도 속상해하여 잘 풀리지 않는다.

소음인은 꽁생원이라는 소리를 듣고 교육자, 종교가, 학자, 사무원 기질이 있다. 이 체질은 몸이 찬 경우가 많아서 혈액순환이 원활치 못하며, 담이 잘 오고 살이 찌는 사람이 많다. 반대로 스트레스를 받으면 살이 빠지는 경우도 있는데, 요즘은 식사문화의 변화로 누구나 살이 찔 수 있지만 이 체질은 더 심하다.

소음인은 찬 것을 피하고 따뜻한 것을 먹도록 습관화해야 한다. 닭과 인삼은 따뜻한 성질이므로 즐겨 먹는 것이 좋다. 그러나 육류에 대한 선호도가 낮은 편이다. 도움이 되는 식품은 명태, 고등어, 뱀장어, 미꾸라지 등이고, 과일과 야채로는 대추, 사과, 복숭아, 귤, 시금치, 미나리, 쑥갓, 당근, 감자 등이다. 파, 마늘, 생강, 고추, 들깨, 겨자, 후추, 카레 등의 매운 음식은 혈액순환에 도움을 준다. 반면에 햄버거, 피자, 치즈 등 고칼로리 음식이나 찬 음료는 피하는 것이 좋다.

건강하기 위해서는 무엇보다도 체질의 특성을 알고 체질에 맞는 음식을 가려서 먹는 것이 중요하다. 체질에 맞는 음식을 가려 먹으라 한다고 해서 편식을 하라는 것은 아니다. 사람에 따라 체질이 다르기 때문에 먹는 것도 다르게 먹어야 건강하다는 말이다. 태음인이나 소양인은 육식을 좋아하는 반면, 태양인이나 소음인은 채식을 좋아하고, 육식은 싫어하는 사람이 많다.

음식이 맛있다고 많이 먹는 것을 지양하고, 소식하는 것을 권한다. 그리고 육류의 섭취는 적당히 하고, 인스턴트식품 등은 어느 체질이든 피하는 것이 좋다. 많이 먹으면 살이 찌고, 건강에 해가 된다. 체질에 맞추어 먹되 영양이 부족하게 먹거나 과하게 먹는 것을 삼가라는 것이다. 탄수화물을 과하게 먹어도 살이 찔 수 있으므로 음식을 적절하게 먹고, 중용을 지키는 것이 중요하다.

물을 너무 많이 마시면 탈이 날 수 있으므로 지나칠 정도로 먹는 것은 삼가야 한다. 우리 몸의 세포는 70%가 물이다. 사람에 따라서 그 양도 다르기 때문에 최소한 5잔에서 7잔은 먹어야 하고, 천연 소금을 적당히 먹는 것이 좋다. 현대의학에서는 싱겁게 먹으라고 하지만, 사람에 따라서 소금이 부족하여 해가 될 수 있다.

또 한 가지, 솔잎 10그램과 바나나 한 개와 두유를 넣고 갈아서 매일 한 컵씩 마시면 좋다. 두유가 맞지 않으면 물을 넣어도 된다. 그러나 바나나는 해독작용을 하므로 꼭 넣어야 한다. 이것은 어느 체질에나 맞다. 나는 매일 이것을 갈아 먹어서 많은 도움이 됐다.

4.
오링테스트로 체질을 아는 방법

체질에 맞게 먹기 위해서는 먼저 자기의 체질이 무엇인지 알아야 하고, 오링테스트를 하면 감별할 수 있다. 오링테스트는 미국으로 귀화한 일본인 의사 오무라 오시아키 박사가 1970년에 연구한 것으로 '오무라 테스트'라고도 한다. 본인의 저서 『당신의 운명을 결정짓는 잠자리』에 상세히 설명되어 있다. 참고 바란다.

오링테스트를 하는 방법을 간단하게 설명하면 다음과 같다. 먼저 검자(검사를 하는 사람)와 피검자(검사를 받는 사람)가 마주보고 선다. 피검자는 몸에 있는 시계나 반지 등 금속성 장신구는 모두 빼놓는 것이 좋다. 금속성을 지니면 거기에서 나오는 에너지가 실험결과에 영향을 줄 수 있기 때문이다.

피검자는 몸에서 20㎝정도 손을 떨어지게 하고, 오른쪽 엄지와 검지 끝을 마주 대어 O자 형을 만들어서(오링) 힘을 준다. 검자는 양손의 손가락을 오링 안에 넣고 좌우 방향으로 당긴다. 이때 피검자는 오링에 힘을 주어 벌어지지 않도록 하고, 검자는 오링의 힘이 어느 정도인지를 기억해야 한다. 그래야 물건을 잡았을 때 원래의 힘과 비교하게 되는 것이다.

다음은 피검자의 반대편 손에 테스트를 하고자 하는 식품이나 약품 등 물체를 들게 하여 기본 힘과 비교를 한다. 이때 오링을 한 손가락의 힘이 기본 힘과 같이 강하면 이로운 것이고, 벌어지면 해로운 것으로 보면 된다. 주의할 점은, 검자는 처음 당길 때의 힘을 기억하여 같은 강도로 당기는 것이 중요하다. 만약 옆에 물건이 없으면 종이에 물건 이름을 글로 써서 들고 하면 된다. 이때는 실제 물건을 연상을 하면서 해야 된다.

체질이 어떤 형에 속하는지 알기 위해서는 무, 당근, 감자, 오이를 한 개씩 준비한다. 그런 다음 준비한 4가지를 한 개씩 들고, 오링테스트를 할 때 맞으면 힘이 들어가고, 해로우면 빠진다.

(1) 태양인

무를 들고 오링테스트를 했을 때 힘이 빠지면 태양인이다. 무는 태양인에게만 해로운 것이다.

(2) 태음인

당근을 들고 오링테스트를 했을 때 힘이 강하게 나오면 태음인이다. 당근은 태음인에게만 좋은 것이다.

(3) 소양인

감자를 들고 오링테스트를 했을 때 힘이 빠지면 소양인이다. 감자는 소양인에게만 해롭다.

(4) 소음인

오이를 들고 오링테스트를 했을 때 힘이 빠지면 소음인이다. 고로 소음인에게는 오이가 해롭다.

이와 같은 실험으로 나의 체질이 무엇인지 즉시 감별할 수 있다. 뿐만 아니라 식품이나 약품 등 어느 물질이 나에게 도움이 되는지 알기 위해서는 오링테스트를 해보면 즉석에서 알 수 있다. 많은 활용 바란다.

평소에도 나에게 맞는 음식을 확인하기 위해서는 오링테스트를 하여 맞는 음식이나 과일을 택하는 것이 좋다. 요령은 앞에서도 이야기했지만, 음식이나 과일을 손에 잡고 오링테스트를 했을 때 힘이 들어가면 먹어도 되고, 힘이 빠지면 먹지 말라는 것으로 보면 된다. 때로는 체질에 맞지 않는 식품이라도 힘이 들어갈 때가 있는데, 그런 경우에는 순간적으로 몸에서 그 식품을 필요로 한다는 뜻이지 계속 먹어도 된다는 것은 아니다.

음식이나 과일뿐 아니라 약이나 색상을 알고자 할 때, 또 어떤 물건을 택해야 될지 선택이 어려울 때, 대학이나 과를 선택할 때 등 다각도로 이용할 수 있다. 우리가 살아가면서 선택의 기로에 섰을 때는 오링테스트를 해보면 어떤 것을 택하는 것이 좋을지 답을 알 수 있다. 많은 도움이 될 것이다. 그러나 주의해야 할 것은 어느 쪽에도 치우치지 않고 양쪽 다 50대 50으로 하여 순수한 마음을 가지고 해야 한다.

앞에서 말한 체질을 우습게 여기어 맛있다고 아무거나 먹으면 입만 호강시킬 뿐 몸에는 해롭다. 가능한 육류를 줄이고, 자연에서 유기농으로 키운 야채나 과일 등 체질에 맞는 음식을 먹어야 한다. 땅에서 나는 것은 흙에서 온갖 영양분을 흡수하기 때문에 체질에만 맞으면 약이 된다. 옛날에는 채식 위주로 먹었기 때문에 사람들이 온순하고 서로 협동이 잘되었지만, 육류를 먹기 시작하면서부터 거칠어지고 이기주의적으로 되어가는 것 같다.

요즘은 사람의 목숨을 해치는 폭력을 예사로 생각하여 부모에게까지 폭행을 하여 죽이기까지 한다. 또 부모가 어린 자녀의 목숨을 마음대로 해도 되는 것처럼 생각하여 폭행으로 죽게 만들기도 한다. 사람의 목숨은 신이 주신 귀한 창조물로 어느 누구도 마음대로 할 수 없다. 성경에도 '네 이웃을 내 몸과 같이 사랑하라'고 했다. 하물며 내 핏줄이고 나를 있게 한 부모요, 서로 사랑으로 얻은 생명을 죽이는 행위는 인간으로 할 짓이 아니며, 신의 분노로 용서받지 못할 일이다.

인간이 왜 이렇게 사나워지고 이기주의적으로 변했는지 반성을 해봐야 한다. 결혼을 해도 자녀 갖기를 꺼려하고, 자녀를 낳아도 따뜻한 가슴으로 품어서 키우는 것이 어려운 실정이다. 엄마의 사랑은 가슴에서 나오는 것인데, 모유는 멀리한 채 어려서부터 소젖으로 만든 분유를 먹여서 키운 탓이다. 또 부모와 함께 있는 시간보다 어린이집에 있는 시간이 많기 때문에 자라면서 사랑을 못 느껴서 이기주의가 되는 것 같다.

사람은 채식을 위주로 땅에서 나는 것을 먹어야 성격이 온순하고 건강해진다. 앞에서 체질에 맞는 음식 이야기를 했지만, 모두를 다 열거할 수는 없으므로 오링테스트를 하여 체질에 맞는 음식을 선별하여 먹기 바란다. 특히 맛 위주로 아무거나 먹으면 건강만 해치게 되므로, 체질이 원하는 음식을 먹어야 건강하고 천수를 누릴 수 있다. 또 음식을 먹을 때는 근심걱정을 내려놓고 맛에만 집중하고, 음식이 되기까지 수고한 분들께 감사를 하면 에너지가 증폭된다. 거듭 말하지만 '음식이 보약'이라는 것을 잊지 말기 바란다.

보약은 우리나라와 일본 사람들이 선호하는 용어이며, 중국에는 보약이라는 용어가 없다고 한다. 왜인지 생각해보자. 체질에 맞는 음식을 먹으면 그 안에 몸을 보호하는 영양가가 모두 들어 있어서 별도로 보약이 필요 없는 것이다. 보약은 흙에서 자란 것을 몸에 도움이 되는 것만 골라서 제조한 것이다. 그러므로 체질에 맞는 음식을 골고루 먹으면 그것이 바로 보약이 된다. 이것을 잊지 말고 실천에 옮겨서 건강하기 바란다.

요즘 모두들 한우를 즐겨 먹는데 소는 땅에서 나는 풀을 먹고 자란다. 풀 안에 유기물이나 미네랄, 비타민 등 영양소가 함유되어 있어서 땅에서 나는 것을 체질에 맞게 먹으면 육류에 포함되어 있는 영양을 얻을 수 있다. 옛날 사람은 채식을 위주로 했기 때문에 살이 찌지 않았고 암도 흔하지 않았다. 하지만 유제품 섭취와 육식이 늘어나면서 비만과 암이 많아진 것이다. 고기는 어느 정도는 먹어야 하지만, 채소를 많이 섭취하는 것이 건강에 좋다.

특히 미국 사람은 빵과 고기를 주식으로 하기 때문에 뚱뚱한 사람이 많다. 그러나 채식을 위주로 하는 사람은 날씬하고, 온순한 사람이 대부분이다. 옛날부터 '사람의 목숨을 파리 목숨 취급한다'는 말이 있다. 이 말은 사람의 목숨을 해치는 것에 죄의식을 갖지 않는다는 말인데 요즘은 더욱 심하다. 즉, 육식을 많이 하면 사납게 되어 남을 해치고도 양심의 가책을 느끼지 못한다는 뜻인 것 같다. 그러므로 채식을 위주로 체질에 맞는 음식을 먹어야 되는 것이다.

앞에서 설명한 대로 체질에 맞는 음식을 먹고, 모두가 건강하여 행복하기를 바란다. 사람은 천(天), 지(地), 인(人), 하늘의 에너지를 받고 땅의 만물을 포용하는 생명력을 닮아 넓은 마음으로 인간답게 살아야 한다. 그래서 내가 변하면 세상이 바뀐다는 것을 가슴에 새겨 행동했으면 좋겠다.

제2부

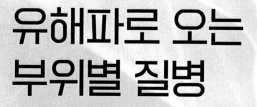

유해파로 오는
부위별 질병

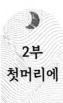

2부
첫머리에

　사람이 태어나서 건강한 몸으로 행복을 누리다가 제 명을 다하고 죽는다면 얼마나 좋을까 싶다. 그러나 인간은 살아가면서 병을 앓게 되고, 그로 인하여 고통 중에 일생을 마치는 것이 이승에서의 삶이다. 그렇다면 질병은 왜 생기는 것일까? 그것은 유해파 때문이라고 했다. 앞에서도 말했지만 몸의 어느 부위에 유해파를 받느냐에 따라서 병이 다르게 나타난다. 유해파를 받는 몸의 부위와 신체적 조건, 개수와 크기, 노출된 시간, 체질에 따라서 질병이 다르게 나타나는 것이 특징이다. 말하자면 그 사람의 가장 약한 부위에 먼저 탈이 나게 된다.

　유해파는 사람뿐만 아니라 가축을 포함한 모든 생명체에도 해를 준다. 여기에서 올라오는 파장은 상극의 에너지로 생명체를 지닌 모든 물질에게 해가 되는 것은 사실이다. 그러나 종파이기 때문에 그 범위만 벗어나면 해가 없다. 그래서 같은 침대를 사용하는 부부간에도 피해의 범위가 다를 수 있다.

　유해파가 병의 원인인 것은 의심할 여지가 없지만, 때로는 불의의 사고 때문에 아픈 곳이 있을 수 있다. 사고로 병이 왔다고 해도 환자가 수맥 유해파를 받으면 치료가 잘 안 된다. 원인이야 어디에 있든지 병을 앓는 사람이 유해파를 받으면 증상이 악화되고 치료에도 방해가 되는 것은 사실이다. 조속한 치유와 예방을 위해서는 누구나 유해파의 파장을 받아서는 안 된다. 그래서 중화시키라고 하는 것이며, 건강을 잃으면 재산도 명예도 모두 잃게 된다. 사전에 예방 조치를 취하는 것만이 최고의 예방법이다.

지금 건강하다고 항상 건강이 보장되지 않는다. 그러므로 치료와 예방을 위해서는 유해파를 중화시켜서 면역력을 높여야 코로나19와 같은 전염병도 이겨낼 수 있는 힘이 생긴다. 우리 몸 안에는 유익한 균과 유해한 균이 공존한다. 유해파를 받으면 유해한 균의 숫자는 증가하고, 반대로 유익한 균은 줄어들게 된다. 또 혈관에 문제가 생겨서 혈액순환이 안 되고, 산소와 영양분 공급에 제한을 받으며, 몸에 독이 쌓일 수 있다. 이것 때문에 면역력이 약화되면서 바이러스나 병원균을 이기지 못하여 병이 생긴다.

앞에서도 말했듯이 나는 20년이 넘게 탐사를 하면서 전국의 많은 환자를 상대했다. 그중에는 불면증 환자가 가장 많았고, 치매, 암, 갑상선질환, 허리통증, 백혈병, 만성피로 등 수많은 병을 접했다. 한 환자는 머릿속 수술을 할 수 없는 위치에 종양이 생겨서 약만 먹고 있었다. 그 원인으로 머리가 늘 아프고 고통스러워했다. 탐사 결과 잠자리의 머리 쪽에 유해파를 받고 있는 것이 확인되었다. 서둘러 수맥을 중화시킨 후 머리의 통증이 사라졌고, 병원의 검사에서도 종양이 없어진 것이 확인되었다.

또 한 사례는 유치원에도 가기 전인 어린이가 병원의 검사 결과 선천성 갑상선질환으로 나왔다. 의사의 말에 의하면 수술은 불가능하고, 평생 약을 먹어서 악화되지 않도록 하는 방법뿐이라고 했다. 그런 아이가 중화 후 정상으로 돌아와서 의사도 놀랬다고 한다. 또 치매 환자의 이야기인데, 혼자서는 식사도 하지 못하고 화장실에도 못 가는 환자다. 아들의 간곡한 부탁으로 '유해파제로정' 네 개를 보내서 방의 네 모서리에 놓도록 했다. 후에 아들이 전화로 "중화 후 지금은 화장실도 가고 혼자서 식사도 할 정도로 호전되었다"고 알려주었다. 직장 때문에 집에 못 가는 날이 많았는데, 이제 안심해도 되겠다며 너무 고마워한다. 이 외에도 수많은 사례를 이야기하려면 몇 권의 책이 될 것이다.

당신도 건강하기 위해서는 유해파를 중화시켜야 한다. 코로나 시대를 사는 우리는 유해파를 꼭 중화시키고, 한글 파장명상과 웃음치유와 감사하는 생활을 하면 건강해진다. 그러면 당신은 면역력이 활성화되어 어떠한 질병도 이겨낼 수 있다. 그리고 체질에 맞는 음식을 먹는 것을 습관화해야 한다. 그럴 경우 건강은 보장된다.

1장

유해파가 머리·목 부위로 지나갈 때
오는 질병

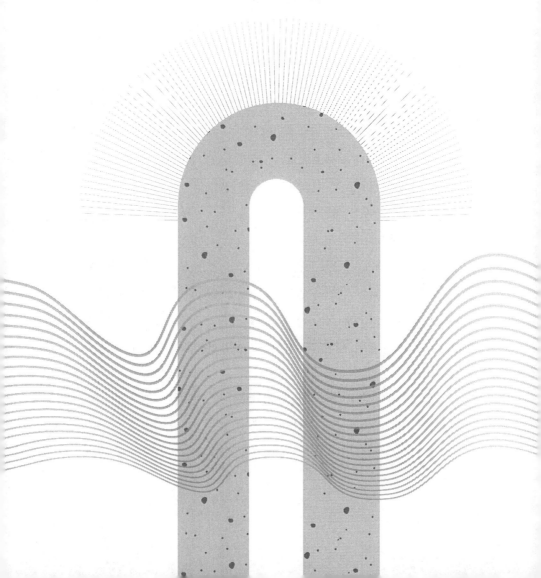

1.
서문

　유해파는 크기와 개수에 따라서 받는 영향도 다르다고 했다. 한 맥이라도 큰 맥이 지나간다면 그만큼 영향은 크다. 또 작은 맥이라도 여러 맥이 겹쳐져 지나갈 경우 파장이 강하게 올라와서 인체가 받는 영향도 당연히 커질 수밖에 없다. 잠시 머무는 곳은 별 지장이 없겠지만 오래 머물수록 언젠가는 질병이 올 확률이 높다.

　그렇다면 질병의 예방법은 없는 것인가? 방법은 있다. 앞에서 설명한 대로 유해파를 중화시켜야 병의 원인이 없어지고, 치료가 확실히 되는 것이다. 유해파를 받으면 받는 부위에서 가장 약한 부분의 혈액순환에 문제가 생기고, 그로 인해 산소와 영양공급이 제대로 안 되어 질병으로 연결된다고 설명했다. 그러면 세포가 변이되어 근육이 경직되고, 독이 배출되지 않고 쌓여서 병이 오는 것이다.

　잠자리에 지나가는 유해파를 중화시키면 병을 발생케 하는 원인이 제거되므로 건강을 되찾게 된다. 그런데도 많은 사람들이 경제적인 문제를 핑계로 중화를 미룬다. 그러다가 병이 악화되면 지푸라기를 잡는 식으로 중화를 부탁한다. 건강보다 중요한 것이 어디에 있단 말인가? '유해파제로정'은 평생 쓰게 되므로, 계산해보면 며칠에 커피 한 잔 값도 안 되는 금액이다. 그런데도 선뜻 결정을 못 하는 것은 파장을 확인할 수 없기 때문일 것이라고 생각한다.

　유해파를 중화시키고 한글 치유명상과 웃음치유와 감사의 삶을 겸한다면, 면역력이 활성화되어 병의 예방과 치료가 동시에 이루어진다. 또 각자 체질에 맞는 음식을 먹으면 일생을 질병 없이 건강하게 살 수 있다. 병원에서는 아픈 부위를 수술하거나 약만 처방하여 호전시킬 뿐 이 방법을 알려주지 않는다. 유해파에 대하여 정확한 정보를 모를 뿐 아니라 의사들의 직업이 위협을 받기 때문이다.

유해파가 머리와 목 부위로 지나가면 다음과 같은 질병이 올 수 있으므로 주의를 해야 한다. 치매, 불면증(악몽, 가위눌림), 우울증, 뇌종양 및 뇌졸중을 비롯한 뇌질환, 정신질환, 안과질환, 비염 및 각종 콧병, 구강질환, 목 디스크, 어깨 결림, 귓병, 갑상선질환 등이 올 수 있다. 예방과 치료를 위해서는 유해파를 중화시키는 것이 최상의 방법이다. 그래야 건강한 몸으로 장수할 수 있다. 당신의 귀한 생명을 병의 원인도 잘 모르는 의사의 손에만 맡길 것인지, 아니면 주인의식을 갖고 건강할 수 있는 방법을 찾을 것인지를 선택해야 한다.

지금부터는 질병에 관한 현대의학의 견해를 살펴보고, 병드는 이유가 무엇인지 알아볼 것이다. 병원에서 치료가 되었다고 하는데도 재발을 하고 평생토록 약을 먹으라고 하는 것은 병의 뿌리를 뽑지 못했다는 뜻이다. 독자들은 정확한 원인을 알아야 바른 길을 택할 수 있다. 그래야 당신의 건강을 위하여 현명한 판단을 내릴 것이다.

다시 말하지만 건강하려면 유해파를 중화시킨 다음에 매일 한글파장명상을 하고, 웃으면서 감사를 생활화해야 한다. 그리고 체질에 맞는 식사요법을 습관화해야 된다.

2.
치매

치매는 누구나 무서워하는 질병으로, 이것만은 오지 않기를 바란다. 증상이 있으면 환자 자신은 물론, 가족 전체가 불행을 겪게 된다. 치매는 유전성이 아니고, 주로 후천성으로 오는 질병이다. 현대의학에서는 유전의 영향이 아닌 환자가 전체의 80%를 차지한다고 한다. 환자는 갑자기 기억상실, 언어장애, 판단력 저하 등 여러 영역에서 인지능력이 감퇴됨을 볼 수 있다. 그리고 증상에 따라서 얌전한 치매가 있고, 폭력적인 치매가 있다.

치매는 일순간에 갑자기 오는 질병이 아니다. 그동안 환자는 불면증이나 뇌질환 등 뇌에 이상이 있는데도 무관심하게 지내온 탓이다. 치매는 뇌에 문제를 느끼는데도 참고 견딘 결과물이다. 이 병은 한번 걸리게 되면 일상생활을 제대로 할 수 없으며, 가족들에게까지 고통을 안기게 된다. 병의 종류는 알츠하이머라는 노인성 치매와 중풍 등으로 오는 혈관성 치매로 나눌 수 있다. 이외에도 여러 원인으로 올 수 있다는 것이 현대의학의 견해다.

노인성 치매나 혈관성 치매 모두가 뇌의 손상 때문에 오는 질환으로, 그중에 알츠하이머병이 50~60%로 신경세포의 퇴행성에 의해 오게 된다. 다음은 혈관성 치매가 20~30%이며, 나머지는 다른 요인에서 오는 질환으로 생각하고 있다. 이 병은 어떤 요인으로 왔든 간에 뇌신경세포의 쇠퇴, 뇌조직의 퇴화와 위축 등으로 오게 된다.

혈관성 치매란 뇌의 혈관에 문제가 있을 때 오는 질환으로, 이것 역시 혈액순환의 장애로 뇌세포가 죽거나 미세한 혈관이 막히면서 일어나는 병이다. 꼭 나이가 많다고 이 병에 걸리는 것은 아니다. 주로 60대 이상이 많지만 40대의 젊은 나이에 걸리는 초로치매 환자도 있다.

치매의 증세는 사람에 따라서 다르다. 뇌의 어느 부분에 손상이 왔느냐에 따라서 비교적 얌전한 치매가 있고, 난폭한 치매가 있는 것이다. 예전에도 노망이라고 했지만, 요즘처럼 환자가 많지는 않았다. 예방과 치료를 위해서는 병의 원인을 알고 제거해야 한다.

원인이 어디에 있든지, 걸리지 않아야 할 병인 것만은 확실하며, 한 번 걸리면 고치기 어렵다. 본인은 물론 가족 모두를 불행으로 몰아넣는 무서운 질병으로 기억력 감퇴와 언어장애가 나타나며 시공간을 구별 못 한다. 또 정신력이 약화되고 지적 능력이 떨어져서 사람을 알아보지 못하는 경우도 있다. 그렇게 되면 환자는 물론 가족들은 환자를 돌보는 데 신경을 쓰느라 일상생활을 제대로 할 수가 없다. 현대의학에서는 정확한 원인을 모른다고 하며, 의학적으로는 치료가 불가능한 고질병이다.

현대의학에서는 치매를 연령과 성별, 교육수준, 유전성, 환자의 연령, 흡연, 음주 등 여러 가지를 의심하고 있지만, 그것과는 관련이 없다. 원인은 잠자리의 유해파 때문인데, 머리 쪽에 유해파가 있으면 혈액순환에 장애를 일으키고, 뇌세포가 서서히 손상된다. 그리고 뇌에 산소공급이 제대로 되지 않고, 영양분의 공급도 충분치 못하여 뇌세포가 정상적으로 작동하지 못한다.

우리가 먹는 음식이나 흡연, 음주 등으로는 그처럼 뇌세포에 손상을 가져오지 않는다. 유해파 위에서 생활하면 불면증이 오고 뇌경색, 뇌출혈 등 뇌의 손상으로 병이 오며, 우울증이나 파킨슨병을 동반할 수도 있다. 현대의학에서는 여러 가지 원인을 의심하지만 실제 원인은 유해파의 영향이라는 한 가지로 귀결된다.

치매는 유해파를 중화시키면 확실히 치유되는 병이다. 실례로 혼자서는 화장실에도 못 가고, 식사도 못 하던 환자가 수맥을 중화 후 좋아져서 스스로 해결하게 된 사례들이 있다. 아들이 너무 고마운 은인이라며 전화를 했을 때는 나도 기뻤다. 또 한 사람은 병원에서 치매 초기라는 진단을 받았다. 마침 해외에 나갈 일이 생겨서 해외 생활을 하다가 이 년 만에 집으로 돌아와서 다시 검사를 받았다. 결과는 병의 진행이 멈추었다는 것이다. 혹시 잠자리가 문제인가 생각되어 수맥중화를 부탁하기에 탐사를 한 결과 잠자리가 문제였다. 중화시킨 지 십 년이 넘었는데 아직 아무런 탈 없이 지낸다. 한 사람이라면 우연이라 할 수 있겠지만 여러 사람이 다 효과를 봤다.

지기(地氣)가 좋은 곳에 살면 유해파가 없기 때문에 치매에 걸리지 않는다. 유해파를 확실하게 중화만 시킨다면 명당과 같은 조건으로 만들어져 예방이 되고, 치매에 걸린 사람도 정상으로 돌아오게 된다. 그리고 다른 데 아픈 곳이 있어도 그것도 치유가 된다. 만약 효과를 보지 못했다면 그것은 제품에 문제가 있든지 제대로 중화가 안 된 경우다.

유해파 중화는 우리가 병을 고치기 위하여 명의를 찾는 것과 같은 논리로, 반드시 전문가에게 의뢰해서 확실한 제품으로 중화시켜야 한다. 유해파를 탐사하는 사람은 많지만 전문지식을 가진 사람은 일부에 속한다. 그러므로 전문가에게 의뢰하여 환자와 가족 모두가 고통에서 해방될 수 있도록 해야 한다. 유해파를 중화시키면 다른 병도 치유가 되어 건강하게 살 수 있다는 것을 꼭 명심했으면 좋겠다.

치매에는 한글 파장명상이 효과적이다. 이 방법을 꾸준히 매일 실천하면 도움이 된다. 치매에 반응하는 한글 파장은 '가1ㅎ지ㅊㅠ8'인데 이 문자를 써서 방의 네 모서리에 붙이고, 한 장을 더 써서 문자를 보면서 명상을 하면 된다. 그러면 한글에서 나오는 파장이 당신을 치유시킬 것이다. 의심을 하지 말고, 굳게 믿고 실천하기 바란다. 명상을 할 때는 편한 자세로 앉아서 문자에 집중하면서 여기에서 나오는 파장이 내 몸을 치유한다는 생각을 해야 된다. 그리고 명상 후에는 '가1ㅎ지ㅊㅠ8'자를 방의 공간에 손가락으로 크게 쓰면 기가 방에 가득 찬다.

또 환자는 매일 웃음치유를 하여 면역력을 높이는 것이 좋다. 유해파만 중화시켜도 아픈 곳이 낫지만, 웃음치료를 겸하면 더 빨리 좋아지므로 가장 좋은 보약이 된다. 웃으면 복이 오고 건강해진다는 것을 옛 선조들도 이야기했다. 그래서 희극적인 소설이 등장하여 사람들을 웃게 한 것이다. 웃음은 습관성이라서 억지라도 매일 웃으면 인상부터 좋아지고, 면역력이 상승하여 건강해져서 행복을 느낄 것이다.

또한 감사의 생활을 해야 한다. 감사하기 위해서는 지난날을 되돌아보고 감사할 일을 찾아야 한다. 당신이 세상에 태어날 때 알몸에 빈손이었는데, 지금은 가정을 이루고 있으며 가진 것이 있다. 가족과 몸을 누일 집이 있다는 것은 감사할 일이다. 당연하게 여겨서는 안 된다. 감사를 하면 감사할 일이 생긴다. 그리고 앞에서 말한 대로 체질을 알고 체질에 맞는 음식을 먹으면 틀림없이 건강해져서 수명이 길어질 것이다.

3.
불면증

　불면증은 가장 흔한 질병이다. 한 조사에서 70% 이상이 잠을 제대로 이루지 못한 경험이 있다고 대답했다. 사람은 한 생을 사는 동안 잠자는 시간이 1/3을 차지한다. 잠은 우리 인체의 생존에 아주 중요한 기능을 수행하는 휴식의 시간으로, 하루의 지친 몸을 피로에서 해방시켜준다. 우리 몸은 60조 개의 세포로 구성되어 있는데, 그중에 그날 교체될 세포의 80%가 잠자는 동안에 재생되어 교체된다.

　말하자면 낮 동안 소모한 각종 에너지와 호르몬 기능도 잠을 통하여 회복되는 것이다. 또한 인체를 질병으로부터 보호하는 최고의 무기인 면역력도 깊은 잠을 통하여 회복된다. 잠은 인체의 보약과 같은 것으로, 잠을 못 자면 병이 오고 하루 종일 피로를 느낀다.

　이처럼 중요한 잠인데, 왜 불면이라는 고통으로 수면을 못 취하게 되는 것인지 의문이 아닐 수 없다. 잠을 못 자는 것은 병이 아니고 하나의 증상이기 때문에 의사에게 가서는 고치지 못한다. 의사는 병으로 생각하여 수면제를 주는데 그 방법으로는 치료를 할 수 없다. 현대의학에서는 원인을 정확히 모르고 있으며, 생활습관이나 환경적·신체적 요인, 또는 심리적인 것으로 보고 있다. 치료의 방법은 일시적 방편으로 수면제라고 하는 신경안정제를 처방하여 약기운으로 잠들게 만든다. 그러면 자는 동안에 악몽에 시달리기도 하고, 아침에 일어나면 피로하기는 마찬가지다.

약에 의존하게 되면 습관이 되어 약 없이는 잠을 못 자게 되고, 내성이 생겨서 분량도 점차 늘려야 하며, 다른 곳에 부작용이 올 수 있다. 현대의학은 이 병을 앞에서 언급한 원인과 더불어 고된 여행이나 시차의 변동, 낮잠 등 엉뚱한 데 두고 있다. 수면 클리닉을 받아도 별 효과가 없고 돈만 내버린다.

불면증의 원인은 잠자리의 유해파 때문이다. 만약 잠자리의 머리 쪽으로 유해파가 지나가면 뇌의 기능이 파장에 의해 교란을 당하여 불면증이 오는 것이다. 우리의 뇌가 유해파를 받으면 멜라토닌이라는 호르몬의 분비가 억제된다. 그러면 혈액순환이 안 되어 산소 소비의 증가로 뇌가 심한 교란을 당하면서 안정되지 못하여 수면장애를 겪는다. 또한 잠자리에서 귀신 체험을 하거나 죽은 사람이 나타나는 등 악몽에 시달린다.

불면증은 치매나 중풍, 파킨슨병, 우울증 등 뇌질환을 동반할 수 있으나, 유해파만 중화시키면 위에서 언급한 질환들이 대부분 치료되어 쉽게 잠들고 예방이 된다. 이 간단한 원리를 현대의학은 수맥을 인정하지 않기 때문에 원인을 모르고, 수면 클리닉을 해도 치료를 못 하는 우(愚)를 범하는 것이다. 나는 전국을 다니면서 병원치료에 효과를 못 본 수많은 사람들을 치료한 경험이 있다.

유해파가 심하면 불면증은 물론, 위에서 언급한 질환 외에도 심한 악몽, 가위눌림, 압박감, 무섬증, 귀신 체험, 자살충동 등 여러 가지 증상이 따라온다. 불면증이 심하면 우울증을 앓다가 자살충동을 느끼는 등 정신적 질환을 겸할 수 있다. 때로는 잠자리에 들기가 무섭고, 중간에 깨면 다시 잠이 안 와서 고통에 시달린다. 그러면 사는 것이 힘들어 자살로 이어지는 경우도 있다.

또한 어깨나 허리가 아프고, 갑상선질환도 같이 올 수 있다. 만성피로에 시달리고, 밤이 되면 다른 때보다 아픈 부위에 더 심한 통증을 느낀다. 이 경우 잠을 자는 내내 유해파를 받기 때문이다. 잠자리에 들면서부터 일어날 때까지 유해파를 받으면 여러 가지 질병은 물론, 불면증과 피로가 가중되어 힘들어진다.

사람은 잠을 제대로 자야만 건강한데, 잠이 충분하지 못하면 만성 피로와 여러 가지 질병이 복합적으로 올 수 있다. 잠자리에서 유해파를 받으면 산소의 결핍과 혈액순환장애로 면역력이 떨어진다. 그러면 병원균이 침입해도 퇴치를 못 하고 병이 오게 된다. 특히 유해파를 받는 부위의 제일 약한 부분에 먼저 탈이 나므로 사람에 따라서 병이 다르게 올 수 있다. 가장 무서운 것은 치매와 뇌출혈, 뇌경색, 파킨슨병 등 뇌질환이며, 그 외 각종 암질환도 경계해야 한다.

숙면을 취하기 위해서는 뇌파가 4Hz 아래로 내려가야 한다. 그러나 유해파 위에서는 산소 소비가 증가되고 뇌파가 교란을 당해서 알파파 이하로 내려갈 수가 없다. 뇌파가 교란을 당하면 지구의 고유 파장인 7.83Hz보다 더 높아지고, 뇌파가 흔들려서 잠을 이루지 못하게 된다. 마치 라디오 주파수에 다른 전파가 유입되어 잡음이 들리는 것과 같고, 또 길가 집의 TV가 자동차 진동에 흔들려서 화면에 줄 같은 것이 생기는 것과 같다.

뇌가 잔잔하게 안정되어야 숙면을 취할 수 있다. 파장 때문에 뇌가 흔들려서 잠을 이루지 못하는 이유는 마치 잔잔한 호수에 물결이 일어 출렁거리듯 혼란스러워서 잠이 오지 않는 것이다. 그러므로 유해파를 반드시 중화시켜야 깊은 숙면을 취할 수 있고, 아픈 곳이 빨리 치료된다. 그 집에 사는 내내 불면에 시달리게 되면 그 고통이 오죽하랴 싶다. 유해파를 중화시켜 숙면을 취하면서 일생을 탈 없이 보낼 것인지, 아니면 고통을 당하더라도 돈을 아낄 것인지는 당신의 선택에 달려 있다. 한 번뿐인 삶을 지혜롭게 살기 바란다.

또한 한글에서 나오는 파장명상을 하여 건강하기 바란다. 불면증에는 '1ㅠ짜ㅎㅍ쯔ㅏ'의 문자가 효과가 있다. 앞에서 이야기한 대로 자는 방의 네 모서리에 붙이고, 문자를 보면서 명상을 하면 좋아진다. 명상을 마친 다음에는 한글 파장문자인 '1ㅠ짜ㅎㅍ쯔ㅏ'를 방의 공간에 손가락을 이용하여 쓴다. 그러면 방 안에 기가 강하게 형성된다. 이것은 미신이나 부적이 아니다. 나는 가톨릭 신자로서 미신이나 부적은 가장 싫어하고, 진실이 아니면 권하지를 않는다.

또 유해파를 중화시킨 다음 매일같이 웃고 감사를 생활화하면 마음이 가볍고 삶이 즐거워진다. 웃음과 감사는 대가가 없고, 잠도 깊이 자는 가장 효과적인 만병통치약이라고 했다. 웃고 감사하는 생활은 당신의 피부도 곱게 만든다. 사람은 잠을 깊이 자야 얼굴이 아름다워지고 인상이 좋아지는 것이다. 그리고 하는 일에 대한 자신감이 생기고 마음이 너그러워지며 행복감을 느낀다. 이같이 좋은 약을 가지고 있으면서 몸에 해가 되는 병원에서 처방해준 약에만 의존하면 병을 고치지 못한다.

의사는 치료를 위해 보조 역할만 할 뿐이고, 건강은 당신 자신이 지켜야 한다. 병원에 너무 의존해서는 안 되는 이유는 당신이 병을 고칠 의지가 없으면 의사도 고치지 못하기 때문이다. 내 스스로 고치겠다는 굳은 신념을 가지고, 웃고 감사를 하면, 치유는 물론 삶에 자신감이 생겨서 도량이 넓어진다. 그리고 체질에 맞는 식이요법도 중요하다. 음식이 보약인 것은 사실이지만, 그렇다고 다 좋은 것은 아니다. 맛 위주가 아니라 체질에 맞는 것을 먹어야 보약이 되는 것이다. 음식을 보고도 먹지 않으려면 인내심이 필요하다. 건강하기 위해서는 어쩔 수가 없다.

4.
갑상선질환

갑상선은 중요한 내분비기관으로 인체의 대사기능을 촉진시키고 모든 기관에 에너지를 분배한다. 갑상선은 나비 모양을 하고 목 양쪽에 붙어 있으며, 호르몬을 분비하는 기관들 중에 가장 크다. 한쪽의 두께가 약 2㎝, 폭이 약 3㎝, 높이는 약 5㎝가량이다. 갑상선은 호르몬을 분비하는 기관으로 중요한 역할을 하여 칼시토닌, 티록신 등 여러 가지 호르몬을 만들어 다른 기관에 필요한 양을 분배한다. 이곳에 탈이 나면 인체의 여러 기관에 손상을 입을 수 있다.

갑상선호르몬은 여러 가지 역할을 하는데 그중 티록신결합글로불린이라는 호르몬은 운반단백질과 결합하여 핏속에 존재한다. 그래서 호르몬은 혈액을 통하여 온몸에 전달되고, 나머지는 티록신결합글로불린과 분리되어 조직에 흡수된다. 이와 같은 갑상선호르몬은 인체 모든 세포의 핵 속으로 들어가 단백질의 합성을 촉진시킨다. 뿐만 아니라 세포 내에서 에너지 생성기관인 미토콘드리아를 움직이게 하여 체온을 조절하는 역할을 한다.

갑상선호르몬의 분비는 갑상선에 분포되어 있는 신경의 지배를 받게 되며, 시상하부나 뇌하수체와 갑상선을 연결하여 너무 적거나 많지도 않게 조절하는 역할을 한다. 즉, 갑상선호르몬의 혈중농도를 일정하게 유지시키는 것이다. 또 호르몬의 활성도를 조절하여 대사작용과 산소 소비를 낮추는 역할을 하여 인체를 보호한다. 갑상선에서 만들어진 호르몬은 체내에 흡수되어 각 기관이 정상으로 움직이게 하는 역할을 하는 셈이다. 이곳에 탈이 나면 갑상선이 비대해지고, 여러 곳에 문제를 일으키게 된다.

갑상선질환은 호르몬이 과도하게 분비되는 항진증과, 적게 분비되어 문제를 일으키는 저하증이 있다. 갑상선 기능 항진은 남성이 여성보다 높은 편인데 덥고 땀을 많이 흘리게 되는 증상이 나타난다. 그리고 심장이 자주 뛰며, 심하면 심장에 마비가 올 수 있다. 목 부위가 부어오르고 체중이 감소할 수 있으며, 때로는 눈이 튀어나오고 식욕이 강해지기도 한다. 갑상선 비대는 요오드의 결핍이나 호르몬 분비의 억제로 인하여 올 수 있다고 한다.

갑상선질환은 비교적 온순한 것으로 알려져 있다. 그러나 환자는 피부가 거칠어지고, 많이 먹지 않아도 몸무게가 늘어난다. 또 성격의 변화로 행동이 느려지고 심한 피로를 느끼며, 여성은 월경 때 과다출혈의 위험과 함께 임신이 되지 않는 경향이 있다.

갑상선질환도 유해파가 원인으로, 중화시키면 병이 쉽게 낫고 재발이 없다. 인체의 상체 부위에 유해파를 받으면 그 부위가 혈액순환의 방해를 받게 되어 산소와 영양분의 공급에 제한을 받는다. 그러면 목이 약할 경우에 독이 쌓이면서 질환이 오는 것이다.

경험에 의하면 가장 쉽게 치료되는 것이 갑상선질환이다. 많은 사람을 중화하여 낫게 했지만, 그중에 기억에 남는 한 아이가 있다. 이미 이야기한 바 있지만, 이 아이는 태어나면서부터 갑상선질환을 앓고 있었고, 진찰 결과에서도 선천성 갑상선질환이라는 소견이 나왔다. 병원에서 고칠 수 없는 질환이라서 평생 약을 먹어야 한다고 했다. 그러나 유해파를 중화시킨 후 깨끗이 치유되었다. 유치원도 가기 전의 어린이인데, 치료될 수 없는 병이 나았다면서 담당 의사도 신기한 일이라고 했다는 것이다. 그 외에도 갑상선질환이 치유된 예는 많지만, 참으로 기적 같은 일이 현실로 일어난다.

당신도 갑상선질환이 있다고 실망해서는 안 된다. 의사가 갑상선질환이라고 결론을 내리면, 잠자리에 유해파가 있다는 증거다. 그럴 경우 지체하지 말고, 유해파부터 중화시키면 치료 없이 기적 같은 일을 체험할 것이다. 여기에는 진실만 이야기한 것으로, 과장된 것은 전혀 없다.

갑상선질환에는 한글의 '찌ㅎㅣ쑤7ㅠㅌ'이라는 파장문자가 좋다. 방의 모서리마다 써서 붙이고, 한 장은 별도로 써서 문자를 보면서 명상을 하면 된다. 명상을 마친 후에는 방의 공간을 종이로 생각하고, 손가락으로 '찌ㅎㅣ쑤7ㅠㅌ'라고 쓰면 기가 증강된다. 이것들을 꾸준히 실천하는 것이 건강을 지키는 비법이다. 쉽다고 하찮게 여겨서는 안 된다. 원래 가짜를 어렵게 이야기하여 현혹시킨다. 믿고 실천하기 바란다.

더불어 오늘부터 당장 웃음치료와 감사의 생활을 하기를 바란다. 그러면 몸이 놀랍게 변화될 것이다. 당신은 건강하고 활기찬 삶을 살고 싶을 것이다. 건강하게 살고 싶으면 웃고 감사하며, 체질에 맞는 식이요법을 해야 한다. 당신의 지난날을 돌이켜보면 감사할 일이 넘칠 것이다. 이것은 신의 은총이다. 우리가 태어날 때 아무것도 가진 것 없이 빈 몸으로 와서 지금까지 살았다. 목숨을 부지하고 있는 것, 매순간 숨 쉬며 감각을 느끼는 것도 감사할 일이다. 부모와 가족에게도 감사하며, 크게 웃으면 면역력이 상승하여 건강하게 된다.

또한 체질에 맞는 음식을 먹을 때 인생이 더 건강해지고, 삶이 행복하게 된다. 앞에서 설명한 대로 오링테스트를 하여 체질에 맞으면 먹기 바란다.

5.
정신질환

　정신질환은 뇌세포에 병적인 질환이 와서 사고나 감정, 행동 등이 올바르지 못한 이상상태를 말한다. 정신병의 종류는 여러 가지가 있는데 많이 나타나는 것이 우울증, 조울증, 공황장애, 망상장애 등이다. 정신 이상증상이 있는 사람은 사회생활을 하기가 힘들어 많은 애로를 느낀다. 이 질환을 앓는 사람은 정신신경증, 정신분열증, 인격장애, 발달장애 등 여러 질환을 겪게 된다. 현대의학에서는 원인을 뇌의 손상과 스트레스 등으로 보고 있지만, 뇌가 왜 손상되는지, 스트레스는 왜 받는지 정확한 원인은 모른다. 여기에서는 주로 조울증과 공황장애를 중심으로 살펴보려고 한다.

(1) 조울증

　조울증의 증상은 성질이 조급하여 말과 행동이 가볍고 신중하지 못하다는 것이다. 어떨 때는 우울증을 보이고, 때로는 기분이 좋아졌다가 나빠지기를 반복한다. 말하자면 조증과 우울증 증상을 모두 나타내는 질환이다. 일반적으로 조증이란 평소와 달리 기분이 좋고 고양된 상태를 말한다.

　이 질환의 환자를 처음 보는 사람은 매우 유쾌하고 자신감이 넘쳐서 즐겁게 보이지만, 잘 아는 사람들이 볼 때는 정상이 아니라는 것을 금방 알 수 있다. 환자는 아무리 의기양양한 기분이라도 때로는 지나치게 예민하여 흥분상태로 변할 수 있다. 자신감이 넘치다가도 금방 의기소침해지는 것이다.

현대의학에서는 생물학적, 유전적, 심리학적으로 원인을 찾고 있지만 과연 맞을까? 답은 아니다. 앞에서 열거한 세 가지는 원인이 될 수 없을뿐더러 호르몬 조절 기능의 변화도 조울증과 관련지을 수 없다. 원인은 유해파의 영향 때문이다. 환자는 유해파가 없는 데서는 좋아졌다가 파장을 받으면 나빠지기를 반복한다.

이 증상을 앓고 있는 사람은 잘 모르는 분야인데도 아는 척을 하면서 자신 있게 일을 시도하다가 낭패를 당하는 경우가 있다. 또 유명한 인사와 아는 사이라고 자랑을 하며 신의 특별한 은사를 받았다는 말을 하는 등 올바른 행동을 보이질 않는다. 또 불면증으로 잠을 못이룰 때가 많지만, 잠을 자지 않아도 며칠 동안 견디며 피로를 느끼지 못하는 경우도 있다.

목소리가 크고 빠르며, 몇 시간 동안 계속하여 말을 이어가 중단시키기 어려운 경우가 있고, 흥분하거나 화를 잘 내는 성질로 변하여 불평이나 비난을 잘한다. 말에 질서가 없으며 산만하여 일에 지속성이 없다. 또 정신적 결여로 앞뒤 가리지 않고 일을 저질러서 사고를 치는 경우가 있다.

(2) 공황장애

공황장애란 특별한 이유도 없이 극도의 두려움과 불안을 느끼는 불안장애의 일종이다. 증상으로 심한 불안과 호흡곤란이 나타나고, 가슴이 뛰고 답답함을 느끼며, 어지러움, 죽음의 공포 등을 경험한다. 처음에는 정신과질환이라고 생각지 않고 몸에 다른 병이 생겼다고 생각하기 쉽다. 응급실에 가서 검사를 받아도 뚜렷한 결과가 나타나지 않아 정작 필요한 정신과 치료는 소홀히 하여 치료가 늦어질 수 있다. 그러면 환자만 고생을 하고, 정작 해야 될 치료는 등한시하게 된다.

현대의학의 연구 결과에 의하면 공황장애는 신체적 원인 혹은 개인적인 인생경험, 특히 자신의 경험과 인격의 발달과정 및 외부적인 스트레스로 인하여 발생하는 것으로 본다. 또 유전과 인지능력도 발병에 영향을 주는 것으로 생각한다.

공황장애는 지속되는 것이 아니라 갑작스럽게 발병되지만 증상이 오래가지 않고 빨리 끝나며, 반복되는 경향이 있다. 대개 10분 이내에 증상의 최고에 도달하고, 20분 내지 30분 이내에 소실되어 원래대로 돌아온다. 1시간을 넘는 경우는 드물며, 다음과 같은 증상을 보인다.

심장이 심하게 뛰거나 두근거리고, 맥박이 빨라지는 느낌이 있다.
땀이 나고 손발이나 몸이 떨리는 증상이 잦다.
숨이 가쁘며 막힐 것 같고, 메슥거리거나 속이 불편한 느낌이 있다.
질식할 것 같은 느낌과 가슴 부위의 통증이나 불쾌감을 느낀다.
어지럽고 휘청거리거나 혹은 실신할 것만 같은 느낌이 있다.
비현실감, 혹은 세상이 달라진 것 같거나 자신이 달라진 것 같은 느낌이 있다.
자제력을 잃거나 미칠 것만 같은 공포감에 싸이고, 죽음에 대한 공포가 온다.
손발이 저릿저릿하거나 마비되는 것 같은 느낌과 몸에 오한이나 화끈거림이 있다.

심한 공포감이나 불쾌감과 함께 위의 증상 중 4가지 이상 발생하였을 때 공황발작이라고 정의한다. 자연적으로 낫기는 어렵고, 정확한 진단과 적절한 치료를 받으면 70~90%가 호전되어 일상생활을 하는

데 큰 지장은 없다. 그러나 조기에 진단 및 치료를 하지 않으면, 증상이 점차 진행되어 광장공포증이나 우울증의 합병증으로 변해 치료가 어렵다는 것이 현대의학의 견해다.

앞에서 말한 정신질환도 유해파가 원인이다. 잠자리의 머리 쪽에 유해파가 있으면 뇌 기능이 손상되고, 산소 소비가 증가되어 각종 정신질환이 온다. 산소가 부족한 것은 혈액순환이 안 된다는 것이며, 혈액순환에 문제가 있으면 영양분의 공급도 제대로 되지 않는다. 머리 부분에 유해파를 장기간 받으면 혈액순환이 안 되어, 뇌의 어느 부분이 파괴될지는 아무도 모른다. 뇌에 문제가 있으면 정신과질환을 비롯해 여러 가지 뇌질환이 오게 된다.

뇌는 우리가 마시는 산소 중 25%를 소비하는 기관이다. 만약 유해파가 있으면 산소의 소비를 증가시키고 혈액순환이 제대로 안 되는 것을 피할 수 없다. 뇌에 산소와 영양분이 부족하면 뇌세포의 기능이 떨어지고 뇌가 손상되며 몸에 독이 쌓이게 된다. 사람에 따라서 다르지만 그렇게 될 경우 정신병은 물론 불면증과 각종 뇌질환이 올 수 있다. 유해파의 영향을 받으면 아무리 수술을 하고 약을 복용해도 언젠가는 재발하는 것이다. 고로 유해파를 중화시고 원인을 제거하는 것은 치료와 재발을 막는 유일한 방법이다.

정신질환을 앓는 사람은 대부분 퇴원과 입원을 반복하게 된다. 퇴원해서도 발병한 그 자리에서 생활하기 때문에 다시 재발을 하는 것이다. 한 예로 정신병동에 입원하여 치료를 받던 환자가 퇴원하기로 한 날에 의사가 퇴원 불가라는 판단을 내렸다. 이유는 며칠 더 치료를 하면서 경과를 보자는 것이었다. 그러나 환자 가족은 퇴원하기 전에 미리 잠자리에 유해파를 중화시키고 만반의 준비를 했기 때문에 의사의 말을 거부하고 퇴원을 시켰다. 그 후 지금까지 재발도 없고,

환자의 건강은 더 좋아졌다. 유해파를 중화시키면 재발의 염려 없이 건강하게 살 수 있는 것은 확실하다. 당신도 당장 유해파 유무를 점검하고, 중화를 시켜야 한다.

정신질환에는 한글 파장문자인 '9튜ㅎㅣㄲ치띠'라는 단어가 효과적이다. 글자에 모음과 자음을 더하여 숫자를 붙이면 이로운 파장이 형성된다. 이것을 써서 잠자는 방의 네 모서리에 붙이고, 한 장을 더 써서 문장을 보면서 명상을 하면 도움이 된다. 명상 후에는 '9튜ㅎㅣㄲ치띠'라는 파장문자를 방의 공간에 손가락으로 적으면 기가 증강된다. 무슨 일이든 꾸준히 할 때 효과가 있는 것이다. 이 방법으로 유해파를 소멸시키는 제품에 사용하는 등 검증을 거쳤다.

또 웃음치유와 감사, 식사요법도 해야 된다. 영국의 로벗 버튼은 '웃음과 유머가 우울증의 벽을 허무는 주요한 수단이고, 그 자체로 충분한 치료제이다'라고 말했다. 정신질환도 유해파 중화와 웃음 앞에서는 물러간다. 이왕이면 신나게 큰 소리로 웃고 또 웃어야 한다. 매일 시간이 날 때마다 웃고 감사하면 틀림없이 건강이 좋아지고 행복해질 것이다. 이것은 여러 사람의 연구와 경험한 것을 바탕으로 주장하는 것이다.

웃음과 감사는 신이 주신 천연 약재로, 당신이 사용하지 않으면 소멸되고 만다. 아무리 사용해도 없어지지 않는 웃음을 주신 데 대하여 감사하고, 따뜻한 사람이 되기 바란다. 그러면 웃음이 발전하여 당신을 명인으로 만들어줄 것이다. 매일 웃고 감사의 생활을 하면 에너지가 증폭되어 당신을 건강하게 해준다.

그리고 체질에 맞는 음식을 겸하게 되면 건강이 회복되어 천수를 누릴 수 있다. 앞에서도 설명했지만, 체질에만 맞으면 보약과 같다. 보약은 흙에서 얻은 것을 몸에 맞게 조제한 것이다. 건강하기 위해서는 체질에 맞게 먹는 것이 중요하다.

6.
뇌질환

뇌질환의 종류는 다양하며, 주로 성인에게 온다고 하여 성인병으로 알고 있다. 그러나 요즘은 나이에 관계없이 젊은 층에서도 많이 발병하는 질환으로, 후유증 또한 대단하여 일상생활에 많은 어려움을 겪는다. 뇌질환의 원인은 뇌에 피가 제대로 통하지 않아서 산소와 영양이 부족하게 되고 호르몬에 이상이 있어서 오게 된다. 뇌의 한 부분에 혈관이 막히거나 터지면서 그 부분에 손상을 입게 되어 여러 가지 증상으로 나타난다. 혈액순환이 안 된다는 것은 산소와 영양분 공급이 안 된다는 것이며, 이로 인하여 질병이 오는 것이다.

뇌질환은 뇌의 혈관 문제로 일어나기 때문에 뇌혈관질환이라고 하는데, 가장 무섭고 흔한 것이 우리가 두려워하는 중풍이다. 중풍이라고 불리는 뇌졸중은 크게 두 가지로 나눌 수 있다. 첫 번째는 혈관이 막혀서 혈액공급이 원활하지 못하여 뇌의 일부가 손상되면서 오는 뇌경색(infarction)이고, 두 번째는 뇌혈관이 터져서 뇌 안에 피가 고이면서 일어나는 뇌출혈이 있다.

뇌졸중은 혈관이 막히거나 터지게 되면 그 부분의 뇌가 손상을 입어 일어나게 된다. 이 병은 허혈성과 출혈성 두 가지로 나눌 수 있는데, 둘 다 고통스러운 질환이다. 인간의 삶을 망가뜨리는 것으로, 재발이 잘 되어 정상적인 활동을 못 하게 한다. 뇌졸중은 대부분 허혈성이 약 85%로 출혈성보다 높다. 그러나 출혈성 뇌졸중이 더 위험하다.

성인의 뇌혈관질환을 종류별로 분류하면 다음과 같다.

색전증(혈관에 일어나는 질병)
죽상동맥경화성 혈전증
고혈압으로 뇌 안의 혈관 파열
동맥류로 동맥의 내강이 국소적으로 늘어나는 병증
혈관의 기형
모야모야병

뇌는 수없이 많은 기능을 가지고 있는 인체의 컨트롤타워다. 앞에서 말한 질환은 몸의 중요한 기관에 혈관이 막히거나 터지면서 뇌의 일부분이 죽게 되어 기능에 장애가 오는 것이다. 이것이 뇌졸중의 증상으로 오는 무서운 합병증이다. 우리가 흔히 알고 있는 뇌졸중의 증상은 다음과 같다.

(1) 반신 마비

팔과 다리를 움직이게 하는 운동신경은 대뇌에서 내려오다가 뇌간의 아랫부분에서 교차하는데, 이곳에 이상이 생기면 주로 그 반대쪽에 마비가 온다. 이 경우 대부분 팔과 다리가 마비되어 반신불수가 된다. 그러면 인체의 절반이 마비가 되어 얼굴과 팔다리에 감각이 없고, 힘을 잃어 혼자서 생활하기가 힘들어진다. 그럴 경우 걷지 못하며, 숟가락질도 못 하게 되고, 남의 도움 없이는 활동이 불가능해진다.

(2) 언어장애(실어증)

실어증은 정신은 명료한데도 갑자기 말을 못 하거나 남의 말을 잘 알아듣지 못하는 증상이다. 사람은 언어 중추가 좌측 대뇌에 있다. 만약 좌측 대뇌에 이상이 있어서 뇌졸중이 오면 우측이 마비가 되어 실어증이 올 수 있다. 병이 생긴 위치에 따라 글을 읽거나 쓸 때에 불편함을 느끼게 된다. 말을 못 하면 의사전달이 안 된다.

(3) 발음장애(구음장애)

이 증상은 말을 알아들을 수는 있지만, 혀와 목구멍, 입술 등의 근육 마비로 정확한 발음을 할 수 없는 경우를 말한다. 내가 하는 말의 표현이 정확하지 못하여 다른 사람이 알아듣지 못할 수 있고, 음식을 삼킬 때도 장애가 와서 기도로 넘어간다. 이 경우 나는 정확하게 발음을 하는 것 같은데 발음이 어눌하거나 다르게 표현되어 상대방이 알아듣지 못하는 것이다. 또 물이나 침을 삼킬 때에 사레가 잘 들게 되므로 조심해야 한다.

(4) 시야, 시력장애

갑자기 한쪽 눈이 안 보이거나 시야가 흐릿하여 물체가 어둡게 보인다. 이 경우는 후두엽에 병증이 생겼을 때 반대쪽 시야에 증상이 나타나는 것이다. 또 물체가 두 개로 겹쳐 보이는 복시 현상이 나타날 수 있어서 불편을 겪는다. 만약 시야가 흐리게 보이고, 물체가 두 겹으로 겹쳐 보이면 생활에 많은 불편을 겪게 된다.

(5) 치매 현상

뇌졸중이 두 번 이상 반복적으로 생기게 되면 기억력, 판단력, 지적 능력이 떨어질 수 있다. 그러면 자연히 동작이 서툴러져 대소변도 잘 못 보는 경우가 있고, 감정 조절이 안 되어 이유도 없이 울거나 실없 게 웃는 증상을 보이기도 한다. 또 사람을 못 알아보고 엉뚱한 말을 하기도 하며, 지리적 판단이 안 되어 집을 못 찾고 거리를 배회하는 경우가 있다. 이런 때는 잠자리의 머리 쪽에 문제가 있어서 뇌질환의 일종인 치매가 올 수 있는 것이다.

(6) 어지럼증

이 증상은 특별한 신경학적 징후가 없는데도 세상이 빙빙 돌거나 메스꺼움을 느끼고 토하기를 반복한다. 이 경우는 혈압이 높을 때 일 어날 수 있다. 그러다가 금방 좋아지기도 하는데 이런 경우 진단이 어렵기 때문에 먼저 전문의의 정밀 검사가 필요하다. 때로는 뇌졸중 이 심하면 혼수상태가 오기도 하는데, 이때 자극을 줘도 깨어나지 못 하면 치료가 어려운 상태이다. 이런 증상은 뇌의 문제와 당뇨, 고혈압 을 같이 검사하는 것이 좋다.

(7) 식물인간 상태

중상이 심한 경우 뇌졸중에 의해 혼수상태가 올 수 있다. 다행히 생명을 건졌다 하더라도 식물인간 상태로 남을 위험이 있다. 환자가 눈을 뜰 수 있고 잠도 자는데 인식능력이 없어서 사람 구실을 하기 어렵고, 때로는 신체의 마비로 누워 지내야 하는 경우도 있다. 사람의 움직임에 따라 눈동자가 움직이는데도 누군지 알아보지 못할 수 있다. 이런 경우 환자는 물론 가족들도 육체적으로나 정신적으로 심한 고통을 당하기 마련이다.

뇌졸중이 오면 우울증이나 근심걱정, 자신감과 자존심의 결여 등이 나타날 수도 있다. 만약 허혈성 뇌졸중 증세가 의심된다면 동맥경화나 뇌졸중이 오지 않도록 혈관을 잘 관리해야 한다. 의지가 강하지 않고 한없이 게으르면 오는 병이다. 예방은 고혈압, 당뇨, 고지혈증, 흡연 등에 노출되지 않도록 하는 것이 매우 중요하다. 만약 위험인자가 느껴지면 지체 없이 전문의의 진료를 받아야 한다.

무엇보다도 뇌혈관질환은 사전 관리가 중요하다. 만약 증상이 발생하면 응급조치와 함께 3시간 내에 의사의 처치가 있어야 뇌손상의 진행을 멈출 수가 있다. 이 병은 시간과의 싸움이라는 것을 명심하기 바란다.

뇌질환을 앓은 사람은 갑작스럽게 추운 곳에 노출되지 않도록 조심해야 되고, 심한 스트레스를 받아서는 안 된다. 또한 지나치게 심한 운동이나 과로, 탈수 등도 피해야 한다. 마음이 안정되고 편안해야 치료가 될 수 있지만, 불안해지거나 당황하면 자연히 수족이 떨리게 된다. 또 뇌졸중을 앓은 사람은 혈압을 조심해야 하고, 변비 등으로 머리에 힘이 가해지지 않도록 주의해야 한다. 중풍으로 쓰러진 환자는 5년 내에 다시 재발하는 경우가 많으므로 조심하지 않으면 안 된다. 이것은 퇴원 후에도 발병한 자리에서 생활하기 때문에 재발하는 것이다.

이제까지 뇌경색과 뇌졸중에 대하여 서술했으나 뇌질환으로 오는 병의 종류는 많다. 그러나 의학적으로 확실하게 원인이 규명된 것은 없다고 한다. 원인은 유해파 때문이다. 뇌세포가 유해파를 받으면 피가 탁해져서 혈액순환이 안 되고 산소가 모자라게 되며, 영양공급에 방해를 받는다. 그러면 뇌혈관이 좁아지거나 막히면서 뇌세포가 시든 사과처럼 된다. 유해파가 가장 많은 영향을 미치는 곳은 혈관과 혈액이다.

치매도 뇌의 문제로 혈액공급이 제대로 안 되면서 산소와 영양분이 부족하여 병이 오는 것이다. 유해파를 중화시키면 이러한 위험이 없어지므로 평생을 안심하고 지낼 수 있다. 이와 같은 증상은 사람을 가리지 않고 누구에게나 오는 질환으로 당신을 피해 간다는 보장이 없다. 당장 유해파를 중화시키고 웃음치료와 감사의 생활을 하면, 아픈 데가 없어지고 수명이 길어진다.

유비무환이란 말과 같이 미리 대비하면 화를 면할 수 있으므로 지금부터 건강관리를 철저히 하고, 꾸준히 노력하는 자세가 필요하다. 늦었다고 생각할 때가 가장 빠르다는 말이 있듯이 당신은 지금 시작해도 충분히 건강을 개선할 수 있다. 시작이 절반이라는 말 같이 지금 행동해도 늦은 것이 아니다.

사람이 살면서 여러 가지 위험기전이 있기 마련이다. 그중 가장 위험한 것이 유해파로 오는 질병인데, 현재 건강하다고 해서 늘 건강하다는 보장은 없다. 잠자리와 머무는 자리에 유해파가 있으면 언제 병이 올지 모른다. 마치 지뢰가 묻힌 곳을 밟아서 터지는 것과 같다. 지뢰가 묻힌 곳을 알면, 피하든지 미리 제거하여 안전을 기할 수가 있듯이 유해파를 중화시키면 병에 걸릴 위험이 없다.

설마 하며 방심하다가 당신이나 가족 중 어느 한 사람에게 치매나 뇌졸중, 뇌질환, 암 등이 생기면 환자의 고통은 물론이고 가정이 파괴될 수 있다. 설마가 사람 잡는다는 말같이 내게는 이런 일이 피해 가겠지 하고 방심하다가 돌이킬 수 없는 불행에 봉착할 수 있다. 미리 중화시키는 것이 안전하게 살 수 있는 방법이라는 것을 다시 한 번 더 강조한다. 평생을 마음 놓고 살 수 있는 것을 가슴 조이면서 부담을 안고 살 필요가 없다.

또한 한글의 'ㅣ8쮸챠ㅎ띠'의 단어가 뇌질환에 효과가 있다. 4장을 써서 방의 네 모서리에 붙이고, 한 장은 큰 종이에 써서 글자를 보면서 명상을 하는 것이다. 들숨 때 코로 마시고, 날숨 때는 입으로 내쉬면서 내 몸의 나쁜 것이 빠져나간다는 생각을 하면 좋다. 명상 후에는 방의 공간을 종이 삼아 손가락으로 'ㅣ8쮸챠ㅎ띠'라고 쓰면 기가 증폭된다. 한글은 하늘의 소리로 우리가 모르는 신비한 기운이 나온다. 얕봐서는 안 된다.

그리고 유해파를 중화시키고 웃음과 감사로 몸 전체를 업그레이드하면 평생을 건강하게 살 수 있다. 웃음과 감사의 생활을 하면 면역력이 활성화되고, NK세포가 많아져서 건강해진다. 웃음은 혈액순환에 도움이 되므로 웃고 감사의 생활을 하라는 것이며, 장점은 돈이 들지 않는 공짜라는 것이다. 요즘같이 웃을 일이 없고 코로나19 때문에 사회가 뒤숭숭할 때는 어려움을 웃음과 감사로 이겨내야 행복하다.

지금부터 기분 좋게 웃고 매사에 감사하면, 저절로 사회가 밝아지고 당신의 건강이 좋아진다. 나비의 날갯짓으로 강력한 태풍도 일으킬 수 있듯이 웃음치유와 감사를 하면 사회와 가정에 평화가 찾아온다. 웃음과 감사는 긍정의 힘을 갖게 하기 때문이다. 이승에서의 삶은 한 번뿐이다. 이왕이면 인생을 행복하고 멋지게 살아야 한다. 웃음과 감사에 더불어 체질에 맞는 식이요법을 시행하면 틀림없이 건강해진다. 맛있다고 아무거나 먹으면 건강만 해친다.

7.
안과질환

예로부터 '눈이 보배'라고 했고, '몸이 천 냥이면 눈은 구백 냥이다' 라는 말이 있다. 이것은 몸에서 눈이 그렇게 중요하다는 뜻이다. 안과질환에도 여러 가지가 있는데, 종류별로 보면 백내장과 녹내장, 망막질환, 황반변성 등이다. 그중 녹내장과 황반변성은 치료가 어렵고, 당뇨망막병증을 비롯한 앞의 두 가지 질병 모두 실명의 원인이 될 수 있다.

안과질환을 앓는 환자는 꾸준히 증가하는 추세며, 눈을 보호하기 위해서는 예방이 중요하다. 특히 40대부터는 노안이 오게 되므로 조심을 해야 한다. 지나친 TV시청과 휴대전화 사용은 눈을 나빠지게 하는 원인이 되므로 주의를 하는 것이 좋다. 그 외에도 여러 가지 질환이 있지만 대표적인 증상을 보면 아래와 같다.

(1) 백내장

백내장은 가장 흔한 질병이다. 눈으로 들어오는 빛이 굴절되어 보이지 않고, 눈동자에 뿌옇게 막이 덮이는 병이다. 현대의학에서는 원인을 아직 밝혀내지 못하고 있다. 단지 유전적인 면이 강한 것으로 추측하고 있으며, 후천적으로는 노화가 원인이 되어 오는 것이 아닌가 생각하고 있다.

증상은 주로 시력저하를 호소하는데, 하얀 막으로 눈동자를 가려서 사물을 보는 데 불편함을 느낀다. 백내장을 앓는 환자는 대부분 60대 이상이 80%를 차지한다. 그 때문에 노화를 의심하게 되는 것이며, 아직 치료할 수 있는 약은 없고 수술만이 유일한 방법이다. 백내장은 수술을 하지 않으면 일상생활에서 많은 불편을 느끼는 질환으로, 시력을 완전히 잃을 수도 있다. 수술은 뿌연 막을 걷어내고 인공렌즈를 삽입하게 되는데 그러면 괜찮아진다. 간단하게 수술이 되는 병이다.

(2) 녹내장

녹내장은 시신경이 손상되어 시야가 좁아지면서 오는 증상으로, 심한 경우 시력까지 잃게 된다. 현대의학에서는 아직 뚜렷한 원인을 모른다고 한다. 그러나 근시가 심하거나 가족력이 있을 시 증상이 올 수 있다고 한다. 특히 50대 이상은 조심해야 하는 병이다. 문제는 증상을 못 느끼는 경우가 있는데, 자칫 노안으로 생각하여 방치하다가 병을 더 키울 수 있다. 국내에서 치료가 안 되어 일본까지 가서 치료해도 고치지 못하는 경우가 있다.

현대의학에서는 병의 진행을 늦출 수는 있지만 완치는 불가능하다고 한다. 단지 정기검진을 통하여 조기에 발견하는 것이 매우 중요하다. 녹내장을 앓는 환자는 눈의 문제뿐만 아니라 불면증을 호소하는 사람도 있다. 원인은 유해파 때문이다. 수맥만 있는 것이 아니라 스멀맥이나 운해맥까지 감지되는 경우가 있다. 증상이 있으면 잠자리를 바꿔보든지 중화를 시켜야 한다.

(3) 황반변성

황반변성은 의사들도 치료하기 어려워하는 병이다. 이 병은 시신경이 밀집해 있는 눈의 망막 중심인 황반부에 이상이 생기는 질환이다. 물체가 선명하지 못하고 찌그러져 보이거나 중심이 까맣게 보이는 등의 증상이 있다. 이 병은 퇴행성 질환으로 노화를 큰 원인으로 보고 있지만, 흡연이나 지나친 음주, 또 자외선에 오랫동안 노출되면 위험하다. 무엇보다도 평소에 조심하는 것이 상책으로, 병이 난 뒤에 후회하지 말고 병나기 전에 미리 대비를 해야 한다.

40대 이상이 되면 노안이 오는 등 안과질환의 발병률이 높아지는 시기이다. 눈을 보호하기 위해서는 적어도 1년에 한 번은 검진을 받아야 한다. 건강한 눈의 중요성은 아무리 강조해도 지나치지 않으므로 주기적인 검진이 필요하다. 이 질환들 모두는 현대의학에서 원인이 밝혀지지 않았는데, 과연 원인이 없는 것인가? 원인 없는 질병은 있을 수 없으며, 있는데도 단지 모를 뿐이다.

안과질환 중에는 당뇨망막병증이라는 것이 있는데, 당뇨병은 여러 기관에 문제를 가져올 수 있다. 이 병은 높은 혈당으로 망막혈관의 혈액순환을 방해해 산소와 영양분의 부족으로 시력이 감소되면서 병을 일으킨다. 망막증은 당뇨 합병증 때문에 올 수 있는 질환으로, 증상이 느껴지면 관리를 해야 좋아질 수 있다. 그러나 치료를 안 하고 방치를 하게 되면 당뇨병이 악화되어 5년이 지난 경우 망막에 이상이 생길 수 있다. 진행을 막기 위해서는 평소에 철저한 검진과 관리가 필요하다.

당뇨병을 그대로 둘 경우는 15년이 경과된 환자의 85% 이상이 당뇨망막증을 앓을 위험이 있다. 초기에 혈당을 잘 조절하면 망막병증이 오는 것을 지연시킬 수 있지만, 발병한 뒤에 진행을 막으려면 치료가 어렵고 시간도 많이 걸린다. 수술을 하면 좋아진다고는 하지만 방심하다가 증상을 키울 수 있다. 그러므로 수술까지 가지 않도록 관리를 해야 한다.

안과질환의 원인은 유해파 때문인데, 초기에 중화만 시키면 쉽게 치료가 되고 다른 곳도 낫는다. 그러나 시력이 손상된 후에 치료하려면 원래대로 회복이 어렵고 자칫하다가 실명이 될 수 있다. 미리 중화시켜 병이 오지 않도록 하는 것이 최고의 예방법이다. 유해파 중화는 안과질환뿐만 아니라 모든 질환의 치료와 예방에 효과가 있다는 것을 한 번 더 강조한다.

위에서 현대의학이 알고 있는 안과질환의 견해를 살펴보았지만, 원인을 속 시원하게 밝힌 것은 하나도 없다. 백내장이나 녹내장, 황반변성 등은 모두 유해파 때문에 오는 증상인 것은 사실이다. 안과질환은 잠자리의 상체, 특히 머리 쪽에 유해파를 받으면 혈액순환이 문제가 되어 산소와 영양이 부족하게 된다. 그렇게 되면 눈의 기능이 약화되어 안과질환이 오게 된다. 미리 유해파를 중화시키면 이러한 증상들이 예방되고, 수술이나 실명까지 갈 필요가 없다. 같은 부위에 유해파를 받아도 체질에 따라서 병이 다르게 올 수 있는 이유는 그 사람의 가장 약한 곳에 먼저 탈이 나기 때문이다. 눈은 아주 예민한 부분이라서 작은 벌레가 들어가도 눈물이 나고 괴롭다.

병의 원인은 모른 채 수술을 하거나 약물을 투여한다면 더 큰 병으로 이어질 수 있다. 효과를 본다면 그것은 요행일 뿐이며, 뿌리가 남아 있기 때문에 언젠가는 다시 재발하게 된다. 그렇게 되면 병원과 의사의 통장은 불어나지만 환자는 수술로 많은 돈이 들고, 심리적인 압박과 고통을 당해야 한다. 유해파를 중화시키는 것은 사람의 몸에 손을 대지 않지만, 수술을 하면 인체가 손상되어 영구히 원상회복이 불가능하다. 그렇기 때문에 유해파를 중화시키고 한글 파장명상과 웃음치료와 감사를 하라는 것이다.

한글에서 상상을 초월한 파장이 나온다. 이 문자를 붙이고 파장명상을 하기 바란다. 안과질환에 도움이 되는 숫자와 문자의 배합은 '9쯔ㄱㅣㄱㅣㄲㅏ'이다. 이 문자를 자는 방의 네 모서리에 써서 붙이고, 한 장을 큰 종이에 써서 문자에 집중하면서 명상을 해야 한다. 잡념이 생기면 다시 마음을 가다듬고 문자에 집중하면서 명상에 전념해야 한다. 명상을 할 때는 문자에서 나오는 힘이 안과질환을 낫게 한다는 생각을 해야 된다. 명상이 끝나면 방의 공간을 종이로 생각하고 손가락으로 '9쯔ㄱㅣㄱㅣㄲㅏ'라는 문자를 쓰면 기가 더 증강된다.

'웃음은 값싸고 가장 효과가 있는 만병통치약이고 우주적인 약이다'라고 버트란 러셀이 말했다. 웃음과 감사는 인간의 질병 치료와 예방에 도움을 주므로 기쁜 마음으로 웃고 감사하면 건강해지고 몸에 생기가 난다. 남을 의식하거나, 체면을 생각하지 말고 오직 건강만 생각하기 바란다. 당신이 웃고 감사하면 전염성이 있어서 옆의 가족들도 따라 웃는다.

이왕이면 유해파를 중화시키고 가족이 다 함께 웃어야 한다. 원인도 파악하지 못하는 현대의학에 너무 의지하지 말고 스스로 면역력을 키우기 바란다. 웃음과 감사는 어떤 약보다 효과가 높은 치료제로서 이미 당신이 가지고 있지만 사용하지 않을 뿐이다. 이제부터 웃고 감사하며 당신의 체질에 맞는 음식을 먹어야 한다. 아무거나 먹으면 먹는 것이 독이 된다. 이것을 실천하면 아픔이 없어지고 인생이 달라질 것이다.

코는 사람 생명의 원천으로, 숨을 쉬는 중요한 기관이다. 코를 통해서 이루어지는 들숨과 날숨을 하지 못하면 바로 죽음이다. 제아무리 훌륭한 이목구비를 갖춘 절세미인이라도 코에 탈이 나서 콧물을 계속 흘리거나 코가 막혀서 숨쉬기가 어려우면 추해 보인다. 코에 탈이 나면 일상생활에서도 불편한 점이 많고, 대인관계에서도 어려움을 겪는다.

만약 코가 막혀서 숨을 제대로 쉬지 못하면, 답답하여 말하는 것도 어려워지고 그 고통을 헤아릴 수가 없다. 숨쉬기가 자유로워야 어떤 일이나 자신감이 생기고 활기가 넘친다. 정상적인 코를 가지고 있고, 자유로이 숨 쉴 수 있다는 것은 감사할 일이다. 평소에 코를 잘 관리하여 이러한 질환이 오지 않도록 예방을 해야 한다. 콧병에는 여러 증상이 있지만 비염과 축농증이 가장 흔한 증상이므로, 여기에서는 비염과 축농증만 살펴보기로 한다.

(1) 비염

비염은 비강의 점막에 바이러스가 침입하여 염증을 일으킨 상태를 말한다. 외부의 충격 없이 코 자체만으로 질병이 발생하지는 않는다.

그러나 감기에 걸려 오랫동안 고생을 했을 때는 콧병이 오기 쉽다. 주로 후두나 인두, 기관지 등 기도 전체에서 발생하게 되는데, 체질에 따라서 잘 걸리는 사람이 있고 걸리지 않는 사람도 있다. 그리고 금방 치유가 되는 사람과 오랫동안 고통을 받는 사람 등 각자의 처한 환경에 따라 다르다.

증상도 급성과 만성이 있는데 감기를 오래 앓았을 때는 급성 비염이 올 수 있다. 고로 비염은 감기를 조심해야 하고, 증상이 있으면 초기에 치료를 받아야 한다. 비염이 있으면 콧물이 투명하고 희게 나오며, 기침을 하거나 막히는 증상이 있다. 또 냄새를 맡지 못하고, 코 안에 염증이 생겨서 아프게 된다. 치료를 하지 않고 오래 두면 뇌에까지 침범하는 등 여러 가지로 문제가 올 수 있다.

알레르기성 비염은 꽃가루나 먼지, 곰팡이 등의 물질이 코에 침입하여 생긴다. 이 증상은 몸의 면역력이 떨어질 때 생기게 되므로 특히 꽃이 필 무렵에 조심을 해야 한다. 주로 봄철 꽃이 많을 무렵에 잘 생긴다. 증상으로는 재채기를 자주 하고 콧물이 흐르거나 막히며 눈이 가렵고 눈물을 잘 흘린다. 또 비강의 점막이 불룩해져서 자세히 보면 콧구멍이 밖에서도 보일 정도로 커지는 경우가 있다. 그냥 두면 종양으로 변할 수 있으므로 미리 조치를 취해야 한다.

병의 원인은 축농증에 대한 현대의학의 견해를 살펴본 다음에 한꺼번에 논하려 한다.

(2) 축농증

축농증(부비강염)은 코의 빈 공간에 염증이 생겨서 고름이 차는 병이다. 사람의 얼굴 뼛속에는 몇 개의 빈 공간들이 있는데, '코 옆에 위치한 동굴들'이라고 하여 부비동이라고 부른다. 이 공간에 세균이나 바이러스가 침입하여 염증이 발생하고, 이곳이 고름으로 채워지면서 축농증이 된다. 이렇게 빈 공간은 머리뼈 속에 있는 뇌를 외부의 충격으로부터 보호해주는 중요한 역할을 한다. 이곳이 고름으로 채워진다면 얼마나 괴롭겠는가! 축농증도 증상과 기간에 따라 급성과 만성으로 나눌 수 있다.

오래 방치하면 콧물이 나오거나 코가 막히면서 후각이 나빠지는 것은 물론, 그로 인해 머리가 무거워져 고통을 겪게 된다. 가장 흔하게 오는 증상은 비강이나 부비강의 점막이 두꺼워지면서 끈적끈적한 콧물이 흘러 코를 자주 풀게 되는 것이다. 코 주위의 빈 곳은 숨 쉬는 공간으로 공기의 온도와 습도를 조절하는 역할을 하고, 외부의 충격으로부터 보호하게 된다. 또 코를 통하여 분비되는 이물질을 자연스럽게 배출하도록 하는 역할을 한다.

부비동에 염증이 생기면 콧물이 많이 나올 수 있고, 막혀서 흐르지 못하는 상태가 되기도 한다. 그러면 권태감과 두통, 미열 등으로 고통을 느끼며, 콧물과 함께 안면 통증이 올 수 있다. 또 콧물이 목으로 넘어가는 등 괴로움이 많다.

합병증으로는 기관지염이나 천식, 시신경염, 실명, 안와 농양, 뇌수막염, 골수염 등이 올 수 있으므로 처음부터 병이 오지 않도록 예방을 해야 된다. 이 병은 어린이에게도 올 수가 있으므로 특히 감기에 걸리지 않도록 조심해야 한다. 감기가 일주일 이상 계속되면 황록색의 콧물이 흐르고, 기침이 나면서 구역질이나 구토를 하고 눈 주위에 부종이 나타날 수 있다.

원인은 어디에 있는 것일까? 이것도 유해파가 문제를 일으킨 결과다. 유해파를 받으면 혈관이 위축되면서 파장을 받는 부위의 기(氣)가 시계 반대 방향으로 회전하여 평상시와 다르게 역으로 돌게 된다. 그러면 기가 풀어져 혈액순환에 문제를 일으키고, 산소와 영양분이 부족하게 되어 병이 생기는데, 사람의 체질에 따라서 비염이나 축농증이 오는 것이다.

유해파를 중화시키면 시계 방향인 순방향으로 회전을 한다. 그러면 유익한 에너지를 발산하여 정상으로 돌아온다. 결국 혈액의 흐름에 방해를 받아 산소가 부족하게 되고, 영양분의 공급이 제대로 안 되어 병이 오는 것이다. 인간을 비롯한 만물은 기(氣)로 형성되었기 때문에 에너지를 중요히 여겨야 한다.

한 예로, 중화 의뢰를 받고 갔는데 아주머니가 콧물이 나와서 휴지를 들고 다녔다. 그러나 중화를 끝낸 다음에는 신기하게도 콧물이 멎었다며 감사 인사를 한다. 즉시 효과를 본 것이다. 그 후 자녀들 집에도 모두 중화를 시키게 되었다. 몸이 좋아진 예는 많은데, 지면 관계상 생략한다.

중화를 시키면 당신도 틀림없이 좋아진다. 원인도 모르는 현대의학에 의존하면 병을 호전은 시켜도 뿌리는 뽑지 못한다. 뿌리를 뽑지 않고 곁가지만 친다면 뿌리는 그대로 남아 있어서 다시 재발할 수밖에 없다. 병은 뿌리를 뽑아야 재발이 없는데, 환자는 일시적으로 호전되는 것을 치료가 된 것으로 착각을 한다. 그래서 다시 재발하게 되는 것이다. 유해파를 중화시키면 근원적인 치료가 되므로 재발될 위험성이 없고, 평생토록 효과를 볼 수 있다.

콧병에는 숫자와 문자로 배합된 '7쮸ㅠㅎ삐ㅍ|'가 효과가 있다. 종이나 스티커에 써서 방의 네 모서리에 붙이고, 한 장은 큰 종이에 써서 문자에 집중하면서 명상을 하면 된다. 이렇게 하면 문자에 있는

기운이 내 몸에 반응하여 치유가 된다. 명상을 마친 후에는 파장문자 '7쮸ㅠㅎ삐ㅍㅣ'를 방의 공간을 향하여 손가락으로 크게 쓰면 기가 방 안에 가득 찬다. 중요한 것은 문자에서 나오는 파장이 내 병을 고친다는 강한 믿음을 갖는 것이다.

또 웃음은 상대방에게 갖는 불신을 없애고 거리감을 줄여주며, 자신감과 활기를 샘솟게 한다. 웃음은 무력증을 없애고, 적응력을 높여서 상대와의 의사소통이 잘되도록 하고, 창의력도 높인다. 캐나다의 캐트린 펜웍은 '웃음은 자신감을 갖게 하고, 자신감은 추진력과 성취감을 높여준다'고 말했다. 하루 일 분간만 웃어도 면역력이 올라가서 바이러스나 세균을 이겨내고, 건강하게 살 수 있다.

웃음과 감사의 생활을 하면 가정이 화목하고, 가족들의 귀가가 빨라 화목할 것이다. 주위에서 일어나는 작은 일에도 늘 감사해야 한다. 당신의 마음먹기에 따라서 얼마든지 인생을 바꿀 수 있다. 사람의 수명이 길어져서 100세까지 산다고 하지만 그래도 짧은 인생이다. 사는 동안 서로 존경과 칭찬으로 감사하고 웃으면서 살아야 후회가 없다. 그리고 체질에 맞는 식이요법을 생활화하면 더욱 건강하게 되고 수명도 길어진다. 먹는 것에 당신의 건강이 있다. 꼭 실행하기 바란다.

9.
귓병

귀는 소리를 듣는 기관으로 상대와의 소통 통로가 된다. 만약 말을 듣지 못하면 말하는 것이 어려워 언어장애가 온다. 당신은 귀의 질병으로 불편함을 느껴본 적이 있는가? 귀에 오는 질환도 종류가 많은데, 그중에 중이염과 난청과 이명이 가장 흔한 질병이다. 여기에서는 중이염과 난청, 이명만 살펴보기로 한다.

(1) 중이염

중이염은 귀가 세균에 감염되면 중이에 염증이 생겨서 오는 병이다. 주로 감기에 걸렸을 때 치료를 소홀히 하여 방치할 경우에 잘 오며, 귀뿐만 아니라 코와 목에도 염증이 생기는 질병이다. 이 병은 급성과 만성, 또는 삼출성 중이염 등이 있다.

증상은 귀가 막히는 느낌과 통증이 오는 경우가 대부분이다. 귀의 통증으로 고막이 찢어져서 중이에 있는 액이 고막 밖으로 배출되기도 하는데, 이 경우 환자는 심히 고통스러움을 느낀다. 증상은 체온이 올라가고 발열과 오한을 동반하며, 만성중이염은 난청을 겸할 수 있다. 이 병은 귀에서 고름이 나고 심하면 고막에 구멍이 날 수 있다. 그러나 병이 있어도 통증을 느끼지 못하는 경우도 있다.

만성중이염이 화농성일 때는 그냥 두어도 위험하지는 않지만, 그래도 치료를 하는 것이 좋다. 진주종성 중이염일 때는 내이에 문제가 생겨서 청력장애를 동반할 수 있고, 뇌농양이나 수막염 등의 병이 같이 오면 생명이 위험해지는 경우가 있다. 삼출성 중이염으로 물이 차거나 귀가 막혀서 자신의 소리가 작게 들리거나 들리지 않는 경우도 있다. 또 이명이나 난청을 같이 앓을 수 있으며, 그로 인하여 통증을 겸하기도 한다.

현대의학에서는 정확한 원인을 모른다고 하지만, 원인 없이 질병이 올 수 없다. 정확한 원인은 유해파 때문인데, 뒤에 한꺼번에 논하려 한다.

(2) 난청

난청은 소리의 진동을 전하는 기관이 장애를 입어서 듣지 못하는 경우와, 내이와 뇌에 신호를 보내는 청신경에 장애가 생겨서 오는 경우가 있다. 난청은 외이도의 이물이나 다량의 귀지로도 올 수 있는데, 그런 경우 이물질만 제거하면 된다. 그러나 만성중이염 등이 있을 때 오는 경우와, 노인성이나 돌발성으로 올 때가 많다. 노인성 난청은 나이가 들면서 높은 음이 안 들리면 오게 되고, 돌발성 난청은 귀 울림이나 귀가 막히는 것으로 인해 듣지 못하게 되는 것이다.

소리를 들을 수 없으면 우선 대화가 어렵게 된다. 옆 사람의 말소리를 알아듣지 못하면, 서로의 의사소통이 불가능해져서 불편을 겪는다. 말소리가 높아져 모르는 사람이 들으면 다투거나 화가 난 것 같아 보이고, 작은 소리로 말하면 알아듣지를 못한다. 난청이 왜 생기는지 의학적으로는 원인을 잘 모른다고 한다.

나이가 많으면 자연스레 청력이 떨어질 수 있으나 젊은 층에서도 생길 수 있는 질환이다. 귀가 외부로부터 어떤 충격을 받아 생기는 것은 원인이 있으나, 이유 없이 생기는 것은 유해파 때문이다. 환자의 머리 쪽에 유해파를 받고 있으면, 그 파장이 서서히 청력을 약하게 만든다. 유해파가 있으면 산소가 부족하게 되고, 듣는 기관을 약화시키게 된다. 이런 경우에는 파장을 중화시키면 예방과 치료가 가능하여 정상으로 돌아올 수 있다.

(3) 이명

이명은 귀에서 소리가 나는 병으로, 다른 사람의 귀에는 전혀 들리지 않고 본인만이 소리를 느끼는 주관적인 경험이다. 이 병은 외부에서는 소리가 나지 않는데, 자신의 귓속 또는 머릿속에서만 들리는 현상이다. 본인은 이명 때문에 괴로움을 당하고 있어도 주변 사람은 눈치 챌 수가 없다. 이것은 병이 아니고 증상이므로 생명에는 위협을 받지 않는다. 그러나 귀와 관련된 질환뿐만 아니라 다른 질환이 올 수 있으므로 치료를 해야 한다.

대부분의 이명은 쇳소리같이 들려서 환자는 괴로움을 호소하지만, 현대의학에서는 아직 원인을 모른다고 한다. 윙 하고 전선 줄 우는 소리나 기계 소리, 벌레 우는 소리, 바람 소리, 물 흐르는 소리, 김빠지는 소리 등 소리의 종류도 다양하다. 또 여러 소리들이 합쳐진 복합적인 음으로 들리기도 한다.

이명은 통증은 없으나 육체적으로 스트레스를 받아 괴로움을 당하며, 수면장애 등을 호소하기도 한다. 또 갑자기 어지러워지는 경우도 있는데, 귓속의 달팽이관과 이석 등에 문제가 있을 때 동시에 일어나는 병이다. 이명은 주로 주위가 조용할 때 더 심해질 수 있고, 신경이 예민하면 악화되는 경향이 있다. 이명은 수명과는 관계없이 불편할 뿐이라는 사실을 받아들이고, 무관심으로 무시하려는 노력이 필요하다. 가능한 스트레스를 줄이고, 적절한 운동과 안정을 취하면서 과로를 피하는 것이 좋다.

원인은 무엇 때문인지 의문일 것이다. 병은 사고로 일어날 수도 있지만, 유해파를 받으면 여러 가지 질환이 오게 된다. 오래전에 본인도 갑자기 중이염이 와서 며칠 동안 이비인후과에서 치료를 받았으나 호전될 기미를 보이지 않아 스스로 중단했다. 이사를 한 후 집에 수맥을 탐사하지 않은 것이 생각나서 점검하고 중화를 시켰다. 당시 지금 사는 조용한 소도시로 이사한 직후여서 미처 탐사를 잊었던 것이다. 탐사 결과 머리 쪽에 큰 수맥이 지나고 있었다. 그것을 중화시킨 후 병은 저절로 나았으며, 유해파가 원인이라는 것을 알았다.

유해파는 시계 방향으로 회전하는 생명의 에너지를 시계 반대 방향으로 돌게 하여 상극의 에너지로 바꾼다. 그러면 혈액순환에 문제가 생기면서 영양분과 산소공급이 부족해서 질환이 생긴다. 중이염이나 난청, 이명은 유해파가 원인이다. 나도 뇌경색이 온 후에 오른쪽 귀가 들리지 않았다. 수맥과 스멀맥까지 완벽하게 중화시켰는데도 쉽게 좋아지질 않아 나이가 들어서 이런 증상이 오는 줄 알았다.

그 후 운해맥이 있다는 것을 발견하고 찾아서 중화를 시켰다. 그런데 갑자기 TV소리가 크게 들려 리모컨을 살펴보니 같은 음으로 되어 있다. 운해맥을 중화시킨 후 오른쪽 귀의 청력이 돌아온 것이다. 발등이 부어서 고생을 했는데 그것도 정상이 되었다. 유해파는 수맥,

스멀맥, 운해맥까지 찾아서 중화시켜야 된다는 것을 알았다.

인간은 물론 생명을 가진 모든 것은 상생의 에너지를 받아야 건강하고 천수를 누릴 수 있다. 그러나 유해파를 받으면 병이 들고 수명이 짧아진다. 그것은 기계나 가구의 조립 시 나사못을 시계 방향으로 돌리면 조립이 되지만, 반대 방향으로 돌리면 못의 조임이 풀어져 해체가 되는 것과 같은 원리이다. 그렇게 될 경우 혈액순환에 문제가 오면서 산소와 영양분의 공급이 안 될 뿐 아니라 호르몬 분비 기능에 이상이 오고 독이 쌓여서 병이 오는 것이다.

당신도 건강하기 위해서는 상생의 에너지가 유지되도록 유해파를 중화시키고, 웃음치유와 감사의 삶을 살면 면역력이 높아져서 건강할 것이다. 중이염이나 이명 등은 유해파가 원인임을 명심하기 바란다. 원인도 모르는 현대의학에 의존하면 병은 고치지 못하고 해로운 화학제품인 약만 사용하여 다른 병이 올 수 있다. 방법은 유해파를 중화시키고, 웃음과 감사로 면역력을 증강시키고, 체질에 맞는 음식을 먹는 것이다.

귓병에는 한글과 숫자를 결합한 문자 '뾰8ㅎㅣ쮸ㅠㅎ'을 써서 방의 네 모서리에 붙인 다음 별도로 한 장을 써서 명상용으로 사용하면 효과가 있다. 파장명상을 할 때는 문자에 집중하면서 잡념을 버려야 한다. 들숨 4, 날숨 6으로 하면 좋다. 의자에 앉아도 되고, 양반 다리도 좋다. 꾸준히 하는 것이 중요하다. 명상을 마친 다음 '뾰8ㅎㅣ쮸ㅠㅎ'라는 파장문자를 방의 공간을 종이로 생각하고, 손가락으로 크게 쓴다. 그러면 기가 형성되어 더 좋아진다.

웃음과 감사의 생활은 엔도르핀을 생성하여 자연 진통제가 만들어지며, 부신에서 통증과 염증을 낮게 하는 신비한 천연화학물질이 나온다. 그리고 혈액순환에도 좋고, 신체의 모든 기관에 긴장완화를 가져온다. 작은 일에도 감사하면 주위의 모든 것이 감사할 것으로 보이며, 삶이 달라진다. 웃고 감사하면 오늘부터 건강과 행운은 당신의 것이 된다. 또한 일이 잘 풀려서 당신의 운명도 바뀔 것이다.

그리고 입맛에 맞는다고 아무거나 먹지 말고, 체질에 맞는 음식을 먹어야 몸이 더 활기차게 더 건강해진다. 우리가 먹는 것만 체질에 맞게 먹으면 음식으로 인해서는 병이 오지 않는다.

2장

유해파가 가슴 부위로 지나갈 때
오는 질병

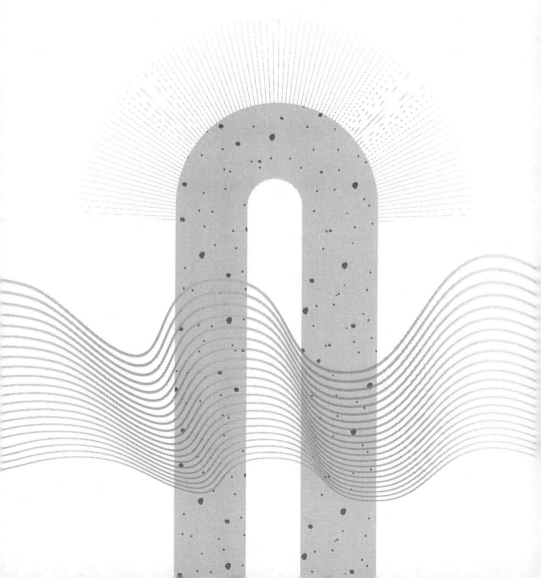

1.
서문

　우리 몸에서 중요하지 않은 부분은 한 군데도 없지만 특히 가슴은 심장을 비롯한 폐와 간 등이 있는 곳이다. 이곳에 유해파가 겹쳐서 지나가면 아래와 같은 병이 올 가능성이 있으므로 조심해야 한다. 폐결핵, 폐암, 폐렴, 천식, 유방암, 돌연사, 심장질환, 간질환, 심근경색, 어깨 결림 등이다.

　가슴에는 우리가 숨을 쉴 수 있게 하고, 생명을 유지하게 하는 중추기관들이 자리하고 있다. 호흡을 통하여 생명을 이어주는 폐와, 온몸에 혈액을 돌게 하여 산소와 영양분을 공급하는 심장이 있다. 이 심장을 통하여 온몸에 피가 전달되고, 혈액순환이 되어 산소와 영양분을 전신에 보내게 된다.

　또 간은 하루의 피로를 회복시키고 유해물질을 분해하는 중요한 역할을 한다. 간은 감각이 둔하여 아픔이 있어도 표시를 하지 않는 기관으로, 이상이 느껴지면 상당히 진행이 된 상태이다. 가슴은 중요한 장기들이 집결되어 있는 곳으로 이곳에 탈이 나면 여러 가지 질병이 와서 생명까지 위태로워진다. 그러므로 평소에 철저한 관리로 병이 오지 않도록 미리 조심해야 한다.

　몸의 기관들은 제 나름대로 중요한 역할을 하지만, 특히 가슴 부위는 생명의 근원인 숨을 쉴 수 있게 하는 폐가 있고, 전신에 피를 돌게 하는 심장이 있어서 생명을 유지케 한다. 이곳에 탈이 나면 우선 숨

쉬기가 불편하여 색색거리며, 피가 돌지 않아서 생명에 위협을 받는다. 이렇게 되면 호흡이 곤란해지고, 혈액 전달이 제약을 받아 산소와 영양분의 공급이 제대로 되지 않고, 독이 쌓일 수 있다. 혈액의 순환이 잘되어야 산소와 영양분의 전달이 원활하게 이루어져 생명을 부지할 수 있다. 그러므로 우리의 목숨은 가슴 쪽에 달려 있다고 해도 지나친 말이 아니다.

하루 종일 고된 일과로 피로해진 당신의 몸을 회복시켜주고 독소를 분해해주는 간이 제 역할을 못하면, 피로가 누적되고 독소가 쌓여서 위험하게 된다. 그러면 여러 곳에 병이 올 수 있다. 우리가 의식하지 않아도 알아서 움직이는 폐, 심장, 간 등은 우리의 의지와 상관없이 활동하여 건강을 유지하도록 한다. 그러므로 이 자율신경에 감사해야 한다.

또한 내분비계나 신경계, 피부 등 호르몬을 분비하는 기관에 탈이나서 호르몬을 제대로 공급하지 못하면 앞에서 언급한 여러 가지 질병이 생길 수 있다. 호르몬은 젊음을 유지해주고 성기능도 활성화시켜주며, 몸을 활기차게 만들어서 건강을 유지해준다. 당신의 건강을 위해서는 호르몬 분비가 잘되도록 유해파를 중화시키고, 힘을 북돋아주어야 제 역할을 다하게 된다. 유해파의 영향을 받으면 앞에서 말한 기능들이 힘을 잃고 위축되면서 여러 가지 질병이 생겨서 당신의 목숨을 위협하게 된다.

문제는 우리의 무관심에서 시작된다. 유해파는 볼 수도 없고, 만져지지 않을뿐더러 냄새도 없다. 그래서 사람들이 관심을 두지 않는 것이다. 그러나 그 위력은 상상을 초월하여 인간을 병들어 죽게 만든다. 올림픽에서 금메달을 따서 이름을 떨친 사람도 젊은 나이에 난치병으로 시달리는 것을 보면서 유해파의 위력을 실감하게 된다.

한글에서 나오는 문자파장은 큰 효과가 있다. 자음과 모음, 숫자로 배합된 문자는 병에 따라 다르다. 아래에 질병별로 표기해놓은 문자를 방의 네 모서리에 붙이고, 문자를 보면서 명상을 하는 것이 좋다. 거기에서 강한 파장이 나와서 아픈 곳을 낫게 한다. 또한 매일 웃고 감사를 습관화해야 한다. 그리고 체질에 맞는 음식을 먹어야 건강하다. 앞에서 설명한 대로 실천하면 효과를 볼 수 있다.

2.
폐결핵

폐는 우리의 생명을 유지해주는, 숨을 쉬는 기관이다. 인간이 호흡을 통하여 마시는 공기를 심장으로 보내어 혈액과 산소와 영양분을 전신으로 분배하는 역할을 한다. 또 몸에 필요 없는 이산화탄소를 내보내는 역할도 폐의 역할이다. 그러므로 들숨과 날숨을 폐라는 기관이 주관하면서, 신선한 산소를 흡입하고 필요 없는 것은 밖으로 배출하는 것이다. 폐는 뇌나 심장 못지않게 중요한 역할을 한다.

폐결핵은 폐에 결핵균이 감염되어 발생하는 병이므로 균을 보유하고 있는 사람은 기침을 할 때 상대에게 피해가 가지 않도록 조심해야 한다. 만약 기침을 함부로 하면 입을 통하여 나온 균이 공기에 섞여서 떠다니다가 전염을 시킨다. 이때 건강한 사람의 폐에 균이 침입하여 잠복하고 있다가 면역력이 약해졌을 때 활동을 하여 결핵 환자로 만드는 것이다.

이렇게 침입한 균은 어린이인 경우는 바로 병을 일으킬 수 있지만, 성인인 경우 몸 안에 숨어서 기회를 노리다가 기능이 약해졌을 때 병을 일으킨다. 그러므로 평소에 면역력이 떨어지지 않도록 관리하여 기능을 활발하게 해야 한다.

결핵은 1차성과 2차성으로 나눌 수 있다. 균의 침입과 동시에 바로 병으로 연결되는 것을 1차성 결핵이라 하고, 몇 년을 잠복해 있다가 면역력이 떨어지면 병을 일으키는 것을 2차성이라고 한다. 대부분 아이들은 1차성이 많고, 2차성은 성인에게서 잘 나타난다.

증상은 초기일 경우 피로감을 느끼며 신경이 예민해지고, 발열이 있을 수 있다. 또한 가끔씩 가래에 피가 섞여 나올 수 있고, 호흡곤란 증상이 생기는 것이 특징이다. 이런 증상은 폐조직의 많은 부분에 결핵균이 침범하여 폐문의 면적이 줄어들었기 때문이다. 결핵 환자라고 다 호흡곤란을 겪는 것은 아니다. 경증이나 중증 이하의 환자에게는 호흡곤란이 나타나지 않을 수도 있다. 그러나 중증 이상의 환자는 호흡곤란이 오게 되므로 조심을 해야 한다.

현대의학에서는 약물치료와 외과적 치료를 겸하는데, 이것은 부작용의 위험이 있을 수 있다. 약물로 치료를 하게 되면 부작용으로 위장이나 간에 문제가 올 수 있다. 또 시력의 감퇴로 주변부가 안 보이는 경우가 있고, 색깔 구분이 분명치 못하여 적색이나 녹색을 구분하지 못하는 등의 증상이 있을 수 있다. 이때는 담당 의사와 상의하는 것이 좋다.

환자가 마음대로 약을 끊어서는 안 된다. 그러면 내성을 키우는 결과를 가져올 수 있어서 약을 복용하지 않는 것보다 더 안 좋을 수 있다. 이왕 치료를 하려면 의사의 처방에 따라서 약을 정성껏 복용해야 하며, 지시를 어길 경우 실패의 원인이 될 수 있다. 한동안 잠잠하던 병이 다시 생기고 있는데, 그 원인이 어디에 있는지 잘 생각해봐야 한다.

질병의 원인은, 유해파로 인하여 면역력이 떨어졌기 때문이다. 유해파는 질병의 원인이라고 했다. 유해파를 받으면 면역력이 약해지고 치료되었던 병이 다시 재발될 가능성이 높으며, 없던 병이 새로 생길 수 있다. 이와 같은 현상은 아파트가 대중화되면서 생긴 병폐로, 유해파를 중화시키지 않으면 사람이 존재하는 한 계속될 것이다.

유해파를 받고 살면 혈액순환이 안 되어 산소공급과 영양공급에 제약을 받고, 호르몬을 분비하는 기능이 문제를 일으키며 독소가 쌓여서 병을 일으킨다. 그래서 폐를 상하게 하여 질병이 생긴다. 그리고 면역력이 떨어져서 세균이나 바이러스의 침입에 몸을 보호해주지 못하게 된다. 그러면 병이 생기는 것은 당연하다.

병원에서 처방해주는 약을 먹으면 호전은 되어도 뿌리를 뽑지 못한다. 그리고 폐질환에는 효과가 있어도 다른 곳에 탈이 날 수 있다. 우리의 몸은 전 장기가 하나로 연결되어 있어서 폐에 문제가 있으면 다른 부위도 연관시켜 봐야 한다. 그러므로 폐를 치료하기 위해서 약을 먹다 보면 다른 장기에 해로울 수 있는 것이다.

혈액순환을 원활히 하고 면역력을 증강시키는 방법은 유해파를 중화시키는 것이다. 그러면 혈액순환이 잘되어 산소와 영양분 공급이 원활해지고, 면역력이 올라가면서 코로나19와 같은 바이러스도 거뜬히 이길 힘이 생긴다. 가장 중요한 것은 유해파로 인하여 면역력이 파괴되는 것을 막아야 한다는 것이다. 또 웃음과 감사의 삶은 면역력을 높여주므로, 유해파를 중화시키고 지금부터 마음껏 웃어야 한다. 그리고 체질에 맞는 음식을 먹으면 건강해진다.

폐결핵에는 한글의 파장명상이 효과적이다. 파장이 나오는 문자인 '빠ㅎㅣ꾸프ㅣ1'이라는 문자명상을 아침저녁으로 하면, 글자에 형성되어 있는 기운이 내 몸에 반응하여 치유를 돕는다. 이것을 써서 방의 네 모서리에 붙이고, 별도로 한 장을 써서 문자에 집중하면서 한다. 명상을 한 후에는 반대편 벽에서 문자를 보면서 손가락으로 허공에 '빠ㅎㅣ꾸프ㅣ1"이라고 크게 적는다. 그러면 방안에 파장이 가득 형성된다. 이것은 실험을 거친 방법이다. 꾸준히 실천하기 바란다.

또 웃음과 감사도 효과가 있다. 웃음과 감사는 당신의 의지와 습관이 필요하며, 생존의 수단이고 면역력을 높여주는 보약이다. 웃다보면 눈물이 나오고 몸이 정화되는 것을 느낀다. 미국 미네소타대학의 프레이 박사가 연구한 논문에 의하면, '눈물은 스트레스로 쌓인 유해물질을 없애준다'고 했다. 눈물이 나올 정도로 웃고 감사하면 몸과 마음이 편해짐을 느껴 건강해질 것이다.

웃을 때 나오는 눈물은 인체에 쌓인 해로운 물질을 없애는 정화제 역할을 한다. 눈물이 나올 정도로 웃고 감사하면 면역력이 올라가서 결핵균도 이겨낼 수 있다. 당신의 건강은 당신이 결단하기에 달렸으므로 오늘부터 신나게 웃고 감사해야 한다. 그리고 음식은 맛있다고 아무거나 먹지 말고, 체질에 맞는 음식을 먹어야 몸에 좋다. 그러면 건강해지고 생각지도 않은 복이 들어온다.

폐암

 폐암이란 폐에 비정상적인 암세포가 생겨서 생명을 위협하는 질환이다. 이 경우 폐의 세포가 변이되어 무절제하게 증식하면서 암으로 바뀌는 것이다. 즉, 변이된 세포가 폐에 자리 잡아서 해를 끼치게 되는데 이것을 폐암이라 한다. 이렇게 변이된 세포는 폐에만 있는 것이 아니라 심하면 임파선이나 혈액을 통하여 뼈와 간, 부신, 신장, 뇌, 척수 등으로 전이되어 생명을 위협할 수 있다. 폐암으로 진단을 받으면 5년 이내에 80%가 사망할 정도로 위험하므로 병이 악화되지 않도록 해야 한다.

 폐암은 흡연이 가장 위험한 발병 요인으로 알려져 있다. 흡연을 하는 사람은 비흡연자에 비해 폐암에 걸릴 위험이 수십 배까지 증가할 수 있다고 한다. 담배에 강한 그림을 삽입하여 경고를 하지만, 의지가 강하지 않으면 끊기가 힘들다. 특히 요즘은 청소년들과 여성들의 흡연이 늘어나는 추세에 있으며, 비흡연자도 걸리는 것을 보면 다른 요인이 있는 것으로 봐야 한다.

 폐암은 아파트 문화가 대중화되면서 생긴 일이지만, 대기오염과 공장의 매연 등으로 공기가 오염되면 환자가 늘어날 수 있다. 이렇게 환경의 오염에 노출되면서 흡연까지 가세하면 폐암 발생은 자연히 늘어나게 된다. 이 밖에도 유전적인 요인과 호흡기질환이 있을 때 폐암 환자는 더욱 많아진다.

 폐암의 초기에는 특별한 증상이 없기 때문에 내가 폐암인 줄 모르는 사이 병이 더 커질 수 있다. 일반적으로는 감기같이 기침이나 호흡곤란 등을 겪고, 흉부의 통증과 피가 섞인 가래 또는 객혈 등이 나타나고 쉰 목소리가 나기도 한다. 초기에 발견되어 수술을 하면 완치도 가능하지만, 수술을 할 수 없는 경우에는 항암이나 방사선 치료 등 두 가지를 병행하는 방법을 시도할 수 있다.

환자의 수명은 병세에 따라서 다르다. 폐암 1기나 2기의 경우 수술 시에는 5년 생존율을 50%까지 보고 있으나 수술이 불가능한 3기 후반이 되면 평균 생존율을 10주~20주로 본다. 중요한 것은 본인의 의지에 따라 효과가 다르게 나타날 수 있다는 것이다. 병을 조기에 발견하는 것이 중요하며, 특히 흡연은 병을 부추길 수 있으므로 필히 끊어야 한다.

폐암은 왜 생겨서 사람의 목숨까지 앗아가며, 원인이 무엇이기에 만물의 영장이라고 하는 인간이 그처럼 허술하게 죽는지 의문이다. 그것은 사람이 약해서가 아니라 잘난 체하면서도 몰라서 당하는 것이다. 인간은 자기가 모든 것을 다 아는 것으로 착각하여 확실한 것이 아니면 아예 인정하지 않으려고 한다. 사람은 일부만 알 수 있고, 또 볼 수 있는 것은 제한적이다. 그러나 자기가 본 것과 아는 것이 전부인 것으로 착각한다. 그래서 보고 아는 것이 전부인 것으로 생각하여 모르는 분야는 인정하지 않으려는 습성이 있다. 우리가 사는 우주 안에는 볼 수 없고 알 수 없는 부분이 훨씬 많다는 것을 알아야 한다. 그래서 이 세상 끝날 때까지 의문점을 파헤쳐도 연구할 분야는 남아 있을 것이다.

폐암의 원인은 어디에서 찾아야 하는 것인가! 그것도 유해파가 원인이다. 유해파만 중화시키면 혈액순환이 잘되고, 면역력이 높아지면서 산소의 양이 많아진다. 그러면 영양분과 호르몬이 균형 있게 전신에 분배되고, 독소가 정상적으로 배출된다. 그럴 경우 폐암이 생기지 않는다. 또 유해파가 원인이냐며 의문을 가질지 모르나 유해파는 면역력을 약하게 하여 병의 근원이 된다고 누차 이야기 했다.

사람들은 속고만 살았는지 설마 하며 이 원리를 믿으려 하지 않는다. 그래서 가정이 파괴되고 목숨까지 잃는 것이다. 이것은 어리석음의 극치다. 의심은 먼저 오고, 지혜는 나중에 온다고 하지만 이 원리를 믿는다면 당신의 운명은 바뀐다. 그리고 감사하고 웃으면 면역력이 올라가서 병균이나 바이러스 등을 이겨낼 수 있다.

모든 암에는 한글의 '8쬬ㅎㅠ뚀ㅌㅣ'라는 문자가 효과가 있다. 글씨를 써서 방의 모서리마다 붙이고, 문자를 보면서 명상을 하면 효과를 보게 된다. 한두 번 하여 효과가 없다고 중단을 해서는 안 된다. 꾸준히 계속하는 것이 중요하다. 명상을 하고 나면 반대편에서 허공을 향하여 '8쬬ㅎㅠ뚀ㅌㅣ'라는 문자를 손가락으로 적는다. 이때 문자에서 나오는 파장이 방 안에 가득 찬다고 생각해야 된다. 이것은 방 안에 좋은 기운을 형성시키기 위한 행위다.

또 감사하고 웃으면 면역력이 높아져서 감기나 질병의 예방은 물론 암과 같은 질환도 이겨낼 수 있다. 예수님도 '모든 일에 감사하라(데살전서 5:18)'고 하셨다. 당신이 감사하고 웃으면 폐암 세포도 무릎을 꿇는다. 유해파를 중화시키고 크게 웃으면 행운이 찾아오고, 삶이 달라지며 건강과 행운이 온다. 그리고 체질을 검사하고, 체질에 맞는 음식을 먹어야 한다. 음식으로 고치지 못하는 병은 약으로도 못 고친다. 체질에 맞는 음식이 바로 보약이다.

4.
폐렴

몸에 면역력이 떨어졌을 때에 병을 일으키는 세균이 침입하면 이기지 못하고 폐렴이 된다. 세균이 폐조직에 염증반응을 일으켜서 오는 질환으로, 대부분 기침이나 가래, 발열 등을 동반하게 되는데 이때 흉부사진을 찍어서 염증이 발견되면 폐렴이라고 진단한다. 그러나 폐렴과 유사한 질환이 있기 때문에 의사들도 확실한 판단이 어려울 때가 있다. 그래서 경험이 많은 의사의 진단에 의해서 치료하는 경우가 많다.

원인으로는 바이러스, 곰팡이 등 여러 가지 세균이 침범하여 폐렴을 일으키는 것이 아닌가 하고 의심한다. 때로는 심한 감기나 구토, 혹은 화학물질 흡입 등으로 염증이 생길 수가 있다. 요즘은 폐렴의 원인균이 항생제 남용 때문에 내성이 강해져서 옛날보다 치료에 더 어려움을 겪고 있다. 이 질환은 인체에 치명적이 되어 감염 중에서 가장 흔한 질병으로 생명에 위협이 된다. 만약 면역력이 약하거나 나이가 많으면 삶이 끝나게 된다.

증상은 신체 전반에 나타나는 전신적인 증상과, 폐에 염증이 생겨서 나타나는 비정상적인 기능장애 등이다. 위에서도 언급했지만 기침, 가래, 호흡곤란 등 호흡기 증상이 발생하고, 설사, 구토 등과 함께 두통이나 피로감을 동반할 수 있으므로 이런 경우 의사의 정확한 진단과 적절한 치료가 필요하다.

일부 환자는 패혈증이나 쇼크가 발생할 수 있고, 합병증으로 흉막

강에 공기가 들어가서 폐가 오그라들고 폐농양 등을 동반할 수 있다. 폐렴 환자라고 다 합병증이 오는 것은 아니고, 고위험군일 경우에 합병증이 올 확률이 높으므로 주의가 필요하다.

폐렴의 증상이 심하지 않은 경우는 외래의 치료만으로도 가능하지만, 심한 경우는 입원해서 치료를 해야 한다. 천식이나 만성 폐쇄성 질환이면 기관지 확장제의 복용으로 치료할 수 있지만, 증세가 심한 경우에는 입원하여 전문적인 치료를 하는 것이 원칙이다. 예방과 치료를 위해서는 평소에 혈관을 튼튼히 하여 면역력을 강화시키는 것이 좋은 방법이다.

이미 언급한 대로 폐렴의 원인은 세균이나 바이러스, 곰팡이 등의 감염으로 보며, 화학물질에 의해서도 폐렴이 생길 수 있다. 폐렴은 주로 항생제를 사용해서 치료를 하는데, 조기에 치료해야 치명적인 증상을 피할 수 있다. 특히 60대 이상 노인들은 더 위험할 수 있으므로 조심해야 한다. 1940년대에 항생제가 개발되기 전에는 이 병에 걸린 환자의 1/3 정도가 사망했을 정도로 호흡기질환 중에서 비교적 중증 질환으로 알려져 있다.

현대의학에서는 면역력이 떨어졌을 때 잘 걸린다고 하는데, 면역력이 떨어지는 원인을 찾아 조치를 취해야 한다. 면역력이 떨어지는 원인은 유해파 때문이다. 누구나 무서워하는 치매나 암 등도 수맥 유해파가 원인이다. 하놀드 맨리커 박사는 30년간 외과 의사로 암 치료를 해왔는데 환자 중에 대지의 영향을 받지 않은 환자는 거의 없었다고 스위스 메디컬 저널에 기고했다. 그는 '질병은 잠자리나 작업 장소에서 생긴다'고 역설한다.

유해파는 면역력을 약화시키는 원인이다. 중화시키면 면역력이 증강하여 세균과 바이러스를 이기고 평생토록 건강하다. 유해파가 있으면 혈액순환에 문제가 일어나서 산소가 부족하게 되고, 영양분과 호르몬의 공급에 제약을 받는다. 그러면 병원균이 침범해도 이기지를 못하고 독을 배출하지 못하여 병이 생긴다. 건강하기 위해서는 유해파를 중화시키고, 감사하며, 웃음치료를 겸하는 것이 좋다. 병에 걸리는 원인은 유해파 때문이라는 것을 기억하기 바란다.

폐렴에는 한글 문자명상을 해야 된다. 이 질환에 반응하는 문자는 '짜ㄱㅠㅍ꾜ㅣ6'이다. 이 문자를 종이에 써서 방의 네 모서리에 붙이고, 한 장은 별도로 써서 문자를 보면서 치유 명상을 하면 몸이 좋아진다. 명상을 한 후에는 맞은편에서 파장문자 '짜ㄱㅠㅍ꾜ㅣ6'을 허공에 써야 한다. 허공에 손가락으로 쓰면서 방안에 좋은 기운이 가득하다는 마음으로 공간에 가득 차게 쓰는 것이 좋다. 집념을 가지고 꾸준히 하면 효과를 볼 수 있다.

또한 감사와 웃음으로 암과 희귀한 질환도 고칠 수 있다고 했다. 노만 커전스는 미국의 유명한 잡지사의 편집장이었는데, 강직성 척수염이라는 희귀한 관절염에 걸렸다. 관절 마디에 염증이 생겨서 손가락 하나 굽히지 못하는 무서운 병으로, 500명 중에 한 명 정도만 낫는다는 희귀한 질환이다. 그러나 그는 웃음요법으로 병을 이겨내고 건강을 되찾게 되었다.

웃음치료를 한다고 진통제같이 금방 통증이 사라지는 것은 아니지만, 매일 인내를 가지고 꾸준하게 웃으면 기적 같은 일이 일어난다. 죽을 운명만 아니면, 유해파 중화와 한글 명상과 감사와 웃음치료로 폐렴쯤은 얼마든지 이겨낼 수 있다. 감사와 웃음은 어둠을 비추는 빛이므로 당신에게도 서광이 비칠 것이다. 그리고 체질에 맞는 식이요법을 생활화하면 건강이 더 좋아진다. 웃음과 감사와 체질에 맞는 음식은 가장 효과적인 명약이다. 앞에서 설명한 대로 실천하기 바란다.

5.
유방암

유방암이란 여성들의 유방에 생기는 악성종양을 말한다. 유방에 비정상적인 조직이 생겨서 다른 장기에까지 전이되는 치명적인 병이다. 유방은 여성을 상징하고 자녀들을 길러내는 중요한 역할을 한다. 만약 여성에게 유방이 없다면 여성으로서의 가치를 잃는 것과 같다.

유방암의 발생은 꾸준히 증가하고 있으며, 여성들에게 올 수 있는 암 중에서 가장 흔하고 많은 질병이다. 이 병을 앓으면 고통은 물론 여성의 목숨까지 앗아갈 수 있지만, 현대의학에서는 아직 확실하게 원인을 규명하지 못하고 있다. 단지 고지방, 고칼로리의 서구화된 식생활과 비만, 늦은 결혼과 출산율 저하, 수유의 기피, 결혼 기피, 빠른 초경 등이 원인이 아닌가를 의심하고 있다.

위협이 되는 요인을 살펴보면 아래와 같다.

40대 이후의 여성에게 잘 걸린다.
유방암의 가족력이 있는 여성은 위험성이 높다.
초경이 14세 이전인 여성과 폐경이 50세 이후인 여성에게 올 가능성이 많다.
분만의 경험이 한 번도 없는 기혼 또는 독신 여성은 위험하다.
첫 분만이 35세 이후인 여성과 모유 수유를 기피하는 여성에게 잘 온다.
체중이 60㎏ 이상이거나 비만지수가 높은 여성에게 잘 발생한다.

유방암 초기에는 아무런 증상이 없다가, 진행이 어느 정도 될 경우 유방에 멍울이 만져지면서 의심을 하게 된다. 심한 경우 유두에서 피가 섞인 분비물이 나오기도 하고, 젖꼭지에 습진이 생겨서 잘 낫지 않는 경우에는 유방암을 의심해봐야 한다. 질환이 심할 경우 유방의 피부가 패여서 부어오르고, 통증과 열을 동반할 경우 염증성 유방암일 가능성이 높다. 이런 경우 병이 빨리 진행되는 것으로, 좋지 않은 결과다.

유방암의 진단은 유방을 만졌을 때 멍울이 잡히는 자가진단과, 임상진찰이나 방사선 검사 등으로 할 수 있다. 유방암은 주로 수술치료를 하는데 몇 가지 부작용이 오는 경우가 있다. 그러나 초기에 일찍 발견하기만 하면 환자 생명의 위협을 줄일 수 있다. 하지만 조치가 늦어지면 생명이 위험하므로 신경을 써야 한다. 후유증으로 겨드랑이 부위에 물이 차는 증상과, 감각신경 손상이나 림프부종이 오는 경우가 있다.

림프부종은 수술을 받은 쪽의 팔이 붓는 것을 말한다. 림프절의 제거 때문에 림프액이 빠져나가지 못하고, 팔에 남아 있어서 발생하게 된다. 유방은 여성다움을 나타내므로 유방이 없으면 여성미가 사라지고, 허탈감과 위축감이 생겨서 자신감을 잃는다. 그러므로 질환이 오지 않도록 사전에 대비해야 하고, 질환이 있는 사람은 전이가 되지 않도록 조심해야 한다.

만약 방사선 치료를 했을 경우에 따라오는 부작용으로 피부 자극, 유방 내 부종, 햇볕에 탄 것 같은 느낌 등이 있을 수 있다. 피부의 자극반응은 오래 간다고 해도 일 년 후면 대부분 없어진다. 유방암은 어떤 치료를 하느냐에 따라서 부작용도 다를 수 있다. 만약 화학요법으로 치료를 했다면 구토나 전신쇠약, 탈모, 백혈구 수치 감소, 조기

폐경 등의 부작용이 오는 경우가 있다. 부작용은 일시적일 수 있으나 환자에 따라서는 다르게 나타난다.

약물치료를 하면 때로는 안면 홍조나 정맥혈전증, 자궁내막의 암 발생 등 몇 가지 부작용이 따르는 경우가 있다. 무엇보다 암이 재발하지 않도록 대비하고, 전이가 되지 않도록 미리 예방하는 것이 중요하다. 만약 항암으로 머리가 빠지면 가발을 쓰면 된다고 하지만 걸리지 않게 방지하는 것이 최고다.

아무리 약이 효과가 있고, 치료하는 방법이 좋다고 해도 병에 걸리지 않는 것만 못하다. 우리의 몸은 부모가 주신 원형대로 보존하는 것이 효도인데, 한번 절개를 하면 원형과는 거리가 멀어진다. 과연 병이 오는 원인은 어디에 있는 것일까? 원인을 알아야 치료를 하고 예방을 할 수 있다.

유방암의 원인은 유해파 때문이다. 유해파는 질병의 원인이라고 누누이 설명했다. 유해파가 원인이라고 하면 독자들은 의아해할지 모르지만 틀림없는 사실이다. 이것을 부정하고 믿지 않으면 피해는 당신의 몫인 것이다. 유해파 위에서는 혈액순환의 방해로 산소가 모자라게 되고 영양공급이 충분치 못하게 된다고 했다. 이와 더불어 호르몬 분비가 안 되면 생각지도 못한 병이 생기는 것이다.

디터 아쇼프 박사는 '암과 수맥파의 영향에 대한 질문들'이라는 기사에서 "수십 년간 어려운 암 연구에서 암의 원인 중에 중요한 한 가지를 발견했다. 지구 방사선(유해파)은 암의 원인으로 과학의 범주에 포함시켜야 한다"고 강력히 주장했다. 그는 돌트문트 강연에서 "30명의 중환자 침대를 검사해본 결과 수맥 등이 없는 장소에서 잠을 잔 사람은 없었다"고 발표했다. 당신도 유해파를 중화시키고 감사와 웃음치료를 하기를 적극 권하는 이유다.

유방암에는 한글 파장명상이 좋다. 암 종류는 암세포가 같아서 문자파장도 같다. 유방암에 반응하는 문자는 '8쪼ㅎㅠ뚀ㅌㅣ'자다. 이 문자를 써서 방 네 모서리에 붙이고, 한 장을 별도로 써서 문자의 파장이 유방암을 낫게 한다는 강한 생각으로 명상을 하면 효과가 있다. 명상을 하고 나면 문자의 반대편에 서서 방의 허공을 향해 '8쪼ㅎㅠ뚀ㅌㅣ'라고 써야 한다. 손가락으로 허공을 향하여 쓰는 것으로, 방 가득히 적어야 한다. 그러면 방에 기가 가득 찬다. 절대로 의심을 해서는 안 되고, 믿음을 가질 때 효과가 더 있다.

감사하며 웃으면 암도 예방된다. 일본 오사카대학원의 연구에서 '웃음은 몸의 항체인 T세포와 NK세포 등 각종 항체를 분비시켜 더욱 강한 면역체계를 갖게 한다'는 결과를 발표했다. 웃음은 바이러스에 관한 저항력을 높여주며, 세포 조직을 증식시키고 통증을 진정시키는 엔도르핀을 분비한다. 또 '소리 내어 웃는 것이 임상에 있는 환자의 통증을 없애준다'고 코칸 박사가 말했다. '감사하면서 소리 내어 웃으면 근육의 긴장을 이완시켜주고, 교감신경계의 스트레스를 없앤다'고 했다.

당신의 웃음과 감사는 아무도 빼앗지 못하지만, 사용하지 않는다면 무용지물이 되어 소멸되고 만다. 당신이 가지고 있는 감사와 웃음을 활용하면 건강이 좋아지고 가정이 화목해져서 행복해진다. 이렇게 좋은 명약을 왜 사용하지 않고 무용지물로 만들고 있는지 생각해봐야 할 일이다. 이제부터 감사하면서 웃고, 체질에 맞는 식사요법으로 체력을 조절하기 바란다. 그러면 건강과 행복이 동시에 찾아온다.

6.
돌연사(심장마비)

돌연사란 과연 무엇인가? 돌연사란 외부로부터의 치명적인 손상이 없는데도 이유 없이 갑자기 사망하는 것을 말한다, 이것을 급사 또는 심장마비라고 하는데 응급조치가 늦어지면 한 시간 이내에 사망하는 돌발성 질환이다. 이 병의 원인은 심장의 치명적인 부정맥으로 심장 박동이 불안정해지면서 혈액공급이 중단되어 발생한다.

돌연사의 중요한 원인은 협심증과 심근경색증과 같은 허혈성 심장질환 때문인데, 그동안 심장에 질환이 있는데도 대수롭지 않게 지낸 것이 원인이다. 이외에도 확장성 심근병증과 같은 기질적 심장질환이 원인일 수 있다. 이 병은 나이에 관계없이 일어날 수 있으며, 예방을 위해서는 평소에 심장을 잘 보호해야 한다. 심장이 안 좋은 사람에게는 언제 일어날지 모르므로 미리 대비하는 것이 심장마비를 막는 방법이다.

방금까지도 별일 없던 사람이 갑자기 죽거나 응급실에 실려 간다면 마음이 어떻겠는지, 당해보지 않은 사람은 모른다. 심장마비는 이전에 이미 증상을 느끼고 있었지만 무관심하게 방심한 탓이다. 심장에 증상이 느껴지면 병원에 찾아가서 전문의와 상의하면 검사와 치료로 예방을 할 수 있다. 자주 진료를 받고 점검하는 것이 질환을 막는 길이다.

증상이 발생하면 일분일초가 아까운 시간이므로 즉시 인공호흡으로 응급조치를 하면서 119에 신고부터 해야 한다. 한 사람이 살고 죽는 것은 시간에 달려 있다. 환자 자신도 증상이 있으면 빨리 걷는 것을 삼가고 걷기를 중단해야 한다. 만약 오르막길을 걸을 때는 조심을 하고, 가슴이 뻐근하면 유해파가 없는 곳으로 피해서 쉬는 것이 좋다.

심한 운동을 삼가고, 가슴통증이 있으면 바로 병원에 찾아가서 검사를 해야 한다. 목욕이나 샤워를 할 때도 찬물이나 뜨거운 물을 삼가야 하고, 심장과 먼 곳부터 시작하여 심장 쪽은 나중에 씻는 것이 좋다. 늘 심장에 무리가 가지 않도록 조심을 해야 한다.

땀을 많이 흘리는 것도 탈수로 이어져 맥박이 증가할 수 있으며, 심한 경우 전해질 이상이 발생할 수도 있다. 고온에서 오래 있으면 심장에 과부하가 걸리기 쉽고, 탈수현상으로 혈전 형성이 있을 수 있다. 사우나에서 오랜 시간 머물지 않도록 하고, 갑자기 냉탕에 들어가는 것을 삼가야 한다. 설마 하고 방심하다가 사고를 당할 수 있다.

돌연사는 갑자기 오는 병으로, 응급조치가 없든지 실패하면 말 한 마디 못 하고 세상을 하직하게 되어 가족과 말도 못 하고 허무하게 죽음을 맞는다. 이것도 원인은 유해파 때문이다. 잠자리에서 유해파를 받으면 혈관의 문제로 산소가 부족해지고 피의 흐름이 갑자기 중단되어 일어날 수 있다. 이로 인하여 자다가 죽을 수도 있고, 길을 가다가 죽을 수도 있다.

심장마비가 오는 것은 유해파가 심장의 박동을 멎게 하기 때문이다. 고로 평소에 심장이 안 좋은 사람은 이러한 돌발성 사고가 일어날 위험을 안고 사는 것이다. 심장에 이상이 느껴지면 그 자리를 피해서 잠시 안정을 취하는 것이 좋다. 무리하게 움직이다가 길거리나 어느 장소에서 심한 유해파를 받았을 때 돌연사가 올 수 있다.

유해파의 파장은 분수대의 물줄기처럼 갑자기 올라오는 경우가 있기 때문에 만약 그곳을 지나갈 경우 예상치 못한 심장마비가 온다. 미리 유해파를 중화시키고 심장을 튼튼하게 보호하는 것이 예방하는 방법이다. 누구나 가리지 않고 오는 돌연사는 언제 어디에서 일어날지 모른다. 그러므로 유해파를 중화시키는 것이 유일한 예방법이다. 그러면 심장뿐만 아니라 몸 전체가 좋아진다. 그리고 모든 일에 감사하면서 매일 크게 웃으며 체질에 맞는 식이요법을 하는 것이 도움이 된다.

심장마비는 평소에 심장질환이 있는 사람에게 잘 온다. 이것을 예방하려면 한글 파장명상을 하는 것이 도움이 된다. 이 병의 문자파장은 '쬬ㅍㅣ트ㅎㅢ7'이다. 먼저 방의 네 모서리에 한 장씩 써서 붙이고, 별도로 한 장을 써서 문자에 집중하면서 명상을 하면 된다. 명상을 마친 다음에 문자의 반대편 벽 쪽에서 허공에 손가락으로 '쬬ㅍㅣ트ㅎㅢ7'이라고 방 안에 가득 차게 쓴다. 이것은 방에 기를 더 증강시키는 방법이다. 매일 꾸준히 하면 예방 효과가 있다.

'웃음은 혈액에 산소를 공급하고, 박테리아의 발생 요소가 되는 잔여 공기를 몰아낸다'고 캐나다의 존 에슬리 교수가 말했다. 웃음은 피의 순환을 도와서 혈전을 막아주고, 산소가 많아지게 한다. 감사와 웃음의 효과에 대해서 연구한 학자들은 '우리가 크게 웃을 때 몸의 혈액을 증가시키고 상체의 근육을 튼튼하게 하며, 또 심장박동수를 높여서 허파의 쓸데없는 공기를 내보낸다'고 했다.

심장마비는 심장에 흐르던 혈액이 차단되면서 일어나는 것이라고 했는데, 늘 감사하면 우주의 기운을 받고, 웃을 때 당신의 심장이 건강해진다. 감사와 웃음은 체내에 스트레스 호르몬인 코티졸과 에피네프린의 양을 줄이고, 몸의 항체인 T세포와 NK세포 등을 높여서 튼튼한 면역체계를 갖게 한다. 감사와 웃음은 어떤 약보다 좋은 천연약이다. 또한 체질을 검사하고, 당신의 체질에 맞는 음식을 먹으라는 것이다. 체질에 맞는 음식은 건강에 매우 유익하다. 체질을 아는 방법은 앞에 설명되어 있다.

7.
간암

간은 담즙을 생산하고 몸의 피로를 풀어주며, 독소를 제거하는 기관으로 침묵의 장기라고 말한다. 간의 질환은 자각증상이 없어서 초기에는 증상을 잘 모르고 있다가 많이 진행된 후에 발견되는 경우가 많다. 간암은 간경변증이 있는 사람에게서 발생하며, 만성 B형 또는 C형 간염이 있을 때 발생할 확률이 20% 정도가 된다. 간에서 발생하는 종양의 약 90%는 간세포 암으로, 가장 흔한 질환이기 때문에 일반적으로 간암이라고 부른다. 그러나 정식 명칭은 간세포 암이다.

간암은 특히 아시아 일부 국가에서 많이 발생하고 있는데, 특히 우리나라와 일본, 중국에서 많이 발생한다. 간암은 사망비율이 3위지만 우리나라 남성의 40~50대가 1위를 차지하고 있다. 이러한 특색은 날것을 좋아하는 지리적 원인도 있을 것이다. 그러므로 평소에 간에 질환이 생기지 않도록 관리를 잘 해야 한다.

만성 간질환을 앓는 사람은 금주가 중요하며, 평소에 피로를 느끼지 않도록 조심을 해야 한다. 과도한 음주 자체만으로도 알코올성 간경변증이나 간암을 유발할 수 있고, 만성 간질환에 의해서도 발생할 수 있다. 만성간염이나 간경변증이 있다고 모든 환자들에게 간암이 발병하는 것은 아니다. 만성 B형 간염 환자라도 항바이러스제 등을 적절하게 사용하여 치료를 하면 간경변증으로의 진행이나 악화를 막을 수 있고, 간암의 발병을 감소시킬 수 있다.

앞에서도 말했지만 간암은 초기에는 증상이 나타나지 않는 경우가 많다. 그러나 간혹 오른쪽 복부 통증이나 체중 감소가 나타나고, 복부에 덩어리가 만져지는 등의 증상은 간암을 의심할 수 있다. 병이 많이 진행된 경우에는 황달 증상을 보이기도 하는데, 이러한 증상이 있을 때는 대부분 병이 많이 진행된 상태라고 봐야 한다. 간암의 발생 확률이 높은 만성간염이나 간경변 환자들은 정기적인 검사를 받아서 조기에 치료하면 좋아진다. 간암은 정기검진으로 조기에 발견하는 것이 매우 중요하다.

간암이 있는 환자는 완치될 확률이 낮아서 5년 생존율이 약 20% 내외로 다른 악성종양에 비해서 예후가 나쁜 편이다. 지금은 정기검진의 확산으로 빨리 발견할 수 있기 때문에 본인의 의지만 확실하면 위험을 피할 수 있다. 그동안 의학의 발전으로 생존율이 높아졌다고 하지만 조기에 발견하여 수술 등의 치료를 받았을 때에만 가능하다. 간암은 병을 어떻게 치료하고 관리하느냐에 따라서 환자마다 다르므로 일률적으로 예후를 예측하는 것은 곤란하다. 일찍 발견하여 적절한 치료를 하는 것이 생존율을 늘리는 방법이다.

간암의 치료는 종양을 제거하고 이식을 하는 방법과, 종양의 진행을 막아서 크기를 줄이는 치료로 나눌 수 있는데 이것은 환자의 병세와 의사의 소견에 따라 결정된다. 근치치료에는 간 절제술과 다른 사람의 간을 이식하는 방법, 또는 국소치료요법 등 세 가지가 있다.

조기에 간암이 발견된 경우 완치를 목표로 근치치료를 우선적으로 고려할 수 있지만, 많이 진행된 상태에서는 근치치료를 적용하기가 어렵다. 우선 비근치적치료로써 종양의 진행을 막고 크기를 줄이면서 근치치료를 할 수 있는 기회를 보거나, 생존기간을 연장시키는 방법을 모색해야 한다.

만성 B형 간염이나 C형 간염, 간경변증 등 만성 간질환이 있을 때 치료를 하지 않고 방치하면 간암으로 발전할 위험이 있다. 확률적으로 보면 약 90% 정도로 높은데, B형 및 C형 간염에 대한 예방과 치료를 할 경우에만 가능하다. 병이 난 후에 후회해봐야 이미 때가 늦어서 버스 지나가고 손 드는 격이 된다. 되돌릴 수 없는 일에 후회하지 말고 미리 대비하는 것이 좋다.

원인 없는 결과는 있을 수 없고, 원인 없는 질병도 있을 수 없다. 현대의학에서는 원인이 무엇인지 모른다고 한다. 유명한 종양(암)학자인 조셉 아이셀 박사는 동료 의사들이 보도록 『암과 그 전이』라는 책을 썼는데 '암의 증식과정은 수맥의 교차지점에서 잠자는 것이 중요한 원인이 된다'는 연구 결과를 발표했다.

간암의 원인도 유해파 때문이다. 간질환을 가진 사람이 유해파를 장기간 받으면 혈액순환이 안 되어 산소와 영양분이 부족하게 되고, 면역력이 약해지면서 암으로 전환될 수 있다. 또 호르몬 생산 기능에 탈이 나고, 해독이 되지 않아서 병이 된다. 간질환을 앓는 사람은 술을 끊고 유해파를 중화시켜야 한다.

원인은 내가 생활하고 있는 공간 안에 있다. 잠자리의 유해파를 대수롭지 않게 생각하여 방심하면 병을 부르는 것과 마찬가지다. 그러므로 잠자리와 머무는 자리에 질병의 근원이 있는 것이다. 소를 물가에까지 데리고 갈 수는 있어도 먹는 것은 소 스스로 해야 한다. 그와 같이 나는 당신에게 방법을 알려줄 뿐, 행동하는 것은 당신의 의지가 있어야 한다. 이제 행동으로 옮겨서 유해파를 중화시키고, 감사와 웃음을 생활화하면 암도 거뜬히 이겨낼 수 있다. 감사와 웃음은 만병의 통치약이듯 유해파는 모든 질병의 원인이다.

간암에는 한글의 문자 '8쬬ㅎㅠ뚀ㅌㅣ'에서 나오는 파장이 좋다.

이 문자를 써서 방의 네 모서리에 붙이고, 한 장을 더 써서 문자를 보면서 명상을 하는 것이다. 명상을 할 때는 문자에서 나오는 파장이 간암을 낮게 한다는 믿음을 가지고 해야 한다. 명상을 마친 후 '8죠ㅎㅠ뚀ㅌㅣ'라는 문자를 방의 공간에 써야 한다. 손가락으로 방에 가득 차도록 쓰면 기가 형성된다. 암을 치료한다는 것은 쉬운 일이 아니지만, 그렇다고 어려운 것도 아니다. 당신의 강한 의지가 병을 고친다.

웃음으로 간암을 이겨낸 사람이 있다. 간암에 걸린 환자에게 주치의인 모 교수는 웃으라는 처방을 했고, 환자는 마지못해 웃음을 지었지만 교수는 더 크게 웃을 것을 주문했다. 그리고 유머집을 가지고 와서 이상한 몸짓으로 큰 소리를 내며 읽어주자 환자는 박장대소로 웃었다. 그 순간 통증이 잠시 동안이나마 사라졌다. 간 이식을 해야 생존할 가능이 있는 환자가 웃음으로 3년째 살고 있다고 한다. 암세포가 없어진 것은 아니지만 '면역력이 강해졌기 때문에 정상생활이 가능한 것입니다'라고 주치의는 말했다.

통증이 심한 환자는 억지로라도 웃으면서 감사하면 엔도르핀이 분비되어 고통을 줄여준다고 했다. 당신도 모든 일에 감사하면서 웃음으로 면역력을 높이면 우주의 치유 에너지가 암을 이겨낼 수 있는 힘을 줄 것이다. 큰 소리로 웃고 감사할 때 근육의 긴장이 이완되고, 통증을 없애는 특효약이 된다. 긍정의 힘을 가지고 감사와 웃음으로 대처하는 것이 좋다. 그리고 체질에 맞는 식이요법을 하면 인상이 좋아지고 육체가 건강하게 된다.

8.
심근경색

심장은 뼈에서 만들어낸 피를 온몸에 내보내고 받아들이는 중요한 기관으로, 이 일은 동맥과 정맥이 수행하고 있다. 우리의 몸에서는 혈관이 산소와 영양분을 온몸으로 공급하는 중추적인 역할을 맡고 있다. 만약 이곳에 탈이 나면 이물질을 배출하지 못하고 여러 가지 질환이 오게 된다.

심근경색이란 관상동맥에 질환이 생겨서 동맥경화가 심해지면서 협착되어 일어나는 병이다. 말하자면 심장근육에 혈류공급이 부족하여 일어나는 것이다. 동맥경화증이 진행되면 지방 성분이나 칼슘, 콜레스테롤, 기타 성분 등이 관상동맥 안에 축적될 수 있다. 그렇게 되면 혈관의 벽이 두꺼워지면서 내경은 좁아지게 된다. 이렇게 좁아진 혈관에 혈전이 생성되면 갑자기 동맥을 따라 돌다가 피의 흐름을 막을 수 있다. 관상동맥은 내경이 약 70%까지 막혀도 별다른 증상을 못 느끼다가 더 심해지면서 협심증 증세로 나타나는 것이다.

협심증은 심장근육에 혈액공급이 일시적으로 제약을 받으면서 일어나는 현상인데, 혈류가 다시 정상으로 돌아오면 심장근육은 괴사하지 않고 회복된다. 이것을 협심증이라고 한다. 만약 혈류가 정상으로 돌아오지 않으면 그 부위의 심장근육이 괴사하게 되어 심근경색이 된다. 협심증은 자체만으로도 위험하지만 치료를 하지 않으면 결국 심근경색이 될 수 있고, 합병증이 있거나 사망할 확률이 높은 치명적인 병이다.

심근경색은 고지혈증이나 흡연, 당뇨, 고혈압, 복부비만, 운동부족, 스트레스 등 여러 가지 위험인자로 인한 동맥경화증으로 생긴다. 앞에서도 언급했지만 관상동맥에 지방 성분이나 칼슘, 콜레스테롤 등이 쌓이게 되면 혈관 벽이 좁아진다. 이렇게 좁아진 혈관에 혈전이 생성되면 동맥이 막히는 것이다. 그럴 경우 심장근육에 혈류가 흐르지 못하여 심장근육이 괴사하게 되면서 발병하게 된다.

이 병의 진단은, 가슴에 통증이 있거나 짓누르는 압박감이 30분 이상 지속된다면 심근경색의 증상으로 판단한다. 협심증은 휴식을 취하면 증상이 완화되지만, 심근경색의 경우는 휴식을 취해도 격렬한 통증이 있다. 이때는 발한이 동반되어 목이나 턱, 팔, 어깨 등에도 통증이 온다.

심근경색은 혈액검사나 초음파 촬영 등 여러 가지 방법을 통하여 할 수 있고, 내과적 치료와 외과적 치료를 겸하게 된다. 내과적 치료는 약물요법, 또는 관상동맥의 협착 부위를 넓혀주는 관상동맥 성형법 등을 시행한다. 외과적 치료는 협착 부위에서 다른 혈관을 이용하여 우회로를 만들어 혈류공급이 원활하도록 해준다. 관상동맥 우회 수술은 심장병 환자에게 보편적으로 시행되고 있는 방법이다. 그 외에도 협착을 일으키는 관상동맥의 내막을 절제하거나 좁아진 부위를 덧대어서 넓혀주는 혈관성형술 등의 방법이 사용되기도 한다.

심근경색 예방은 동맥경화증을 미리 막아서 경화로까지 진행되지 않도록 해야 한다. 만약 수술을 했다면 식이요법이나 운동, 체중조절 및 약물 복용을 평생토록 해야만 한다. 특히 흡연과 과도한 음주는 반드시 피해야 할 필수적인 요소다. 수술 후 흡연을 계속할 경우 관상동맥이 경련을 일으켜서 심한 경우에는 심근경색이나 급사를 일으킬 위험이 있다.

특히 환자는 산소가 쓸데없이 소비되는 것을 막아야 한다. 아스피린은 혈소판을 억제하는 작용이 있어서 관상동맥질환자에게 도움이 된다고 알려져 있다. 그러나 무엇보다 병을 일으키는 원인을 찾는 것이 중요한데, 현대의학은 정확한 것은 아직 모르고 추측만 한다.

심근경색도 원인은 유해파 때문이다. 네덜란드의 트럼프 박사는 1968년 유엔 유네스코에 제출한 보고서에서 '수맥 교차지점에서 생활한 사람은 아드레날린의 분비가 촉진되고, 심장박동수가 상승하여 혈압에 영향을 주며, 산소의 소비량이 많아진다'고 했다. 유해파의 영향을 받으면 혈액순환이 안 되고, 산소와 영양분이 부족하여 병이 오는 것이다. 또 호르몬 분비가 억제되고, 독소를 배출하지 못하여 쌓이게 된다.

유해파가 이처럼 해로운데 미신으로 폄하할 수 있다는 말인가? 유해파를 중화시키는 것은 병의 요인을 없애줌과 동시에 환자가 거주하는 공간에 상생의 기(氣)를 북돋아주는 것이다. 그러면 병이 낫고, 건강하게 되어 수명도 길어진다. 진실은 복잡한 것을 싫어하여 간단하고 단순한 데 있다. 그러나 거짓은 복잡하고 어려운 논리를 전개하여 현혹되게 한다.

사람이 한평생을 살면서 아프지 않고 살 수는 없지만, 큰 병이 와서 입원하는 일은 없어야 한다. 병이 오는 것은 피할 수 없다고 하지만 조금만 관심을 가진다면 충분히 예방을 할 수 있다. 방법은 유해파를 중화시키는 것으로, 아파서 병원 신세를 지는 것보다 낫다. 미리 유해파를 중화시키고 감사하며 웃으면 저절로 건강하게 된다. 순간의 방심이 일생을 불행하게 만드는 원인이 될 수 있다. 일생을 건강하게 편히 살 것인지, 아니면 불행하게 살 것인지는 당신의 선택에 달려 있다.

심근경색에는 한글 파장명상을 하면 효과가 있다. 파장문자는 '뾰ㅎㅠ츄ㅊ19'자이다. 이 문자를 방의 네 모서리에 써서 붙이고, 명상용으로 한 장을 따로 써서 매일 아침저녁으로 문자를 보면서 명상을 하면 효과가 있다. 명상이 끝나면 방의 공간 안에 '뾰ㅎㅠ츄ㅊ19'라고 손가락을 이용하여 크게 쓴다. 이렇게 하면 강한 파장이 형성되어 당신을 치유시킬 것이다. 너무 간단하다고 우습게 보면 안 된다.

또 웃으면 피가 신장, 간장, 위장, 피부, 뇌로 모여들어 산소가 많아지면서 심장질환이 예방되어 건강하게 살 수 있다. '심장건강을 유지하려면 운동과 저지방 식사와 함께 재미있는 비디오나 영화를 보면서 웃음을 잃지 않는 생활을 해야 한다'고 미국 메릴랜드대학교 마이클 밀러 박사가 말했다. 혈관의 내피가 손상되면 일련의 염증반응이 나타나서 심장에 혈액을 공급하는 관상동맥에 지방과 콜레스테롤이 쌓인다고 했다. 감사하며 웃으면 이것이 해소된다.

우리에게는 힘과 용기를 주고 어떠한 고난도 이겨낼 수 있는 능력이 필요한데, 그 방법은 감사하는 생활과 웃음이다. 또 웃음은 '상호간의 대화와 마음의 통로를 열어주며, 긴장감을 완화시키고 분노와 공격성을 없애준다. 또한 의사가 진단의 도구로 사용하기도 한다'고 미국의 오하이오 주립대학의 낸시 랙커 교수가 말했다. 한 번뿐인 인생을 불행하게 살아서는 안 된다. 또 체질에 맞는 음식이 보약임을 알고, 맞게 먹어야 한다. 건강하게 살려면 지금 당장 실행해야 된다.

9.
협심증

심근경색 설명에서 이미 이야기했지만, 협심증은 심장에 혈액을 공급하는 관상동맥이 어떤 요인에 의해 좁아지면서 생기는 질환이다. 그러므로 동맥경화가 오지 않도록 미리 조치를 취하면 예방이 된다. 그러나 심장혈관 내부의 면적이 70% 이상 좁아졌으면 협심증을 의심해야 한다.

심근경색은 관상동맥이 완전히 막혀서 발생하는 병이고, 협심증은 어느 정도 혈류가 흐르면서 심장근육에 산소가 모자랄 때 나타나는 증상이다. 증상이 느껴지면 의사의 소견에 따라 정확한 진단과 함께 환자의 상태를 점검하고, 전문적인 방법으로 알맞은 치료를 하는 것이 중요하다.

현대의학에서는 흡연이나 고지혈증, 당뇨병, 고혈압 등이 이 병의 명백한 위험인자로 알려져 있고, 그 외에도 운동부족, 비만, 스트레스 등도 원인의 하나로 추측한다. 협심증이 발생하면 가장 흔하게 오는 증상이 가슴통증(흉통)이다. 환자에 따라 다르게 느껴질 수 있지만 대개 가슴이 짓눌리고 빠개지는 것 같은 통증이 있다. 또 고춧가루를 뿌려놓은 것같이 화끈거리고 숨이 차는 것 같은 증상을 호소한다.

협심증으로 인한 흉통은 무리하게 운동을 하거나 무거운 물건을 들 때, 또는 차가운 날씨에 갑자기 노출되면 잘 나타난다. 즉, 평상시에는 통증이 없다가 심장근육에 산소가 부족하거나 몸에 변화가 와서 흥분상태가 되면 잘 나타나는 것이다. 지속되는 시간은 대개 5~10분 미만인데, 이때 안정을 취하면 없어질 수 있지만, 증상이 심하여 안정을 취해도 계속되면 통증을 느끼는 시간도 길어지게 된다. 통증을 방치하면 심근경색으로 바뀔 확률이 높으므로 즉시 병원을 찾아야 한다.

가슴에 통증이 있다고 모두가 협심증은 아니고, 때로는 신경증이나 위장질환, 근육통 등으로도 통증이 올 수 있다. 협심증은 정확한 진단이 필요하다. 만약 가슴에 통증이 느껴지면 경험이 많은 전문의에게 정확한 진단을 받아야 한다. 증상이 의심되면 확실한 진단을 위해서 운동이나 여러 약물을 이용하여 인위적으로 심장에 부하를 가한 후 검사를 시행하기도 한다.

이러한 검사법들은 치료 방법을 결정하는 데 많은 도움이 된다. 증상이 확실하면 X선을 찍어서 상태를 본 후 관을 이용하여 혈관을 넓히는 관상동맥 중재시술이나 관상동맥 우회 수술 등의 치료를 받게 된다. 약물을 이용한 치료는 관상동맥을 확장시켜 혈류의 공급을 원활하게 하고, 심근의 수축력과 심박수를 줄여서 산소소모를 줄이는 방법을 쓰고 있다.

심근의 산소 소비를 줄이기 위한 약제로는 베타차단제를 쓰는 경우가 많은데, 이 약제는 지나치게 심박수를 줄여서 어지러운 증상과 무기력감 등을 가져올 수 있다. 만성 폐질환이나 당뇨병 환자는 부작용이 있을 수 있으므로 사용에 조심을 요한다.

협심증의 치료는 병의 진행 정도에 따라서 다르다. 병이 경미하면 약물치료로도 가능하지만, 조기치료에 중점을 두고 재발을 막기 위해서는 관상동맥 중재시술이나 수술을 하는 경우가 많다. 대부분 관상동맥에 관을 삽입하고, 가는 철사를 통해 막힌 혈관 부위에 풍선이나 스테인트로 확장시키는 방법을 쓰고 있다. 과거에는 심장 수술로 인한 사망률이 높은 편이었으나 수술 기술과 기구가 발달되어 현재는 매우 안전한 수술로 인식된다.

이 병은 원인을 찾아서 질환이 오지 않도록 미리 예방하는 것이 급선무다. 과연 무엇이 원인이라서 혈관 벽이 좁아지고, 산소가 부족하게 되는 것일까? 궁금하다. 산소가 부족한 것은 혈액순환이 제대로 안 된다는 뜻으로, 주된 원인은 잠자리의 유해파 때문이다. 본인의 저서 『당신의 운명을 결정짓는 잠자리』에서 설명했듯이 유해파는 모든 질병의 원인이다.

네덜란드의 트럼프 박사가 밝힌 바에 의하면, 수맥 유해파는 산소 소비를 증가시켜 병이 오게 만드는 것이다. 앞에서도 이야기했지만 혈액순환이 되지를 않으면, 산소의 소비가 많아지고 영양의 분배에 방해를 받게 된다. 그럴 경우 면역력이 떨어지면서 독이 쌓여 병으로 연결된다. 고로 유해파는 우리의 건강에 해를 주는 것은 물론 삶 전반에 영향을 미친다.

유해파를 중화시키면 면역력이 증강되어 예방이 되고 병이 오지 않지만, 많은 사람들이 자기와 무관한 것으로 방심하다가 화를 당한다. 또 미신으로 생각하여 귓전에서 흘려버리고, 돈이 없다며 중화를 하지 않는 사람도 있다. 적은 돈을 아끼려다가 결국 병이 와서 더 많은 돈을 쓰게 되고, 급기야는 생명을 잃기도 한다.

한 가지 예를 들면 이웃에 살던 지인이 부산으로 이사를 간다는 것이다. 이유는 집을 두 곳 중에 한 곳은 팔아야 하는데, 부산을 선택하면 금전적으로 이익이 된다는 것이다. 그러나 나는 적극 만류를 했다. 부산에 집을 짓는다면 유해파가 많아서 안 좋을 것이라며, 그대로 살기를 권했다.

그러나 돈과 연관되어 결국 부산으로 이사를 했고, 그로부터 몇 개월 후 대학병원에 입원했다는 소식이 왔다. 병명은 유방암 재발이었다. 수술을 했지만 낫지를 않아서 결국 영원히 이승을 떠나는 불행을 당한 것이다. 그것을 보면서 내 말을 들었으면 불행을 피할 수 있었을 텐데 하는 아쉬움과 유해파를 받으면 언제 어떻게 될지 모른다는 두려움이 남는다. 그래서 유해파를 중화시키고, 감사하고 웃으라는 것이며, 여기에 건강과 행복이 있다는 것을 알린다. 행복과 목숨은 돈으로도 살 수 없는 귀중한 것이다.

건강은 돈으로도 살 수 없다. 돈 없이 자연치유되는 방법은 당신의 의지다. 다음 문자에는 강한 치유의 힘이 있다. 협심증에 좋은 문자는 'ㅣㅎ찌ㄴㅌ쓔7'이다. 이 문자를 방의 모서리마다 한 장씩 써서 붙이고, 한 장을 더 써서 문자에 집중하면서 파장명상을 하면 효과를 볼 수 있다. 앞에서 설명한 대로 명상을 끝낸 후 'ㅣㅎ찌ㄴㅌ쓔7'이라는 문자를 방의 허공에 큰 글씨로 적어야 한다. 손가락을 이용하여 공간을 종이로 생각하고 써도 된다. 여기에는 우주의 기운이 작용해서 협심증이 낫는 힘이 나온다.

더불어 감사와 웃음은 질병의 예방과 치료에 효과가 있으며, 스트레스로 피곤해진 당신의 몸을 회복시키는 데 도움을 준다. 유해파는 스트레스를 일으키는 원인이고, 스트레스는 만병의 근원이 되므로 유해파를 중화시키고 감사하며 웃으라는 것이다. 그래야 스트레스가 날아가고 혈액순환이 원활해지며, 산소와 영양의 공급이 잘되어 질병을 없애준다. 우주는 당신이 행복하게 장수하기를 바란다. 그러나 당신의 고집이 이것을 막고 있다.

캐나다의 존 웨슬리 교수는 '웃음은 혈액에 산소를 공급하고, 박테리아가 발생하는 잔여 공기를 몰아낸다'고 했다. 또 웃음이 피의 순환을 자극해서 혈액이 굳는 것을 막아주며, 정신적 유연성과 육체의 건강유지와 사회성 계발로 인간관계를 좋게 하고 협동심을 높여준다. 감사하고 웃으면 당신의 삶이 바뀔 것이다. 그리고 꼭 체질에 맞는 식이요법을 하여 먹는 것을 바꾸기 바란다. 그러면 건강하고 행복하게 된다.

3장

유해파가 복부로 지나갈 때
오는 질병

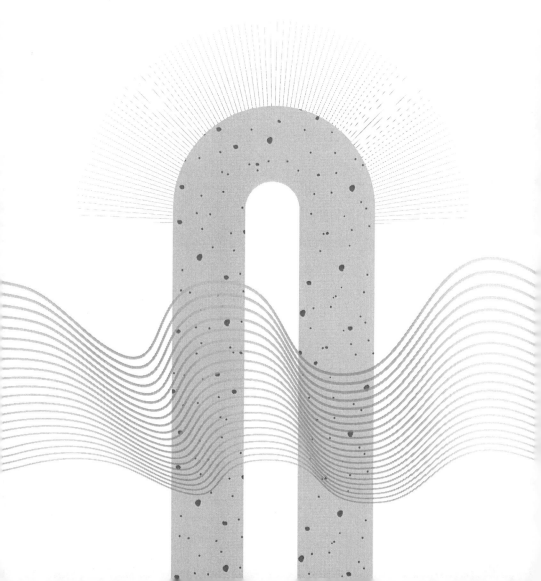

1.
서문

우리 몸에 병이 생기는 것은 몸 자체의 문제가 아니라 외부 환경의 간섭에 의해서다. 원인은 잠자리에 유해파가 있으면 병의 원인으로 작용하여 각종 질병을 유발하게 되는 것이다. 병원에서 병이 치료가 되어 건강해졌으면 다시 발병하지 않아야 하는데, 얼마 뒤 다시 재발한다. 왜인지 깊이 생각해보자. 이것은 유해파로 생긴 질병을 약으로 치료하면, 호전은 되어도 병의 뿌리는 그대로 남아 있기 때문이다.

치료를 한 후에는 잠자리를 바꿔야 완전히 낫는데, 종전과 같은 자리에서 생활하기 때문에 다시 재발하는 것이다. 조셉 아이셀 박사는 동료 의사들에게 환자가 수술을 받기 전에 반드시 기존의 잠자리를 옮길 것을 권유하라고 말한다. 그렇지 않으면 수술 효과가 확실하게 나타나기 어렵다고 주지시킨다.

사람이 살면서 아프지 않을 수 없고 항상 좋은 일만 있을 수는 없다고 하지만, 고통을 피할 수 있으면 피해야 한다. 방법은 앞에서도 이야기했듯이 유해파를 중화시키고, 한글 파장명상을 하고 감사하며 웃는 것이다. 사람이 태어나서 성장하고 늙어가는 과정에서 유해파를 받지 않고 살기는 어려우나, 파장을 중화시킬 수 있는 제품이 있고 방법이 있다는 것에 감사해야 한다. 이 세상은 한번 떠나면 다시는 오지 못하는 일회성이다. 그러므로 천수를 누려야 하고, 사는 동안은 행복하게 살아야 한다.

잠자리의 유해파를 중화시키면 질병 없이 건강하게 천수를 누릴 수 있어 행복하다. 행복은 물질이 주는 것이 아니라 내 안에 이미 존재하고 있는 것을 스스로 찾아 누리면 되는 것이다. 돈이 많고 명예가 있어야 행복한 것이 아니다. 천연약인 감사와 웃음이 내 안에 있듯 행복도 내 안에 있으므로, 남과 비교하며 나에게 주어진 행복을 짓밟아서는 안 된다. 나와 내 가족만 생각하고 이기적인 삶을 산다면 그것은 불행이 되지만, 서로 도우면서 이웃과 자연을 사랑할 때 행복을 느끼게 된다.

이 세상에 독불장군은 없다. 만약 이웃이나 동료 없이 혼자만 산다면 그 삶은 지옥일 것이다. 사회는 하나의 공동체로 이뤄져서 톱니바퀴가 맞물려 돌아가듯 서로 관계성을 가지고 있다. 그러므로 서로 사랑하고 도우면서 살 때 더 큰 행복을 느끼게 된다. 고로 아무리 하찮아 보이는 사람일지라도 제 몫은 있으므로 사람을 차별해서는 안 된다. 우리 모두 같이 살아야 하는 공동운명체다.

나만의 이익을 위해서 움켜쥐려고 하지 말고, 서로 도우면서 살아야 한다. 제 아무리 권력과 명예가 있고, 재산이 많아도 죽음 앞에서는 빈주먹이다. 죽음은 남녀노소와 빈부격차를 가리지 않고 오는 것으로, 가장 평등하다. 명예나 권력, 돈이 많아도 언젠가는 죽는 것이고, 죽을 때는 빈손이라는 것은 누구나 안다. 능력이 있을 때 서로 도와주고 나누어야 나도 도움을 받을 수 있고, 건강이 좋아져 행복하다.

유해파가 복부 쪽으로 지나갈 때 발생할 수 있는 병으로는 위암 및 위장질환, 당뇨, 신부전증, 고혈압, 척추질환(디스크) 등 여러 질환이 있다. 앞에서도 설명했지만, 중요한 것은 파장을 받으면 혈액순환이 방해를 받는다는 것이다. 그러면 산소와 영양분이 부족하게 되고 호르몬 공급이 제대로 안 되어 병이 온다. 유해파가 그만큼 무서운 병의 원인인데, 사람들은 대수롭지 않은 듯 무관심하게 여기고 있다.

병이 드는 원인은 유해파 때문이라고 누누이 설명했다. 몸에 이물질이 쌓여서 수술을 하는 경우가 있다. 이것은 유해파 때문에 독이 배출되지 못하여 쌓인 경우이다. 유해파를 중화시키면 쉽게 치유가 되는데, 관심을 두지 않기 때문에 병이 생긴다. 병원에만 의존하게 되면 정작 몸의 주인인 당신은 구경꾼이 되고, 의사가 주인 행세를 한다. 그러면 병을 제대로 치료할 수 없다. 유해파를 중화시킨 후 한글 파장명상을 하고 매사에 감사하며 웃으면, 위암이나 신부전증 등 앞에서 말한 질환들도 치료와 예방이 된다. 그리고 체질을 알고 체질에 맞는 음식을 먹어야 건강해진다.

또한 병의 설명 끝에 한글 파장명상의 문자와 하는 방법을 적어놓았다. 병에 따라 문자가 다르므로 파장도 다르게 나온다. 믿음을 가지고 꾸준히 실천하면 효과를 볼 수 있다.

2.

위암

위는 우리가 먹은 음식을 제일 먼저 받아들이는 소화기관이다. 이 기관에 어떤 요인에 의해서 악성종양이 생기는 것을 위암이라고 한다. 악성종양에는 위선암, 림프종, 위점막 종양 등이 있다. 이 중 95%가 위선암이며, 위암이라고 하면 일반적으로 위선암을 말한다. 현대의학에서는 위암은 위의 점막에서 발생하게 되는데 위장이 탈이 났을 때 미리 조치를 취하지 않고 방치할 경우 암으로 바뀔 수 있는 것으로 본다.

위암은 시간이 지남에 따라 점막하층, 근육층, 장막하층 등에서 발생하게 되고, 위장의 점막층을 따라 넓게 퍼지거나 깊이 퍼질 수 있다. 위 주변에 있는 임파선을 따라 혹은 혈류의 흐름에 의해 간이나 폐, 뼈 등 여러 부위로 퍼질 수 있는 병이다. 위암은 만성 위축성 위염, 장이형성, 식이요인, 유전요인, 기타 환경적 요인 등을 원인으로 보고 있다.

위암으로 발전했을 경우 수술 등의 조치를 취하지 않으면 위험할 수 있다. 위암으로의 진행은 단기간에 오는 것이 아니라 오랫동안 증상이 있는데도 무관심하게 지낸 탓이다. 암이 위장의 아랫부분에 생길 경우 위와 소장을 이어주는 수술을 받게 되는데 이때는 위산도가 떨어질 수 있고, 세균에 의해서 박테리아가 증식될 수 있다. 고로 평소에 이상을 느꼈는데도 치료를 하지 않고, 무방비상태로 지내면 결국 위암이 될 가능성을 피할 수 없다.

위암 발병의 중요한 원인으로 먹는 음식을 들 수 있다. 불에 탄 음식이나 술, 담배 등은 암을 촉발할 위험성이 높다. 너무 짠 음식이나 염장식품, 즉석식품 등은 피해야 되고, 야채나 과일 등 유기농으로 재배한 것이 도움이 된다. 또한 석면이나 철가루, 매연, 산업폐기물, 방부제, 농약, 등은 피하는 것이 좋다.

위암은 별다른 증상을 보이지 않는 경우가 대부분이라서 검사를 해보기 전에는 위암의 구분이 어렵다. 매년 정기적으로 검진을 할 경우 초기에 발견할 수 있지만, 위암으로 진단이 났으면 즉시 치료를 받고 음식을 가려서 먹어야 한다.

증상으로는 상복부의 불쾌감과 통증이 있고, 소화불량, 팽만감, 식욕부진 등이 올 수 있다. 이러한 증상은 위염 또는 위궤양의 증세와 비슷하여 착각할 수 있으므로 전문의의 자문을 받아야 한다. 그렇지 않고 소화제나 제산제 등을 임의로 복용하고, 민간요법으로 증상을 다스릴 경우 수술시기를 놓치게 된다. 조기에 발견하여 치료를 받지 않으면 암세포가 점차적으로 진행되어 위험할 수 있다.

때로는 복부에 딱딱한 덩어리가 만져지기도 하고, 구토나 피가 넘어오는 증상과 더불어 체중이 줄고 하혈이나 빈혈, 위가 더부룩한 증상이 올 수 있다. 이런 경우 치료를 해도 좋지 않은 결과가 나올 수 있으므로 초기에 조치를 취해서 중증으로의 발전을 막아야 한다.

위암은 진찰만으로는 진단이 어려울 수 있다. 방사선 검사나 위내시경, 또는 조직검사 등을 통하여 최종적인 진단을 해야 한다. 증상이 심해서 위를 절제했을 때에는 식사 후 복통이나 설사, 식은땀, 현기증 등이 발생할 수 있다. 이것은 위를 잘라냈기 때문에 발생하는 것으로, 이런 증상이 있으면 소량으로 자주 음식을 섭취하여 후유증을 최소화하는 것이 좋다.

위암은 환자에 따라 다소 차이가 날 수 있지만, 발생 후 5년 동안 살아 있을 확률은 1기일 경우 80% 전후, 2기일 경우 60% 전후, 3기일 경우 40% 전후, 4기일 경우 0~10% 정도로 본다. 위암은 증상에 따라 많은 차이가 있을 수 있는데 점막이나 점막 아래쪽에 국한된 조기 위암은 예후가 매우 좋은 편이다. 현대의학이 발전하여 위암이 조기에 발견되는 추세에 있고, 조기에만 발견되면 치료에도 희망이 있다. 평소에 익히지 않은 채소와 과일 등 섬유질이 많은 음식을 섭취하면 위암 발생이 줄어드는 것으로 알려져 있다.

지금까지 현대의학의 견해를 살펴봤다. 의술이 아무리 발전되어 치료를 하면 된다고 해도 병이 오지 않는 것만 못하다. 한번 잘라낸 위는 다시 원상회복이 되지 않는다. 위암의 근본적인 예방과 치료는 유해파를 중화시키는 방법 외에는 없다. 설령 조기에 위암을 찾게 되어 치료를 한다고 해도 문제가 해결되는 것은 아니다. 왜냐하면 파장을 중화시키지 않고 치료만 하면 뿌리는 그대로 두고 곁가지만 치는 격이 된다. 그러면 다시 새순이 돋기 마련이고 언젠가는 재발이 된다. 병은 뿌리를 뽑아야 재발이 없지만, 뿌리가 남아 있으면 평생을 후유증에 시달릴 수 있다.

하거 박사는 '1910년부터 1932년까지 22년 동안 암 환자 약 5,348명을 대상으로 주거지를 조사한 결과 98% 이상이 수맥 유해파를 받으면서 생활한 것이다'라는 보고서를 냈다. 원인은 유해파 때문이다. 당신도 건강하게 천수를 누리려면 유해파를 중화시키고 한글 파장명상과 감사와 웃음치료를 당장 시작해야 한다. 그러면 병원에 갈 일이 줄어들고, 위험에 노출될 염려가 없다. 배를 갈라 위를 잘라낸다는 것은 상상만 해도 끔찍한 일이다. 소탐대실(小貪大失)이라고, 적은 돈을 아끼려다가 큰 것을 잃을 수 있다.

모든 암에는 한글의 자음과 모음, 글자와 숫자를 배합한 치유 파장이 효과가 있다. 위암에 반응하는 문자는 '8쬬ㅎㅠ뚀ㅌㅣ'가 효과가 좋다. 이 문자를 방의 네 모서리에 써서 붙인 다음 한 장은 조금 큰 종이에 적어 문자를 보면서 명상을 하는 것이다. 명상을 끝낸 다음 방의 허공을 종이로 생각하고, 손가락으로 '8쬬ㅎㅠ뚀ㅌㅣ'라는 문자를 크게 쓰면 좋은 기운이 형성된다. 아침과 저녁으로 하면 효과를 볼 수 있다. 명상은 문자에 집중하여 많이 할수록 좋다.

나 스스로 웃을 일을 만들고 웃을 수만 있다면, 그것은 가장 바람직한 웃음이라고 학자들은 말한다. 어떤 상황에서도 웃을 수 있으면 세뇌공작도 이길 수 있고, 고통이 오더라도 견딜 수 있다. 자신을 긍정하면서 모든 일에 감사하고 웃을 때 암도 이겨낼 수 있고, 오래 살수 있다. 문제는 나 자신을 어떻게 평가하여 행동으로 옮기는가에 달려 있다. 나의 건강은 자신감에서 오며, 스스로 이겨낼 수 있는 힘을 기르면 암을 얼마든지 이길 수 있는 길이 열린다.

'웃음은 사치가 아니다. 그것은 생존을 위한 역동적 수단이다'라고 영국의 존 리치 교수가 말했다. 중요한 것은 당신 스스로 질환을 이겨내려는 의지와 실천이 있어야 한다는 것이다. 당신의 생명은 잠자리의 유해파 중화에 달려 있다. 그리고 한글 파장명상과 감사의 생활과 웃음으로 면역력을 높여야 한다. 그럴 경우 우주도 당신을 도울 것이다. 그런 다음 체질이 어디에 속하는지 알고, 체질에 맞는 음식을 먹어야 한다. 음식은 우리 몸의 에너지를 만드는 보약과 같다. 그리하면 건강은 틀림없이 좋아진다.

3.
당뇨병

인간은 어떠한 정밀 기계보다 섬세하게 설계된 신비의 존재이다. 췌장도 이 신비한 존재 중 하나로, 수분을 조절하고 불필요한 이물질을 배출하는 역할을 한다. 당뇨병이란 몸에 있어야 할 포도당이 소변을 통하여 과다하게 배출되어 붙여진 이름이다. 정상적인 사람은 소변으로 당이 넘쳐나지 않을 정도로 혈당을 통제한다. 이 역할은 췌장에서 인슐린이라는 호르몬이 분비되어 혈당을 적절히 조절하기 때문이다.

이렇게 중요한 역할을 하는 췌장에 인슐린이 모자라거나, 제대로 기능을 못하는 상태가 되면 혈당이 올라가고 소변을 통하여 당이 많이 빠져나오는데 이것을 당뇨병이라고 부른다. 경제적인 발전과 서구화된 생활양식에 따라 우리나라도 당뇨병이 급증세에 있지만, 만물의 영장치고는 너무나 허술한 것 같다.

당뇨병의 발생을 현대의학에서는 유전적 요인과 환경적인 문제라고 생각하여 관심 있게 보고 있다. 즉, 당뇨병이 유발되기 쉬운 유전적 체질을 부모로부터 물려받은 사람이 있다는 것이다. 이러한 사람은 당뇨병이 생길 수 있는 환경에 노출되면 병이 발생할 수 있다고 본다. 그러나 정확한 원인은 밝혀지지 않았으며, 여러 가지 요인들을 추측할 뿐이다.

당뇨병은 소변으로 포도당과 수분이 같이 빠져나와 배출량이 많아지면 몸은 수분 부족으로 심한 갈증을 느끼게 된다. 또한 영양분이 몸에 흡수되지 않아서 피로감을 느끼며, 잘 먹는데도 체중이 감소한다. 당뇨병의 가장 대표적인 증상을 '삼다(三多)'라고 하는데, 물을 많이 마시고, 소변을 많이 보며, 음식을 많이 먹는 것이다. 그 외에도 눈이 침침하고 손발이 저리게 되며, 여성의 경우 질 소양증 등이 올 수 있다. 그러나 혈당만 높게 나타나지 않으면 대부분 특별한 증상을 못 느낀다.

당뇨병은 손가락 끝 쪽의 채혈로 혈당을 측정해서 그 수치를 보고 판단하는데, 의심이 되면 정밀검사를 하게 된다. 정확한 검진은 정맥혈을 채취하여 혈전을 가라앉게 하고, 상층의 맑은 혈장 성분만을 분리하여 포도당 농도가 얼마인지 측정하는 것이다. 과거에는 소변검사를 해서 당뇨병인가를 알아냈는데 이 방법은 오류가 많았다. 즉 당뇨가 있는데도 음성으로 나올 수 있고, 없는데도 양성으로 나올 수 있으므로 검사 방법으로는 맞지 않다는 결론을 내렸다.

현재 가장 널리 사용되고 있는 진단법은 '당뇨병의 진단기준 및 분류에 관한 전문위원회'에서 아래와 같은 기준을 마련했다. 1997년에 제시한 내용은 다음과 같다.

당뇨병의 특징은 물을 많이 마시고, 소변을 많이 보며, 다른 특별한 원인이 없는데도 체중 감소가 있다. 식사 시간에 관계없이 측정한 혈당이 200mg/dℓ 이상일 때는 의심을 하게 된다.
8시간 동안 열량 섭취가 없는 공복 상태에서 측정한 혈당이 126mg/dℓ 이상이 되면 의심을 한다.
경구 당 부하검사에서 75g의 포도당을 섭취한 후 2시간째에 혈당이 200mg/dℓ 이상인 경우 당뇨병으로 판단한다.

위의 세 가지 조건 중 어느 한 가지만 해당되어도 당뇨병으로 진단할 수 있다. 그러나 명백한 고혈당 증상이나 급성 대사이상이 있는

경우를 제외하고는 다른 날에 한 번 더 검사를 하여 두 번 이상이 진단기준에 해당될 때 당뇨병으로 진단한다.

당뇨병의 합병증에는 급성 대사성과 만성 합병증이 있다. 급성은 혈당이 너무 올라갈 수도 있고 반대로 떨어질 수도 있는데, 이때 환자는 적절한 조처가 없으면 의식을 잃을 수 있어 생명이 위태로울 수 있다.

만성 합병증으로는 병이 지속되면서 큰 혈관과 작은 혈관 등에 변화가 일어나서 좁아지거나 막히는 증상이 올 수 있다. 큰 혈관에 합병증이 오면 흔히 심장, 뇌, 하지에 혈액을 공급하는 혈관이 막힌 상태인 경우로 이것을 동맥경화증이라고 부른다. 작은 혈관에 합병증이 오면 주로 눈의 일부분과 신장이나 신경에 문제를 일으켜서 시력상실이나 만성 신부전증 등이 생기고, 상하지의 감각이 떨어지며, 통증 등을 일으킬 수 있다.

당뇨병의 치료에는 식사요법과 운동요법, 약물치료 등이 있다. 경한 당뇨병은 식사요법과 운동요법만으로도 효과를 볼 수 있지만 중증이 되면 위의 방법으로는 효과가 없을 수 있어서 약물요법을 추가하는 경우가 있다.

당뇨병은 수년에 걸쳐 혈당의 상승이 지속되었을 경우 혈관에 염증이 생기고 혈관이 막힐 수 있는데, 이때 혈당이 갑자기 상승하게 되면 증상이 심해진 것으로 봐야 한다. 그러면 무기력함과 의식저하가 나타나며, 심한 경우에는 사망에 이를 수 있다. 당뇨병의 치료목적은 혈당을 정상에 가깝도록 유지하여 고혈당으로부터 혈관손상을 방지하는 데 있다. 또한 환자가 당뇨병을 가지고도 건강하게 살 수 있도록 도와주는 것이 치료의 목적이다.

현대의학에서는 당뇨병의 예방법으로 비만이나 좌식생활, 고지방

식사, 스트레스, 음주 등을 피할 것을 권고한다. 특히 비만이 생기지 않도록 식사량을 조절하고, 규칙적으로 운동을 하는 것을 중요하게 여긴다. 그러나 잠자리에 유해파가 있는지 점검하여 중화시키는 것이 당뇨병을 피하는 방법이다. 만약 유해파가 췌장 쪽으로 지나간다면 어떠한 방법을 써도 소용이 없다. 이유는 파장이 혈액순환을 방해하여 산소의 소비를 증가시키고, 영양공급을 막기 때문이다. 또 호르몬 생산에 악영향을 주어 췌장에서 당이 많이 배출되도록 하는 원인으로 작용한다.

당뇨병의 원인도 유해파의 영향이다. 타인이 내게 병을 준 것이 아니라 그동안 내 몸에 무관심했던 것이 당뇨병이라는 결과로 나타난 것이다. 결국 나의 방심과 무지 탓으로 병이 생긴 것이다. 유해파로 인하여 영양분과 산소가 부족하게 되고, 면역력이 약해지면서 호르몬 생산이 제대로 되지 않고, 이물질을 배출하지 못하여 병이 오는 것이다. 그렇다고 지난날을 후회할 필요는 없고, 이제부터가 더 중요하다. 이대로 인생을 마칠 수는 없지 않는가? 이제라도 유해파를 중화시키고 감사하며 웃으면, 당신도 건강하게 새로운 삶을 살 수 있다.

당뇨병은 합병증이 위험하다. 당뇨병에 반응하는 한글문자는 '쮸ㅍㅣ츄ㅠㅍ9'가 효과가 있다. 이 문자를 써서 방의 모서리마다 붙이고, 한 장을 더 써서 글자에 집중하면서 명상을 하면 효과를 보게 된다. 명상을 할 때는 문자에 집중하면서 내 병이 물러간다는 강한 생각을 하면 더 빠른 효과를 볼 수 있다. 명상을 마친 후 앞의 방식대로 '쮸ㅍㅣ츄ㅠㅍ9'라는 문자를 방의 공간에 손가락으로 쓰면 파장이 형성된다. 매일 꾸준한 노력이 있어야 한다.

'웃음은 면역계와 소화기관을 안정시키는 역할을 한다'고 독일의 정신과 전문의 미하엘 티체 박사가 말했다. 소리 내어 큰 소리로 웃으면 백혈구가 순간적으로 증가한다는 연구 보고가 있다. 감사와 웃음은 각종 질병을 치료하는 데 효과가 있으며, 혈액에 산소를 공급해준다. 그러면 당신 몸에 피의 흐름이 원활하게 되어 부족한 산소와 영양이 충분히 공급될 것이다.

당신은 대가를 치를 필요도 없는 천연 약재인 웃음과 감사를 가지고 있다. 이것은 창조주가 내려주신 선물로 누구나 가지고 있지만 무관심하여 방치하고 있을 뿐이다. 지금부터 감사하며 웃으면 건강과 인상이 동시에 좋아지고 자신감이 생길 것이다. 유해파를 중화시키고, 한글 파장명상과 감사와 웃음이라는 명약을 100% 활용하고, 체질 검사를 하여 몸에 맞는 음식을 먹어야 건강하다. 맛있다고 몸에 좋은 것이 아니라 체질에 맞는 음식을 먹어야 도움이 된다.

4.
고혈압

혈압이란 혈액이 동맥과 정맥의 혈관 벽에 주는 압력을 말한다. 심장이 동맥혈관을 통하여 혈액을 내보낼 때 받는 압력은 수축기 혈압이고, 정맥을 통하여 심장으로 받아들일 때 받는 압력을 이완기 혈압이라고 한다. 이러한 업무를 수행하는 과정에서 어떠한 요인에 의해 혈압이 높아지는 것을 고혈압이라고 한다. 성인 인구의 약 15%가 고혈압 증상을 가지고 있는 것으로 알려져 있다.

정상혈압은 수축기 혈압이 130㎜Hg 미만이고, 이완기 혈압은 80㎜Hg 미만을 말하며, 고혈압은 수축기 혈압 140㎜Hg 이상이고 이완기 혈압 90㎜Hg 이상을 말한다. 이 병이 왜 오는지를 현대의학에서는 여러 가지 원인을 두고 추측만 할 뿐 확실한 것은 모른다. 부모 중에 한쪽이 고혈압일 경우 자녀의 약 50%가 이 병에 걸릴 위험이 있고, 부모 모두가 높으면 자녀의 70%에서 고혈압이 발생할 가능성이 있는 것으로 보고 있다.

환자는 흡연을 삼가야 한다. 그 이유는 담배를 피울 경우 혈관을 수축시키고, 혈소판 응집을 촉진시켜서 혈압을 상승시키기 때문이다. 또 고지혈증이 있으면 동맥경화를 유발시키게 되어 고혈압이 발생할 위험이 있다. 고혈압은 심하지 않을 시는 뚜렷한 증상이 없어서 모르고 있다가 신체검사나 진찰 중 우연히 발견되는 경우가 많다. 그래서 고혈압을 '소리 없는 죽음의 악마'라고 할 만큼, 특별한 증상이 없다.

만약 두통이나 어지러움, 피로감, 심장 이상 등이 느껴지면 혈압상 승에 의한 증상일 수 있으므로 병원을 찾아야 한다. 혈압이 높은 사람은 코피를 자주 흘리거나 혈뇨, 시력저하, 협심증, 뇌혈관장애 등 여러 문제가 나타난다. 특히 중풍이라고 불리는 뇌경색이나 뇌혈관이 파열되는 증상은 혈압이 높을 때 온다.

두통으로 인해서도 혈압이 올라갈 수 있다. 두통이 있는 경우에는 먼저 혈압으로 생긴 것인지, 아니면 안면두통 때문에 혈압이 올라간 것인지를 살피고 먼저 통증을 조절하는 것이 우선이다. 흔히 뒷목이 뻣뻣하면 혈압이 높다고 생각하는 경우가 많으나 심한 스트레스로 인해서도 목이 뻣뻣할 수 있다. 증상이 무엇 때문에 오는 것인지를 잘 파악하고 대처를 해야만 한다.

혈압을 한번 측정하여 높게 나온다고 고혈압으로 분류하는 것은 바람직하지 않다. 처음 측정한 혈압이 높게 나오면 간격을 두고 안정 을 취한 다음 최소한 두 번 이상 측정해서 결론을 내려야 한다. 이때 이완기 혈압이 90mmHg 이상이 되고, 수축기 혈압이 140mmHg 이상이 면 고혈압으로 판단하게 된다. 평상시에는 괜찮다가 병원에만 가면 높게 나오는 사람이 있으므로 진단에 주의를 기울여야 한다.

고혈압 환자로 의심되면 소변검사와 혈색소검사, 요산, 콜레스테롤 등을 검사하는 것이 기본이다. 몸의 부종 여부를 알기 위한 방법으 로 신장 기능 검사와 몸무게 등을 측정하여 혈압의 높은 정도에 따 라서 진단을 내린다. 고혈압은 대부분의 경우 증상을 못 느끼는 경우 가 많지만, 심하면 머리가 무겁고 두통이나 이명이 나타나며, 숨 쉬기 가 힘들고 현기증 등이 있을 수 있다.

고혈압이 지속되면 인체의 여러 기관에 손상을 일으키므로 조심을 해야 한다. 즉, 관상동맥이나 뇌혈관 등에 죽상경화가 생길 수 있고,

합병증으로는 뇌경색이나 심근경색, 심부전증, 협심증 등 심장질환이 나타난다. 또 신부전이나 소변의 이상증세 등이 올 수 있으므로 치료를 해야 된다. 고혈압은 여러 가지 위험 요소를 가지고 있는데, 심한 경우에 시력저하나 뇌출혈, 뇌졸중, 혼수 등의 증상이 나타나게 된다.

고혈압 증상으로 가장 두려운 병은 뇌출혈이나 뇌경색으로, 시간 내에 조치를 취하지 않으면 목숨이 위험하다. 이로 인하여 우리가 무서워하는 반신불수, 언어장애 등의 증세가 오게 된다. 이는 고혈압 때문에 혈전이 혈관을 막고 혈액순환이 방해를 받아서 산소가 부족하게 되면 그로 인해 뇌 조직에 이상이 생겨서 오는 증상이다. 또 경우에 따라 심장근육이 비대해지고 호흡곤란과 부정맥이 올 수 있다. 그 외에도 앞에서 언급한 질환이나 기타 여러 질환을 동반할 수 있으므로 조기에 치료를 해야 한다. 과도한 알코올 섭취와 담배를 멀리하고, 야채와 과일을 많이 먹어야 하며, 유해파는 반드시 피해야 한다.

혈압이 높은 것은 유해파 때문인데, 이것 때문에 여러 곳에 기전이 있을 수 있다. 심장과 신장, 뇌, 혈액 등에 문제가 있을 수 있으므로 스트레스를 받지 않도록 조심해야 한다. 스트레스는 만병의 원인이고, 유해파는 스트레스를 일으키는 주범이며 질병을 유발하는 원인이다. 특히 환자는 마음을 느긋하게 가져야 하고, 평소에 운동을 열심히 해야 한다. 그러나 유해파 위에서는 마음을 느긋하게 가질 수 없도록 충동질을 하여 성질을 조급하게 만든다.

또 유해파의 영향을 받으면 혈액순환에 문제가 오며, 산소와 영양분이 부족하고 독소가 쌓일 수 있다. 이것들을 해소하는 방법은 고혈압의 원인인 유해파를 중화시키는 것이다. 그리고 한글 파장명상과 감사를 생활화하고 웃음치료를 하면 건강해진다.

고혈압에는 한글의 문자와 숫자가 배합된 '교ㅍㅏ뺘7ㅋㅢ'에서 나오는 파장이 효과가 있다. 이 문자를 적어서 방의 모서리마다 붙이고, 한 장을 더 써서 문자를 보면서 명상을 한다. 명상용은 바닥에 두고 해도 되지만, 눈높이로 벽에 붙이는 것이 좋다. 중요한 것은 문자에 얼마만큼 집중하여 명상을 하는가에 달려 있다. 명상을 마친 후에는 '교ㅏ뺘7ㅋㅣ'라는 문자를 방의 공간에 가득하도록 손가락으로 크게 쓴다. 매일 아침저녁, 또는 시간이 날 때마다 지속적으로 하면 기가 형성되어 치유가 된다. 혈압이 높아도 증상이 없는 경우가 대부분으로, 자칫 방심하다가 큰 병으로 연결될 수 있다. 그러므로 평소에 혈압을 자주 재봐야 한다.

감사와 웃음은 신이 인간에게 주신 만병통치약인데, 무관심과 게으름으로 사용을 못 할 뿐이다. 실천하여 행동에 옮기면 당신이 받은 스트레스가 날아간다. 미국의 데이비스 연구소에 의하면 스트레스 요인이 16만 3천 32개라고 한다. 이처럼 많은 스트레스 요인이 매시간 우리를 짓누르고 있으며, 생활이 복잡하고 생존경쟁이 치열할수록 스트레스를 받을 일이 늘어난다. 그러나 우리는 이것을 해소할 수 있는 특효약을 가지고 있는데, 그것이 바로 감사와 웃음이다. 이것은 우주가 주는 선물로 아낄 필요 없이 마음껏 사용해도 줄어들지 않는다.

'만성적인 스트레스는 속도가 느린 독약과도 같다'라고 메사추세츠 대학의 진 킹 교수가 말했다. 지금 각종 스트레스가 당신의 몸을 병들게 하고 있다. 그러나 천연약인 감사와 웃음으로 날려버리면 건강해진다. 감사와 웃음은 만병통치약이므로, 사용만 하면 고혈압쯤은 문제없이 날려버릴 수 있다. 그리고 체질에 맞는 음식을 먹으라는 것이다. 음식의 종류도 많고 맛있는 것도 많지만 체질에 맞는 음식은 따로 있다. 맛있다고 아무거나 먹지 말고 체질에 맞게 먹으면 반드시 건강해진다.

5.
신부전증

신장은 우리 몸속의 노폐물을 걸러내는 역할을 하여 필요 없는 것을 소변으로 배출하는 일을 하는 기관이다. 이것은 복부의 뒤쪽에 척추를 중심으로 좌우로 한 개씩 존재한다. 크기는 길이 11~12㎝, 폭 5~6㎝, 두께가 2.5~3㎝ 정도이며, 대개 사람의 주먹 크기만 하고, 무게는 약 150g 정도로 완두콩 모양을 하고 있다. 이처럼 작은 장기가 심장에서 나오는 전체 혈액의 약 20% 이상을 소비하는데 뇌 다음으로 많은 혈액을 필요로 한다. 그러므로 신체의 어느 장기보다 중요한 '생명의 장기'라고 할 수 있다.

신장은 몸 내부 환경의 항상성 유지와 체내대사에 의해 생기는 노폐물을 배설하는 일을 하고, 체액의 양과 성분을 일정하게 유지하는 기능을 한다. 정상인의 신장에서는 이러한 여러 가지 생명운동이 쉼 없이 밤낮으로 이루어지고 있다. 그러나 신장의 기능에 장애가 발생하면, 신체의 각 부위가 장애의 정도에 따라서 영향이 다르게 나타날 수 있다.

신장장애를 일으키는 원인을 종류별로 보면 사구체에 이상이 생기는 것, 그리고 당뇨병 신증, 고혈압, 임신중독증 등으로 올 수 있다. 최근에는 당뇨병으로 인하여 여러 곳에 문제가 발생하고 있으며, 때로는 호르몬의 생산에 차질이 생겨서 병이 유발되기도 한다.

신장은 혈액에서 노폐물을 제거하고, 몸 안의 수분량과 전해질 농도를 알맞도록 유지해야 하는데, 그 기능을 상실한 상태를 신부전이라고 한다. 그렇게 되면 신장에서 만들어진 소변량이 점차 줄면서 배출이 제대로 되지 않는다. 이때 몸 안에 수분이 축적되어 노폐물이 쌓이면서 신장병과 부종이 되는 것이다. 그래서 심장이나 뇌 기능이 손상되고, 폐에 물이 차면 목숨이 위태로울 수가 있다.

신부전증은 세 가지 형태로 나눌 수 있는데 급성 신부전증, 만성 신부전증, 말기 신장질환이다. 급성 신부전은 갑자기 수분의 손실이나 출혈, 심장마비로 혈압이 떨어지게 된다. 그러면 신장의 혈관에 문제가 생겨 혈액공급이 중단되고, 혈류가 감소되면서 제 역할을 못하는 상태가 된다.

만성 신부전이란 당뇨병이나 고혈압이 있을 때 혈압 조절이 안 되어 만성 신장염 등 신장 기능에 문제를 일으키는 것이다. 이것은 갑자기 오는 것이 아니라 수년에 걸쳐 기능이 서서히 감소되면서 병이 오는 것이다. 또 말기 신장질환은 신장 기능이 너무 떨어져서 생명을 유지하기 어려운 상태가 되어 투석이 필요하게 된다. 모두 평소에 증세를 느꼈는데도 무관심하여 병을 키운 것이다.

인간은 위대한 것 같으면서도 약한 존재다. 그 많은 장기 중에 작은 신장에 이상이 생겼다고 왜 목숨이 위태로워지는지 의문을 가질 뿐이다. 인간은 그렇게 나약한 존재로 창조된 것이 아닌데, 병이 발생하는 원인을 몰라서 당하는 것이다. 원인은 유해파 때문이다. 유해파만 중화시키면 치료와 예방이 되고 장수를 할 수 있다.

유해파가 신장 쪽으로 지나가면 혈액순환이 방해를 받아서 산소공급과 영양공급이 제대로 안 되어 병이 생긴다. 유해파의 파장은 신장의 기능을 서서히 망가지게 하여 배출을 못하게 하는 것이다. 바위도 깨트릴 정도로 강한 파장이 신장에 문제를 일으키는 것은 식은 죽 먹기다. 이 원리를 인정하지 않고 현대의학에 매달린 대가가 결과로 나타난 것이다. 그동안 신장에 문제가 있었지만 호전만 시키고 뿌리를 뽑지 못하면 재발이 된다. 신장이 제 기능을 못하여 독이 쌓이면 기능을 잃는 것이다. 병은 원인을 제거해야 완치됨을 다시 한 번 더 강조한다.

실제 신부전증으로 몸이 부어서 차도 못 탈 정도가 된 환자의 사례다. 투석을 위해 병원 근처로 이사를 준비하던 중이었다, 수맥이 원인인 것을 알고 유해파를 중화시킨 후 깨끗이 치유되었다. 죽을 사람을 살려줘서 고맙다며, 생명의 은인으로 생각하여 가족같이 지냈다. 또 한 사람은 신장질환을 앓고 있었는데 중화시킬 것을 권유했으나 거절하더니 결국 신장 투석을 하게 되었고, 증상이 악화되어 결국 일찍 세상을 하직하고 말았다.

유해파가 그처럼 무서운데도 대수롭지 않게 생각하고 지내면 병원만 살찌우다가 불행을 당하게 된다. 정확한 원인도 모른 채 호전만 시키는 병원에 의존하면 결국 재발을 면치 못하고 귀한 생명만 잃게 된다. 깊이 생각하여 바른 판단을 내리기 바란다.

당신도 유해파를 중화시키면 이러한 위험을 피할 수 있고 장수할수 있다. 자기의 몸을 의사에게 맡기면 자기의 목숨을 의사의 손에 맡기는 것과 같다. 당장 유해파를 중화시키고 한글 파장명상과 감사와 웃음치유를 하면 면역력이 높아져서 신장 기능이 회복되고 건강이 좋아질 것이다. 사람의 운명은 당신이 유해파를 받느냐 받지 않느냐에 따라 달라지므로 정확한 판단과 현명한 지혜가 있어야 한다. 파장을 중화시키고 건강을 되찾은 사람은 전국적으로 많다. 그러나 병원에서 고치지 못하는 병을 유해파를 중화시킨다고 낫겠냐는 의심 때문에 손해를 보는 것이다. 이제 망설이지 말고 유해파를 중화시키고 감사하며 웃음치료를 하면, 분명히 건강이 달라지는 것을 경험하게 된다.

신부전증에는 숫자와 한글이 배합된 문자에서 치유의 파장이 나온다. 배합시킨 문자는 '8치ㅍㅠ쵸ㅓ'이다. 이 문자를 써서 방의 네 모서리에 붙이고, 한 장은 명상용으로 사용한다. 명상을 할 때는 문자에 집중하면서 신부전증이 없어졌다는 강한 믿음을 가져야 한다. 명상 후에는 '8치ㅍㅠ쵸ㅓ'라는 문자를 방의 공간에 손가락으로 크게 쓴다. 그러면 기가 형성된다. 돈도 들이지 않고 병을 치유하는데 이만한 노력은 있어야 한다. 꾸준하게 실천하면 건강해진다.

감사와 웃음은 몸을 날씬하게 하고 면역력을 향상시켜서 모든 질병을 이기게 한다. '웃을 때마다 뇌 속에서 엔도르핀과 같은 몸에 이로운 물질의 분비가 늘어난다'고, 미국 루이빌대학 심리학 교수인 클리포드 컨 박사가 말했다. 감사하며 즐겁게 웃으면 행복한 기억이 떠오르고 면역력이 강해진다. 가짜 웃음도 얼굴 근육을 움직이게 하여 진짜와 같은 효과를 내므로 진짜든 가짜든 무조건 웃고 감사해야 한다.

매일 틈날 때마다 2분 이상 웃으면 뇌가 크게 반응하여 건강한 몸으로 바뀐다. 돈도 들지 않고 시간도 많이 걸리지 않는다. 매일 웃고 감사하면 건강이 좋아지는 것은 물론 하는 일에도 자신감이 생겨 새로운 삶을 살게 된다. 유해파를 중화시키고 웃으며 감사하면, 하늘이 도와서 삶이 풍요로워지고 행복하게 될 것이다. 그리고 각자 체질이 다르므로 체질에 맞는 음식을 섭취해야 건강하다. 남이 몸에 좋다고 먹는 것이 당신에게는 좋지 않을 수 있다. 먼저 체질 검사를 하고 체질에 맞는 음식을 먹기 바란다. 그러면 건강이 더 좋아질 것이다.

6.
디스크(추간판)

척추는 사람이 똑바로 설 수 있게 기둥 역할을 하는 조직으로, 여러 개의 작은 뼈들이 모여서 인체를 받쳐주고 있다. 그 사이에는 척추의 뼈끼리 부딪치는 것을 막기 위해 쿠션의 역할을 하는 '디스크(disc)'가 있다. 이것은 말랑말랑한 젤리 같은 구조로 되어 있고, 우리말로는 '추간판'이라고 부른다. 인체는 각 부분이 정교하게 만들어져 있는 신비다.

디스크의 한가운데에는 찐득찐득한 물질이 있는데, 이것을 연골이라고 부르고 뼈끼리의 마찰을 막아준다. 연골을 보호하기 위하여 주변의 수핵을 두꺼운 막으로 둘러싸서 마치 자동차의 타이어 같은 형태를 취하고 있다. 평상시 일어나 있을 경우에는 중력을 받아 바깥쪽으로 약간 돌출되었다가 다시 제자리로 돌아간다. 이와 같은 특수한 구조로 인하여 웬만한 힘을 가해도 쿠션 역할을 하여 견딜 수 있다.

그렇지만 무거운 물건을 들어올리거나 부자연스러운 자세를 장시간 취하면 무리한 힘이 가해지면서 밖으로 튀어나올 수 있다. 심하면 디스크를 감싸고 있는 막이 터지면서 병이 유발될 수 있으므로 조심하지 않으면 바로 옆에 있는 신경을 눌러서 통증이 온다. 디스크는 척추의 어느 부위에서나 생길 수 있는 것으로, 허리에 생기면 '허리 디스크'가 되고, 목에 생길 경우 '목 디스크'가 된다. 또 등에 생기면 '등 디스크'라고 부른다.

대부분 신경을 눌러서 요통과 함께 다리가 아프고 저린 증상을 호소하는데, 이 병을 '추간판 탈출증' 또는 '디스크 탈출증'이라 부른다. 주로 허리 디스크가 가장 흔한 질병으로, 바로 서지 못하여 구부정하게 되고 통증을 겸한다.

의학적으로는 아직 정확한 원인은 밝혀지지 않았지만, 가장 유력한 원인은 디스크에 과도한 힘을 가해서 돌출되는 것으로 생각하고 있다. 어떠한 사람이 이 병에 취약한지를 연구했지만, 아직 확실한 원인은 모른다. 단지 무거운 물건을 자주 드는 사람이나 운전을 많이 하는 사람 등이 위험한 것으로 보고 있다.

또 나이가 들수록 돌출의 빈도가 높아지기 때문에 노화현상이라고 하는 의사들도 있다. 나이가 들면 수분 함량이 줄어들어서 탄력을 잃는 것은 부인할 수 없다. 그러나 탄력을 잃은 디스크에 무리한 힘을 가하여 돌출이 된다면 젊은 층에는 환자가 없어야 한다. 그렇지만 10대에서도 디스크가 발생하는 것을 보면 노화현상만으로는 병이 생기지 않는다고 봐야 한다.

허리 디스크는 간단하게 진단할 수 있는 방법이 있다. 환자를 침대에 눕힌 상태에서 무릎을 펴게 하고, 한쪽씩 다리를 들어올리는 것으로, 집에서도 할 수 있는 방법이다. 정상인 사람은 70도 이상 들어올릴 수 있지만, 증상이 있으면 다리를 조금만 들어올려도 허리와 엉덩이, 다리 등에 심한 통증을 느끼게 된다.

만약 허리 디스크인 경우 허리와 다리에 심한 통증이 와서 불편함을 느끼는 것이다. 병원에서는 증상이 없어질 때까지 침상에서 안정을 취하게 하고, 골반 견인, 물리치료 등을 시행한다. 그런 후에 증상이 없어지면 복대나 보조기 등을 착용하여 활동하게 한다. 이때 보조기구를 오랫동안 착용하면 허리의 근육이 약화될 수 있기 때문에 별도 운동을 하는 것이 좋다. 소염진통제, 근육이완제 등과 같은 약물을 복용해도 효과가 없다면 심한 상태로 수술도 고려해보지만 가능한 수술은 피해야 한다.

이제까지 현대의학의 견해를 살펴봤는데, 확실한 원인을 모른다. 이유는 엉뚱한 데서 원인을 찾으려 하기 때문이다. 원인은 잠자리 또는 머무는 자리의 유해파 때문이다. 그곳에 유해파가 있으면 연골이 말라서 척추뿐만 아니라 다른 부위에도 병이 올 수 있고, 고된 일을 했을 때는 더 심한 통증을 느끼게 된다.

누구나 나이가 들면 추간판이 조금씩 튀어나오는 것은 자연의 섭리다. 그러나 통증까지는 느끼지 않아야 한다. 통증만 없으면 돌출되어도 괜찮지만, 유해파 위에서 생활하면 혈액순환의 문제로 척추가 힘을 잃게 된다. 그러면 허리가 굽거나 돌출되면서 통증이 심해지는 것이다. 그래서 추간판의 통증이 날이 갈수록 심해지는 것이다.

디스크는 잠자리나 머무는 자리에 유해파가 있으면 일어날 수 있다. 그러므로 유해파를 중화시키면 인위적으로 명당과 같은 조건이 되어 디스크는 물론 다른 아픈 곳이 낫고 수명도 길어진다. 유해파를 중화시키지 않은 채 치료를 하면 호전은 되어도 병의 뿌리는 그대로 남아 있어서 재발의 가능성이 있다. 사람뿐만 아니라 나무도 유해파 위에서는 굽거나 가지가 많아지고 비정상적으로 자란다. 유해파를 중화시키면 원인이 사라지고, 제품에서 나오는 좋은 기운을 받아 허리나 다리의 통증이 사라짐은 물론 활동하는 데 활력이 생긴다. 또 죽어가는 나무도 살아난다.

우리가 쉽게 예방할 수 있는 것을, 무관심하거나 몰라서 못 하는 경우가 많다. 항상 남의 이야기를 관심 있게 듣고 정확한 판단을 해야 되고, 무조건 의심부터 하는 습관은 버려야 한다. 고정관념의 틀에 갇혀 의심부터 하는 잘못된 행동이 습관이 되면, 옳은 것도 불신을 하게 되어 정확한 정보를 놓치게 된다.

유해파 중화로 병의 뿌리를 뽑으면 병의 원인을 없애주게 되어 예방은 물론, 아픈 곳도 자연히 낫게 된다. 또한 상생의 에너지를 받기 때문에 심신이 편하고 활기차다. 유해한 파장은 바위도 깨뜨릴 수 있는 힘을 가지고 있으므로 사람의 피해는 오죽하겠는가 싶다. 유해파를 중화시키고 한글 파장명상과 감사의 생활로 웃음치료를 하면 만사형통이다.

허리가 아프면 바로 설 수가 없다. 디스크에는 한글과 숫자가 배합된 '빠트ㅠ툐ㅂㅠ9'에서 강한 파장이 나와서 효과가 있다. 이 문자를 적어서 방의 네 모서리에 붙이고, 한 장은 명상용으로 사용한다. 명상을 할 때는 문자와 숫자에서 나오는 파장이 허리의 아픈 곳을 낫게 한다는 강한 신념을 가져야 한다. 명상을 마친 다음에는 '빠트ㅠ툐ㅂㅠ9'라는 문자를 방의 허공을 종이라고 생각하고 크게 쓴다. 연필이 아닌 손가락으로 써도 기가 형성된다. 굳은 믿음으로 매일 실행하기 바란다.

또 감사와 웃음은 보물 같은 천연 약재다. 세계적인 석학이자 철학자인 버트란드 러셀은 '웃음은 만병통치약'이라고 했다. 웃음과 감사는 무엇보다도 좋은 치료의 수단이 되므로 많은 서방 국가의 의사와 학자들도 연구에 몰두하고 있다. 미국이나 일본의 학자들이 연구한 것을 보면, 웃음은 면역력을 높이는 것 외에도 몸의 많은 기관들을 자극하여 건강하게 만든다고 한다.

웃으면 심장박동수가 2배나 늘어나고 폐 속에 남아 있던 나쁜 공기가 신선한 공기로 바뀐다. 또 '웃음은 어두운 삶을 비추는 빛이다'라고 미국의 웃음 전도사 라로쉬가 말했다. 허리나 다리에 통증이 있어

도 웃고 감사하면 무한한 우주의 에너지가 통증을 멎게 하고 건강해
질 것이다. 그리고 체질에 맞는 음식을 먹어야 더 건강해진다. 사람
은 각자 체질이 다르기 때문에 몸에 이로운 음식도 다르다. 절대 과
식을 해서는 안 되며, 체질에 맞는 음식을 모자란 듯 먹어야 건강한
몸으로 장수할 수 있다.

7.
췌장암

　췌장은 명치끝과 배꼽 사이 상복부에 위치한 소화기관으로 각종 소화효소와 인슐린으로 탄수화물, 단백질, 지방 등 음식물을 분해하며 혈당을 조절하는 기관이다. 췌장은 십이지장과 연결되어 있는데, 여기서 분비된 소화효소들은 십이지장으로 배출되어 위에서 내려온 음식물과 섞이게 된다. 이 기관은 해부학적으로 머리 부분과 몸통 부분, 꼬리 부분으로 나눌 수 있다. 머리 부분은 담즙의 배출 통로와 연결되어 있어서 이 부분에 췌장암이 발생할 경우 이 통로가 막히면서 황달이 올 수 있다.

　췌장의 종양은 인슐린 등 호르몬을 분비하는 내분비 세포에서 발생하는 것이 있고, 소화효소 분비와 관련된 외분비 세포에 생기는 것으로 나눌 수 있다. 일반적으로 췌장암이라고 하면 외분비 세포에서 발병하는 질환을 일컫는다. 현대의학에서는 과도한 음주를 하는 경우 췌장암이 발병할 위험이 높다는 보고가 있다. 그러나 최근에는 알코올과 췌장암과 직접적인 연관성은 없는 것으로 알려져 있다. 때문에 음주 때문만은 아닌 것 같아 보인다.

　췌장암의 위험요인으로는 흡연이나 만성 췌장염, 고지방질 식사, 방사선, 화학물질, 오래된 당뇨병 등을 꼽고 있으나 흡연이 원인이라고 보는 비율은 전체의 약 30%이다. 담배를 피우지 않는 사람도 걸릴 수 있지만, 흡연을 하면 췌장암뿐만 아니라 건강 전반에 해롭다는 것은 이미 알려진 사실이다.

그러므로 위험한 것은 일상생활에서 피하는 것이 건강에 좋고, 유기농으로 키운 과일과 채소 등 잡곡을 중심으로 하는 식생활로 개선해야 한다. 적당한 운동은 필수고, 담배나 술을 끊어야 하며, 고지방이나 고열량 식사를 피하는 것이 예방법이다. 이미 당뇨병을 앓고 있는 만성질환자나 건강한 사람이 갑자기 당뇨병이 생겼을 경우에는 정기적인 진료를 받아야 한다.

췌장암은 초기에는 증상이 없기 때문에 발견하기가 쉽지 않으나, 복통과 체중의 감소가 나타나면 정확한 진단을 위하여 검사를 받는 것이 좋다. 환자의 대부분에서 황달이 나타날 수 있고 췌장의 체부와 미부에 발생할 경우는 조기 판단이 어려울 수 있다. 또 지방질이 많은 음식을 먹었을 때 소화가 제대로 되지 않아 지방질이 섞인 변을 볼 수 있다. 변의 색깔을 잘 관찰하고 식후 통증이나 구토 등이 있는지 관심 있게 살펴야 한다.

조직검사에서 췌장암이 아니라고 나와도 췌장암의 오진일 수 있으므로 의심해봐야 하며, 만약 증상이 확실하다고 하더라도 함부로 수술을 결정해서는 안 된다. 수술하는 것만이 능사는 아니기 때문이다. 조직검사를 해도 양성을 악성종양으로 잘못 판단할 수가 있다. 때문에 이런 경우 수술을 하면 자칫 수술범위만 키울 수 있으므로 검사결과를 종합적으로 잘 판단하여 악성일 때만 절제술을 시행하는 것이 좋다.

만약 환자의 몸 상태가 좋지 않아서 이미 다른 장기에 전이가 되어 절제가 불가능한 경우에는 무리하게 수술을 해서는 안 된다. 의사의 진단에 따라서 가능한 환자의 고통을 최소화시켜서 수명을 연장하는 방향으로 해야 한다. 아직까지 정기검진만으로는 췌장암을 조기에 찾아낸다는 것은 무리다.

췌장암 환자는 생존 기간이 짧아서 다른 장기에 전이가 되었다면 6 개월 정도로 봐야 한다. 췌장암뿐만 아니라 모든 병은 원인을 찾아야 치료가 가능한데, 원인을 모르는 것은 유해파를 인정하지 않기 때문이다. 아놀드 맨커리 의학박사는 30년간 외과 의사로 암 치료를 해왔는데, 환자들 중 대지의 영향(수맥과 자기맥 등)을 받지 않은 환자는 거의 없었다고 스위스 메디칼 저널에 기고한 바 있다. 암은 잠자리와 머무는 자리의 유해파 때문에 오는 것은 확실하다.

유해파가 췌장 쪽으로 지나가면 그곳에 혈액순환이 원활치 못하게 되어 면역력과 NK세포가 제 역할을 못하게 된다. 그렇게 되면 산소 소비가 많아지면서 기(氣)가 풀어지고, 호르몬 생산 기능이 제 역할을 못 하여 독이 쌓이면서 질병이 오는 것이다. 만약 증상이 느껴지면 망설이지 말고 전문의를 찾아가서 정확한 진료를 받는 것이 좋고, 유해파는 필히 중화시켜야 한다. 병이 난 후에 후회해본들 소용이 없다.

유해파를 중화시키면 암이 발생할 위험이 없고, 이미 발병이 되었더라도 치료될 확률이 높으며, 다른 질병도 예방된다. 암으로 판정이 되면 이미 때가 늦은 것이며, 병이 오기 전에 유해파를 중화시켜서 병의 징후를 잘라버리는 것이 가장 안전한 예방의학이다. 유해파를 중화시키면 평생 건강하고, 질병이 올 염려 없이 행복하게 살 수 있다. 그리고 감사하면서 웃음치료를 습관화하면 더욱 건강하게 된다.

췌장암에는 숫자와 문자로 배합한 '8쬬ㅎㅠ뚀ㅌㅣ'가 효과가 있다. 이 문자를 써서 방의 네 모서리에 붙인다. 그리고 한 장을 더 써서 문자를 보면서 명상에 집중하면 효과를 볼 수 있다. 명상을 할 때는 암 세포가 사라졌다는 믿음을 가져야 한다. 명상을 끝낸 후 '8쬬ㅎㅠ뚀ㅌㅣ'라는 문자를 방의 공간에 가득하도록 허공에 쓴다. 허공을 종이라고 생각하여 손가락으로 쓰면 좋은 치유의 기가 형성된다. 의심 없이 믿음을 가지고 실천할 때 효과가 있다. 끈기 있게 실천하기 바란다.

'인간의 웃음은 하느님의 만족이다'라는 말이 있다. 우리가 감사하고 웃으면 하느님도 만족하여 우주 안에 있는 상생의 에너지를 보내주신다는 뜻이다. 신이 인간에게 주신 특효약을 아낌없이 사용하여 하느님을 기쁘게 해드리는 것이 인간의 도리다. 그런데 사용하지 않고 있으면 얼마나 속상하실까 싶다. 이왕 당한 일인데 찡그린다고 도움이 되지 않는다. 그것이 말처럼 쉬운 일은 아니지만 얼굴을 활짝 펴고 감사하며 웃으면 훈련이 되어 잘 웃게 된다. 병마를 이기는 것은 당신이 이겨내려는 강한 의지를 가질 때 이뤄진다.

웃지 않고 아픈 표정을 한다고 상황은 달라지지 않는다. 웃으면서 감사의 생활을 하는 것만이 많은 변화를 가져오게 된다. 당신이 희망한 것을 다 얻어도 목숨을 잃는다면 아무 소용이 없고, 고통 중에 있어도 땅속에 누워 있는 것보다 낫다. 현재가 비참하고 고통스러워도 지금 숨 쉴 수 있는 것에 감사하며, 웃고 긍정의 마음을 가져야 한다. 또한 유해파만은 꼭 중화시키고 음식을 절제하기 바란다. 맛있다고 과하게 먹으면 입만 호강시킬 뿐 건강에는 해가 된다. 반드시 체질 검사를 하고 체질에 맞는 음식을 소식하면 수명이 길어지고 건강해진다.

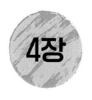

4장

유해파가 하복부·생식기로
지나갈 때 오는 질병

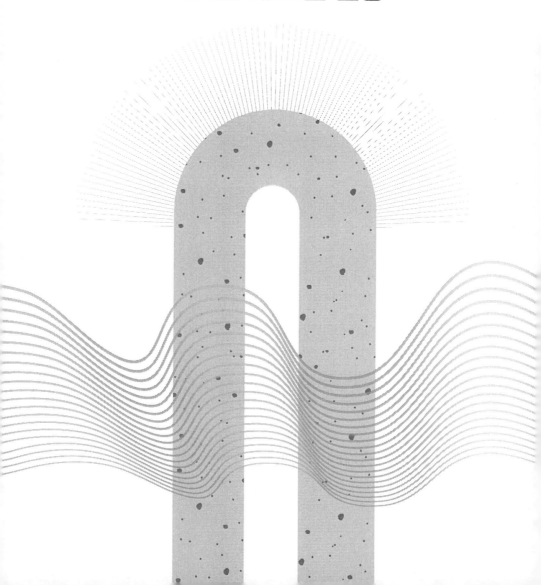

1.
서문

사람의 하복부에는 아주 주요한 기관들이 자리하고 있다. 어느 하나 중요하지 않은 곳이 없겠지만, 특히 하복부는 우리가 먹은 음식을 소화하여 배출하고 생명을 탄생시켜 대를 이어가게 하는 기관들이 모여 있다. 이곳의 장기들이 제 기능을 못하면, 먹은 것을 배출하지 못하여 독이 몸속에 쌓이면서 병이 된다. 특히 하복부에는 생식기가 있어서 인간의 창조사업을 이어가게 하는 중요한 일을 수행한다. 우리는 이 하복부의 생식기를 통하여 태어나 삶을 이어가고 있다.

하복부에 자리한 생식기는 남자에게는 씨앗과 같고 여자에게는 밭으로 상징되는 자궁이 있는 곳으로, 너무 건조해도 안 되고 질퍽해서도 안 된다. 씨앗이 발아할 수 있도록 적정 온도를 유지해야 하며 인간의 욕망에 사로잡혀 쾌락만을 위한 도구가 되어서도 안 된다. 평상시에 관리를 잘 해야 하는 이유는 배출하는 기능과 자녀를 생산하여 대를 잇게 하는 중요한 기관이 있기 때문이다.

생식기에 이상이 생겨서 인간의 탄생이 중단된다면 후대와의 연결고리가 끝나고 창조사업은 중단되는 비극을 맞게 된다. 그러므로 질환이 생기지 않도록 유해파를 중화시켜야 한다. 하복부가 유해파의 영향을 받으면 다음과 같은 질병이 올 위험이 있다. 부위별로 살펴보면 부인과질환(자궁암, 자궁경부암, 난소암, 불임, 생리불순 등), 조산, 기형아 출산, 대장암, 직장암, 신장염(암), 치질, 배변장애(전립선 또는 방광염) 등이 올 수 있다.

유해파가 지나가는 부위, 즉 영향을 받는 부위에 질병이 생기게 되는데 잠시 머무는 곳은 큰 피해가 없다. 그러나 오래 머물게 되면 언젠가는 병이 오게 된다. 앞에서도 설명했지만 생명의 에너지는 시계 방향으로 도는데, 유해파 위에서는 반대 방향으로 돌게 된다. 그로 인해 혈액순환이 방해를 받고 산소가 모자라게 되며 영양분의 공급이 제대로 안 되어 독성이 쌓이면서 병을 일으킨다. 특히 성호르몬 생산이 원활하지 못하여 병이 되는 것이다. 그래서 수맥을 비롯한 유해파는 질병의 원인이 된다고 하는 것이다.

사람의 잠자리나 소파, 책상 및 점포의 카운터 자리 등 오래 머무는 곳일수록 위험하다. 이런 곳은 필히 중화시켜야 몸이 건강하고, 하는 사업도 별 어려움 없이 잘된다. 유해파가 심하면 이유 없는 병이 올 수 있고, 하는 사업도 제대로 안 된다. 예를 들어 식당을 개업했다면 처음에는 호기심과 인사치레로 오지만 손님이 점차 줄어든다.

손님이 줄을 서서 기다리는 음식점은 기가 좋은 곳임을 눈여겨봐야 한다. 기(氣)가 좋은 곳은 편안함을 느끼고 끌어당기는 힘이 있어서 문전성시를 이룬다. 이런 곳은 주인도 음식을 만드는 데 신경을 쓰지만, 대부분 에너지가 좋아서 음식 맛이 있는 것이다. 같은 종류의 업체가 주위에 있는데도 유독 한 곳에 사람이 모여드는 것은 기가 좋은 명당이기 때문이다.

기가 좋은 곳에는 사람들이 자기도 모르게 찾게 되어 영업이 잘 되고, 집도 기가 좋은 곳이면 몸과 마음의 편안함을 느낀다. 만약 살아 있는 사람이 머무는 자리에 지기가 형성되어 있으면 건강할 뿐 아니라 사업이 무난하다. 또 죽은 자의 시신이 지기가 형성된 명당에 안장되면 시신이 편안하여 후손이 건강하고 사업도 잘된다.

반대로 유해파가 있는 자리에 잠자리나 사업장이 있으면 해로운 파장으로 인하여 병이 오고, 사업에도 애로가 많아진다. 또 죽은 시신이 유해파가 있는 곳에 묻히면 유골이 불편하여 동기감응의 원리로 후손에게 건강에 문제가 오든지 사업에 애로가 많다. 당신의 건강과 사업을 위해서는 필히 유해파를 중화시켜야 함을 다시 한 번 강조한다.

한글은 하늘이 내려준 소리다. 한글의 글자와 모음, 자음, 그리고 숫자를 조합하면 강한 파장이 형성된다. 문자는 각 병의 설명 끝에 적혀 있다. 문자파장은 병의 종류에 따라 다르다. 이것을 적어 방의 네 모서리에 붙이고 아래에 설명한 요령대로 하면 된다. 아침저녁으로 매일 이와 같이 하면 병이 치유된다. 꾸준히 노력하기 바란다.

우리 몸의 대장은 내장의 일부로 수분과 영양분을 흡수하며 소화를 돕는 기관이다. 대장은 소장 끝부분에서 항문까지 연결된 장기로 우리가 음식물을 섭취하면 소화기관을 거쳐서 영양분은 흡수되고 나머지는 대변으로 배설이 된다. 대장과 직장은 이러한 소화기관의 마지막 부위인데 우리가 먹은 음식물을 소화시켜 영양분은 혈액을 통해 온몸으로 전달하고, 남은 것은 대장과 직장을 거쳐 변으로 내보낸다.

대장의 길이는 약 2m이며, 맹장, 상행결장, 횡행결장, 하행결장, S상 결장, 직장으로 나누어진다. 대장암은 대장에, 직장암은 직장의 점막에 생기는 악성종양으로 어느 곳에나 암이 발생할 수 있지만 암이 생기는 부위는 주로 S상 결장과 직장이다.

대장암은 유전성 요인이 전체의 약 25% 이상을 차지하는 것으로 알고 있으며, 환경적인 요인도 한몫을 하게 된다. 유전적 요인으로는 20~30대의 젊은 층에서도 대장에 수백 개 이상의 선종이 발견되는 경우가 있고, 증상으로는 설사, 복통, 직장출혈 등이 발생하게 된다. 이것을 조기에 발견하여 제거하지 않으면 암으로 진행될 위험이 있다.

만약 변의 색이 다르고 피가 섞여 나오거나 복통을 느끼고, 무기력함과 어지러운 증상이 있을 때는 전문의와 상의해서 검사를 받아야 한다. 대장암은 약 3분의 2가 직장과 S상 결장(S자 모양의 결장으로 직장 위에 있음)에서 발생한다. 건강검진 시 대변에 포함되어 있는 극소량의 출혈까지도 확인해야 대장암의 가능성을 막을 수 있다. 실제로 대장암을 확인하기 위해서는 반드시 추가적인 진찰과 검사로 정밀한 진단을 할 필요가 있다.

대장암은 갑자기 진행되는 것이 아니다. 초기를 거쳐서 진행선종의 단계로 발전하는데, 일반적으로는 10~18년이란 긴 세월이 걸리는 것으로 보고 있다. 대장점막세포가 용종(폴립)으로 변하는 기간이 7~10년이 걸리고, 용종이 암으로 진행하는 데 3~8년이 걸린다. 이렇게 긴 세월 동안 내 몸에 대하여 너무 무관심했다는 증거다. 대장암은 조금만 관심을 가지고 정기적으로 내시경 검사를 받으면 암으로 발전하기 전에 내시경으로 용종 제거술을 하여 간단히 치료가 가능하다. 평소에 과다하게 동물성 지방이 함유된 음식을 줄이는 습관과 섬유소 섭취를 늘리는 식습관 등은 대장암 예방에 도움이 된다.

대장암은 조기에 발견하면 수술까지 가지 않아도 되므로 초기에 발견하는 것이 매우 중요하다. 만약 수술까지 간다면 후유증으로 고통과 생명의 단축을 감내해야 한다. 병의 정도에 따라 다르지만 심하지 않으면 절제하여 치료가 가능하다. 그리고 잘라낸 부분에 암 조직이 발견되지 않았는지 유심히 살펴야 한다. 다행히 림프관이나 혈관에 암세포의 침범이 없으면 정기적인 검사를 받으면서 경과를 살피면 된다.

만약 병이 너무 진행되어 수술을 하게 된다면 암세포를 철저히 제거해야 되며, 가능한 생리적 기능을 유지하도록 최대한 배려하는 것이 중요하다. 그렇게 해야만 환자의 증상을 줄이고 삶의 질을 높일 수 있는 방법이 된다. 그러므로 조기에 발견할 수 있도록 주기적으로 검진을 받고 스스로 조심하는 것이 매우 중요하다.

과거에는 대장암의 치료 때 항암제를 사용하고 방사선 치료 등은 수술 후 잔여 암세포를 제거하는 보조적 치료수단으로 여겨왔다. 그러나 근래에는 새로운 약제와 치료방식이 개발되어 수술을 하기보다 근본적인 치료를 목적으로 하고 있다. 수술은 일부 말기암일 때 증상을 줄이기 위한 목적과 함께 근치수단을 병용하고 있다.

항암치료를 할 경우에는 암세포뿐만 아니라 정상적인 조직에도 약물의 독성을 가할 수 있으므로 다소간의 합병증은 있을 수 있다. 합병증으로는 면역억제, 소화장애나 장염, 피부소양증 및 탈모, 신경계 독성, 신장 및 간독성 등이 올 수 있다. 이 같은 합병증은 보조치료제 사용과 완화요법으로 다소 경감시키는 방법을 쓰고 있다.

대장암은 자기 몸에 대하여 무관심했던 자신의 탓이다. 어디서 질병을 옮긴 것도 아니고 누가 가져다준 것도 아닌, 100% 나의 잘못에 있다. 그러므로 누구를 탓할 수도 없고 내 가슴만 칠 뿐이지만 아직 늦은 것은 아니다. 지금부터라도 유해파를 중화시키고 한글 파장명상을 하고 감사하며 웃으면 건강이 좋아진다.

유해파가 하복부, 대장 쪽으로 지나가면 시계 방향으로 회전하던 대장과 여러 기관들의 기(氣)가 시계 반대 방향으로 돌면서 혈액순환에 문제를 가져온다. 그 때문에 산소 소비가 많아지고 영양공급이 이뤄지지 않게 된다. 그러면 장에서 산소와 영양분 부족으로 면역기능이 제 역할을 못 하면서 독소가 쌓여서 암은 물론 여러 질병이 오게 되는 것이다.

원인은 유해파 때문이다. 원인을 알아도 실천에 옮기지 않으면 소용이 없고, 행동하여 실천에 옮길 때 그 진가가 나타나는 것이다. 이제 알았으면 당장 유해파를 중화시키고, 감사하며 웃어야 건강하게 된다. 유해파 위에서는 언제 어떻게 될지 예측이 불가능하므로 당하고 후회 말고, 당하기 전에 대비하는 것이 최고의 예방의학이다.

대장암에는 숫자와 한글의 글자와 자음과 모음을 배합하면 강한 기운이 형성되어 치유가 된다. 그 문자는 '8쬬ㅎㅠ뚀ㅌㅣ'이다. 이 문자에서 강한 치유 파장이 형성되어 대장암을 치유시킬 것이다. 먼저 이 문자를 적어서 방의 네 모서리에 붙이고, 한 장은 명상용으로 사용한다. 명상은 문자를 보면서 암세포가 사라졌다고 생각을 하면 된다. 명상을 마친 다음에는 방의 공간 안에 '8쬬ㅎㅠ뚀ㅌㅣ'란 문자를 허공을 종이처럼 생각하고 손가락으로 크게 적는다. 믿음을 가지고 끈기 있게 하는 것이 중요하다.

그리고 늘 감사하고 웃으면 당신의 몸에 면역력이 생겨서 건강하게 하는 만병통치약이 된다. 매순간 웃을 수 있는 사람은 어떠한 역경도 이겨낼 수 있는 자신감이 생긴다고 했다. 자신과 이웃을 보면서 하루의 일과를 무사히 마칠 수 있음을 감사하고 웃을 때 어떠한 병고도 이겨낼 수 있는 길이 열린다. 이와 같이 감사하고 웃으면 찡그려진 당신의 얼굴이 활짝 펴지고, 인생이 달라질 것이다. 사람은 얼굴의 변화에 따라서 복이 다르게 온다.

캐나다 맥길대학교의 마이클 미이니 박사는 '스트레스를 받으면 두 뇌가 신체에 대하여 부적절한 반응을 나타낸다'고 했고, 메사추세츠 대학의 진 킹 교수는 '스트레스가 위궤양, 만성적 두통, 무기력증을 일으키고, 병균을 막는 항체의 능력을 저하시킨다'고 했다. 당신이 웃고 감사를 하면 스트레스와 대장암의 병원균이 무서워하게 된다. 원인인 유해파를 중화시키고 마음껏 웃고 감사하면 암세포를 이길 수 있다. 또한 먼저 체질을 알고 체질에 맞는 음식을 먹어야 하고, 이것을 재배한 농민과 음식을 만든 분께 감사해야 한다. 거친 음식이라도 소화만 잘 되고 체질에 맞으면 당신은 건강하게 된다.

직장은 장의 가장 끝부분에 위치한 장기로서 항문과 연결되어 있는 부분이다. 직장암은 직장에 생기는 악성종양인데, 암에 걸리게 되면 생명이 위험할 수 있다. 대장은 크게 결장과 직장으로 구분되어 있고, 암이 발생하는 위치에 따라 결장암과 직장암으로 구분하며, 이를 통칭해서 대장암 또는 결장 직장암이라고 한다.

직장은 대장의 끝부분에 있는 것으로 길이는 15㎝ 정도이며 파이프 모양의 관으로 되어 있다. 세분하면 안쪽부터 점막층, 점막하층, 근육층, 장막층으로 나누어져 있다. 대부분 직장암은 장의 점막에서 발생하고 있으며, 원인으로는 불규칙한 생활습관이나 스트레스, 과음, 운동부족 등으로 보고 있다.

육식을 통해서 동물성 지방을 많이 섭취하면 간에서 콜레스테롤과 담즙 산의 생성량이 많아진다. 그러면 대장 내에 담즙 산이 많아져 산을 분해하기 위하여 독성 대사산물을 만든다. 이것들이 대장 세포를 손상시켜서 암이 된다고 보는 것이다.

또 섬유질이 부족한 것도 원인이 된다고 의심한다. 야채나 과일 등에는 섬유질이 많이 함유되어 있어서 음식물이 장을 통과하는 시간을 줄여준다. 때문에 발암물질과 장 점막과의 접촉시간을 단축시키게 된다. 이때 섬유질이 장 내에 있는 발암물질을 희석시키고, 필요없는 것들을 흡수하여 배출하는 것으로 알려져 있다. 또 칼슘과 비타민 D의 부족으로도 보고 있는 이유는 칼슘을 적당히 섭취할 경우 대장암 발생을 억제하는 효과가 있다는 연구 때문이다.

음식을 굽거나 튀기는 조리방법은 해로운 것으로 본다. 육류를 높은 온도에서 조리할 때 해로운 발암물질이 나오는데, 이것이 암의 발생을 부추기는 원인으로 보고 있다. 그리고 운동이 부족하면 장의 연동작용을 저해하여 위축되게 만든다. 그러므로 적절한 운동을 하여 대변이 장에 머무는 시간을 줄여야 한다. 그러면 대변에 남아 있는 발암물질이 미처 장에 영향을 끼치지 못하게 하는 효과가 있다.

유전적 요인도 원인으로 보는 것은, 암의 발병 전력이 있는 가족들 중에 유전질환이 있으면 가족성 용종이 수백 개 이상씩 생길 수 있다. 이때 미리 제거하지 않을 시에는 성인이 되면 거의 (1)00% 암으로 진행될 위험이 있다. 이것은 주로 50세 이상의 연령에서 많이 발생하는 경향이 있다.

직장암은 초기부터 증상이 나타나지 않기 때문에 모르고 지낼 수 있다. 그러나 암세포가 자라면서 변에서 피가 섞여 나오는 혈변과 함께 변이 가늘어지는 증상으로 나타날 수 있다. 또 변을 참기 어렵거나 변을 본 다음에 다시 보고 싶은 느낌이 있다. 암이 심하면 직장 주변의 방광이나, 여성의 경우 질 주변의 신경으로 전이되어 아랫배에 통증이 오고 질에 출혈이 생길 수 있다. 이것은 암이 진행되면서 오는 증상이다.

직장암은 근본적인 절제술을 시행한다고 해도 재발하는 경우가 절반 가까이 되므로 절제 후에 어느 때나 다시 발생할 가능성이 있다. 평균 재발 시기는 약 70%가 24개월 이내에 발생하고, 또한 수술 후 3~5년 안에 90%가 재발된다. 이후 5년이 경과되면 재발될 확률은 낮게 나타난다.

증상이 심하면 수술을 하게 되는데 한번 수술하면 원래의 상태로 회복은 불가능하므로 조기에 증상을 찾아내어 생명을 연장시키는 방법을 써야 한다. 그것은 유해파를 중화시키는 방법뿐이다. 자신이 뿌린 씨앗에 대한 근원적 해결 없이 고통을 피할 수는 없는 것이 우주자연의 질서이다. 그러므로 노력 없이 피하려고만 한다면 도전 행위가 되는 것이다.

직장암의 원인은 유해파 때문이다. 대장암에서 설명했듯이 하복부나 생식기 쪽으로 유해파가 지나가면 대장암이나 직장암이 올 수 있다. 원인은 혈관의 문제로 혈액순환이 원활하게 되지 않아서 산소와 영양분이 부족해지고 호르몬 공급이 제대로 안 되어 병이 생기는 것이다. 또 대장이나 직장의 기능을 방해해 암을 발생시킨다. 아무리 병원치료가 좋다고 해도 병에 걸리지 않는 것만 못하다. 이제라도 유해파를 중화시키고 감사하며 웃으면 병이 예방이 되고 건강할 것이다.

사람들은 설마 하며 미루는 습관이 있어서 나에게는 이런 병이 오지 않겠지 하는 방심 때문에 문제가 된다. 병은 사람을 가리지 않고 오기 때문에 병을 만들 수 있는 조건이 되면 누구에게나 생기는 것이다. 재산이 많고 명예가 높다고 봐주지를 않으며, 권력을 가진 사람이나 서민을 가리지 않고 오는 것이 질병이다. 물론 재산이 있으면 관리를 철저히 하여 병을 늦출 수는 있다. 그러나 유해파를 중화시키고 감사하며 웃는 자에게는 병은 멀리서 기회만 노리고 있을 뿐이다.

사람이 태어나서 병들고 늙어서 죽는 것은 자연의 순리로 피할 수는 없는 길이며, 지위고하, 빈부격차를 가리지 않는 공평함이다. 단지 늦게 오느냐 빨리 오느냐 하는 정도의 차이만 있을 뿐이다. 갈 때는 아무리 돈이 많고 권력이 있어도 빈주먹이며, 세상을 하직할 때는 살아생전 베풀지 못한 것이 한이 된다고 한다. 한평생 살면서 얼마나 사랑을 베풀고 좋은 일을 했는지 행동한 것만 남는 것이다. 돈을 아끼기 위하여 귀중한 생명과 바꿀 수는 없으므로 꼭 중화를 시켜야 한다. 그리고 지금부터라도 한글 파장명상과 감사를 하며 웃으면 좋은 일이 생긴다.

직장암에는 한글 파장명상이 좋다. 파장은 다른 암과 동일하다. 이 병에 반응하는 숫자와 문자는 '8쬬ㅎㅠ뚀ㅌㅣ'이다. 방법은 방의 네 모서리에 한 장씩 써서 붙인다. 또 문자를 적은 한 장을 보면서 명상을 하는 것이다. 명상을 할 때는 적힌 문자에 집념하면서 들숨이 4, 날숨을 6으로 코로 마시고, 입으로 뱉으면 된다. 명상 후에는 '8쬬ㅎㅠ뚀ㅌㅣ'라는 문자를 방의 허공에 손가락으로 쓴다. 지속적으로 이렇게 하면, 직장암이 치유된다.

큰 소리로 즐겁게 웃으면 백혈구가 순간적으로 증가한다는 보고가 있다. 웃음은 백혈구가 늘어나면서 암세포를 없애주는 작용을 활발하게 한다. 또 '웃음은 면역체계와 소화기능을 안정시키는 역할을 한다'고 했다. 후회하지 말고, 지금부터 감사하고 웃으면서 지나간 일을 거울삼아 현재를 살아야 한다. 위기를 이겨내는 방법은 유해파를 중화시키고 한글 파장명상을 하고 감사하며 웃는 길뿐이므로 실망해서는 안 된다. 희망을 가지고 웃고, 감사하는 삶을 사는 것이 행복이다.

'웃음을 터뜨린 사람의 피를 검사해본 결과 암을 일으키는 종양 세포를 공격하는 킬러세포가 많이 생성되어 있었다'고 미국의 리버트 박사가 말했다. 당신이 아픈 것은 그 동안 살기에 바빠서 몸을 돌보지 않았다는 증거이며, 고통을 느끼는 것은 살아 있음을 나타내는 것이다. 건강하기 위해서는 유해파를 중화시키고 살아 있음에 감사하며 웃으면 앞으로 좋은 일만 생길 것이다. 또한 체질 검사를 하고 체질에 맞는 음식으로 소식한다면 수명이 길어지고 건강하게 된다.

4.
사구체 신장염

사구체란 신장에 실로 만든 공 모양의 작은 조직체로 혈액을 여과시키는 기본 단위이다. 여기서 혈구나 단백질 외에 필요 없는 성분을 토리주머니로 보내어 오줌을 만들어서 배출한다. 이곳에 염증이 생기는 것을 사구체 신장염이라고 한다. 현대의학에서는 다양한 원인에 의해서 염증이 일어나는 것으로 보고 있다. 이 병의 이름은 사구체에 생기는 염증반응과 그에 따른 증상과 징후들을 통칭하여 부르는 용어이다.

사구체질환은 주로 면역력이 떨어졌을 때 잘 일어나며, 그 밖에도 대사장애나 혈류의 변화, 독성물질 감염 및 유전 등의 기전으로도 일어나는 것으로 보고 있다. 사구체 신장염의 증상은 질환에 따라 다르게 나타나는데, 일반적으로 혈뇨와 함께 소변을 볼 때 단백질이 따라 나온다. 또 신장 기능의 감소, 부종과 고혈압 등이 나타나는 것이 대표적인 증상이다. 소변이 뿌옇거나 탁하게 나오고, 부종이 생겨서 손가락으로 누르면 들어가서 얼른 회복이 안 되는 경우가 있다.

사구체 신장염의 진단은 소변 및 혈액검사와 신장 조직검사로 판단한다. 신장 조직검사는 전문의의 소견에 의해 판단하지만, 병이 발견되었다면 무슨 치료를 할 것인지와 그 시기를 결정하는 것이 중요하다. 일반적으로 성인의 경우 급성 사구체 신장염 증후군이 의심될 경우 소변에서 하루 1g 이상의 단백질이 나온다. 그러면 신장 조직을

제2부 유해파로 오는 부위별 질병   237

검사하여 어떤 치료를 할 것인지를 결정하게 된다.

사구체 신장염은 신장의 조직검사를 하여 정확한 진단을 해야 병의 진행 상태와 증상을 추정할 수 있으며, 그래야 병증에 따라 치료 방법을 선택하는 데 도움이 된다. 사구체 신장염인 경우 가장 우려하는 합병증은 만성으로 진행되어 신기능이 떨어진 상태이다. 이 경우 만성 신부전이 심하면 신장 기능의 회복이 불가능할 수 있다. 이런 경우 어쩔 수 없이 투석이나 이식을 하는 대체요법을 필요로 하게 된다.

사구체 신장염 치료의 중요한 목표는 적절한 치료를 해서 이러한 만성 신부전으로 진행되는 것을 막는 것이다. 사구체 신장염이 있으면 고혈압을 동반하는 경우가 있으므로 혈압을 낮추는 치료를 해서 만성 신부전이 되는 것을 막아야 한다. 이때 고혈압을 치료한다고 마음대로 약을 복용해서는 안 되며, 반드시 의사와 상의해야 된다.

가임기에 있는 여성일 경우 임신 때문에 사구체 신장염을 더 악화시킬 수 있고, 임신이 되었을 경우 임신중독증 등의 합병증이 올 수 있다. 그러므로 전문의와 상의한 후 합병증이 올 가능성이 있으면 임신을 미뤄야 한다. 흡연을 하는 사람은 신장기능이 떨어져서 동맥경화의 합병증을 높일 수 있으므로 필히 금연을 해야 한다.

무엇보다도 질병이 발생하지 않도록 사전에 예방하는 것이 중요하다. 이 병도 원인은 유해파 때문이다. 앞에서도 언급했지만 유해파가 있으면 혈액순환에 방해를 받아서 산소가 결핍되고 영양이 모자라게 되며, 호르몬 공급이 정상으로 이뤄지지 못한다. 그러면 몸에 독이 쌓이면서 병이 온다. 또 사구체가 유해파 때문에 기능을 상실한다. 미리 유해파를 중화시키면 이러한 질병이 오지 않는다.

병원에서 치료가 되었다고 해도 호전만 시킬 뿐 뿌리가 남아 있기 때문에 언젠가는 재발할 위험이 있다. 그러나 유해파 중화는 뿌리를 제거하는 것으로 치료와 예방의 효과는 지속된다. 신장 쪽에 유해파를 받으면 신장 외에도 전립선, 방광 등 여러 곳에 질환이 올 수 있다. 미련하게 미루지 말고, 유해파를 중화시키고 한글 파장명상을 하며 감사와 웃음을 생활화해야 된다. 그러면 건강하게 될 것이다.

사구체 신장염에는 한글의 문자파장 'ㅠ쮸ㅣ9ㅠㅎ짜'가 좋다. 이용 방법은 먼저 종이나 스티커에 적어 방의 네 모서리에 붙인다. 한 장은 명상용으로 사용하기 위하여 조금 큰 종이에 적어 벽에 붙인다. 그리고 매일 문자를 보면서 아침저녁으로 명상을 하는 것이다. 명상을 마친 후에는 한글 문자 'ㅠ쮸ㅣ9ㅠㅎ짜'를 방의 허공을 종이로 생각하고 손가락으로 크게 쓴다. 중요한 것은 이렇게 하면서 암세포가 사라졌다고 생각을 하는 것이다. 꾸준히 실천하면 암세포가 사라진다.

웃음은 복식호흡이 되어 횡경막이 상하로 확장되거나 수축되어 몸 구석구석까지 산소공급과 혈액순환이 원활하게 이뤄진다. 사구체 신장부전도 산소와 혈액순환이 이뤄지지 않아서 생기는 것으로 통증의 고통을 없애기 위해서는 감사하며 웃어야 한다. 코든 박사는 '소리 내어 웃는 것이 환자의 통증을 없애는 데 특효가 있다'고 했다. 또한 부정적인 마음이 긍정적으로 바뀌게 한다.

감사와 웃음은 중독되지 않는 천연 진통제이기 때문에 엔도르핀이 생성되어 통증을 느끼지 못하게 하는 효험이 있다. 그리고 혈액순환과 호르몬 기능을 강화하고 긴장을 조절하여 심장과 신장에도 이롭게 한다. 엔도르핀은 저절로 생기는 것이 아니라 마음을 즐겁게 가지고 감사하며 웃을 때 많이 생성된다. 또한 음식이라고 다 같은 것이 아니라 체질에 따라 다르므로 맛있다고 아무거나 먹으면 위장에 부담만 된다. 과식을 피하고 알맞게 소식하는 것이 건강에 좋다. 위에서 말한 다섯 가자만 지키면 건강할 것이다.

5.
방광염

방광은 신장에서 만들어낸 소변을 임시로 보관하는 장기로, 이곳에 감염이 되면 방광 내에 세균이 비정상적으로 증식하여 병이 발생한다. 이 병은 주로 여성에게 많이 발생하는데, 여성의 30% 이상이 평생 한 번은 경험하는 매우 흔한 질병이다. 그러므로 걸리지 않도록 사전에 예방하는 것이 중요하다.

급성 방광염의 원인은 80% 이상이 대장균으로 알고 있지만 장구균이나 포도상 구균, 간균 등도 급성 방광염의 원인으로 지목한다. 방광염은 세균이 요도로부터 타고 올라와서 발생하는 경우가 많은데, 여성은 요도가 짧고 성의 구조가 남성과 달라서 더 많이 발생하는 것으로 보고 있다. 남성의 경우는 여성보다 요도의 길이가 길어서 여성보다 낮은 편이다. 이는 여성의 특수성 때문에 장내세균이 번식하는 항문과 질 입구가 요도와 가까워 세균이 쉽게 방광으로 이동할 수 있기 때문에 감염을 일으킬 위험이 많다.

방광염은 아래 증상 중 한 가지 이상 있으면 의심을 해야 한다.

갑작스럽게 소변의 충동을 느낀다.
소변의 양은 적은데도 자주 화장실에 가고 싶은 느낌이 든다.
배뇨 중 통증이나 작열감 등을 느낀다.
하복부에 통증이 있다.
소변에 혈액이 섞여 나온다.

소변에서 강하고 역겨운 냄새가 난다.
소변을 볼 때 색깔이 탁하다.

위와 같은 증상이 있으면 방광염일 가능성이 있으므로 검사를 하는 것이 좋다.

방광염 증세를 알기 위해서는 소변을 채취하여 배양검사와 감수성 검사를 하게 된다. 방광염은 여성의 질 염증과 증상이 유사하기 때문에 질의 분비물검사를 통해서 감별하지만, 신장염일 경우에는 옆구리에 통증이 있으므로 급성 방광염과 구별이 된다. 방광염은 대부분 적절한 항생제 이용으로도 치료되는 경우가 많다. 그러나 일부는 감염이 되어 요로 내의 상부로 올라가 신장에 영향을 미치며, 이로 인해 신장염을 일으킬 수 있다. 방광염이 확실한 경우 적절한 치료를 하지 않으면 염증이 혈액으로 퍼져서 패혈증이 올 위험이 있다.

방광염은 대부분 대장균에 효과가 있는 항생제를 복용하여 치료를 하게 되는데, 만약 항생제 선택을 잘못할 경우 균의 내성을 키우게 되므로 선택에 신중을 기해야 한다. 잘못 선택하면 오히려 역효과가 올 수 있어서 오히려 치료를 어렵게 할 수 있다.

특별히 여성이 주의해야 할 것은 잘못된 성생활로 방광염을 부추길 수가 있다는 것이다. 이는 여성의 질 내에 서식하던 균이 성행위 시 요도로 이동하여 감염될 수 있기 때문이다. 특히 부부관계 후에 방광염 발병이 되는 여성이 있는데, 이런 사람은 부부관계 전에 요오드 등이 함유된 질 세정제로 깨끗이 씻어야 한다. 그리고 부부관계 후에는 소변을 봄으로써 질 내에 있는 이물질과 방광을 비워내는 것이 예방에 도움이 된다.

특히 안 좋은 버릇은 깨끗하게 한다고 너무 자주 질을 씻는 것이다. 이것은 질 내의 산성도를 떨어뜨려서 인체를 정상적으로 방어하는 세균들까지 씻어내는 행위가 될 수 있다. 세균의 감염을 줄이기 위하여 소변을 본 후 닦아낼 때는 항상 앞에서 뒤쪽으로, 즉 항문 쪽으로 닦아내도록 해야 예방이 된다.

유해파는 세균 번식을 촉진시키는 원흉으로 유익한 세균의 번식을 억제하고, 반대로 유해한 세균을 번식시키는 역할을 한다. 우리 몸에 서식하고 있는 세균은 세포 수보다 많은데 유익한 균보다 유해균이 많으면 활동이 강하여 각종 질병이 생기게 된다. 유익한 균이 활성화되어야 면역력이 증강되어 병을 막을 수 있는 것이다.

방광염은 유해파를 받으면서 생활하면 오게 되므로 중화시키지 않으면 나쁜 세균의 번식을 도와주는 격이 된다. 부경대학의 이원재 교수가 실험한 결과에 의하면 유해파 위에서는 유해한 균이 강하게 번식된다고 한다. 본인의 저서 『당신의 운명을 결정짓는 잠자리』에 상세히 설명되어 있다. 참고하기 바란다. 유해파를 중화시키면 우리 몸에 도움을 주는 유익한 균이 활성화되어 방광염쯤은 별것 아닌 것이 된다. 괜히 호미로 막을 것을 가래로 막는 일이 없길 바란다. 그리고 매일 감사하며 웃으면 반드시 건강해진다.

방광염에는 한글의 문자와 숫자를 배합한 파장명상을 하면 효과가 있다. 방의 네 모서리에 아래 문자를 한 장씩 붙이고, 한 장은 명상용으로 사용한다. 문자와 숫자는 'ㄲㅍ띠ㅣㅆ7ㅌ'이다. 이 문자를 써서 글씨를 보면서 명상을 해야 한다. 명상을 마친 후에는 'ㄲㅍ띠ㅣㅆ7ㅌ'이라는 문자를 방의 허공에 쓴다. 허공이기 때문에 실제로 표가 나는 것은 아니다. 매일 끊임없이 실천하면 방광염이 좋아진다. 이것은 부적이나 미신이 아니고, 우주의 기운이 반응하는 것이다.

또 '웃음은 피를 깨끗하게 하여 육체를 젊고 활기차게 하며, 건강한 삶을 살 수 있게 한다'고 영국의 의사 로벗 버튼이 말했다. 당신은 건강하고 활기차게 젊음을 유지하고 싶을 것이다. 매일 감사하고 웃을 때 부신에서 통증과 염증을 낮게 하는 신비한 화학물질이 나오게 된다고 했다. 감사하는 마음과 웃음은 자연 진통제로 해가 되지 않지만, 약국에서 파는 진통제는 통증을 멈출 수는 있으나 몸에 해가 된다.

해악이 없는 자연 진통제를 당신은 이미 가지고 있다. 감사와 웃음이라는 진통제는 아무런 부작용이 없고, 돈도 들지 않는다. 당신이 아픈 것은 몸에 대하여 무관심했기 때문인데, 누구도 원망과 후회를 해서는 안 된다. 즉시 시작하여 오직 이 시간만을 위해 살고, 내일 일은 내일에 맡겨야 하며, 반드시 유해파를 중화시키고 한글 파장명상을 하고 감사하며 웃고 살아야 한다. 또한 당신의 체질이 무엇인지 검사를 하고 체질에 맞게 음식을 먹어야 한다. 그러면 당신은 건강하게 될 것이고 앞날에 서광이 비칠 것이다.

6.
자궁질환

자궁이란 여성의 생식기로서 남자의 정자와 여자의 수정란이 만나서 자라게 하는 곳으로 인간의 대를 이어주는 중요한 기관이다. 자궁내막이라고 하면 자궁의 가장 안쪽 면을 말하는데, 여성은 한 달에 한 번씩 두꺼워졌다가 얇아지는 과정을 밟는다. 즉 월경이 끝난 후 한 달 동안 두꺼워진 자궁내막층이 다시 떨어져나가면서 월경을 하는 것이다.

이러한 자궁내막에 비정상적인 세포가 생겨서 질환으로 이어지는 것을 자궁내막암이라고 한다. 이렇게 생긴 자궁 내의 세포는 자궁의 대부분을 차지하고 있고, 자궁의 근육 부분에 생기므로 '자궁체부암'이라고 부르기도 한다. 이 질환은 동양보다 서양에서 높게 발생했으나 최근 들어 생활양식이 서구화된 탓인지 우리에게도 점차 증가하는 추세에 있다.

현대의학에서는 위험인자로 빠른 초경, 늦은 폐경, 비만 등 여러 가지를 의심하고 있지만 확실한 원인은 모른다. 증상이 있으면 조기 진단에 의해서 적절한 치료를 하면 좋은 결과를 기대할 수 있다. 이것은 의술의 발전에 의한 덕이지만, 재발의 위험은 항상 지니고 있다. 이 질환은 질의 출혈이나 폐경기 이후의 자궁 출혈, 하복부 통증, 질 분비물의 증가, 월경 과다 등의 증상이 발생할 수 있으므로 질환이 생기지 않도록 미리 예방하는 것이 중요하다.

폐경 후 여성에게 질 출혈이 있으면 반드시 의사와 상의하여 원인을 밝혀야 한다. 폐경 전의 여성으로 35세 이상일 때 자궁출혈이나 무월경, 또는 월경량이 많으면 자궁내막증을 의심할 수 있으므로 정확한 진단을 받아야 한다. 만일 호르몬제를 복용하고 있다면 정기적으로 자궁내막암 증세가 있는지를 점검하는 것이 좋다.

다행히 초기에 발견되어 암이 자궁체부에 국한된 경우에는 수술로 치료하면 되고, 재발 방지와 림프절 전이를 치료하기 위한 방법으로 방사선 치료를 겸할 수 있다. 그러나 개중에는 합병증이 올 수 있기 때문에 모든 환자에게 사용하지 않고, 수술 후 경과를 보면서 증상에 따라서 사용하게 된다. 증상으로는 빈혈이나 감염, 출혈, 혹은 방사선을 쪼인 부분의 화끈거림, 통증, 직장의 염증으로 인한 설사 등이 발생할 수 있다. 또 질 위축 때문에 성기능장애가 올 수 있고, 방광기능장애와 다리의 부종 등이 올 수 있으므로 꼭 필요한 경우에만 방사선 치료를 해야 한다.

여성들은 산부인과를 자주 찾아서 검진을 함으로써 질병의 징후가 있는지를 점검해보는 것이 좋지만, 산부인과에 가는 것을 회피하는 경향이 있다. 특히 젊은 여성들이 산부인과를 찾지 못하는 이유로는 오해로 인한 두려움 때문인 경우가 많다. 미혼인 것처럼 보이는 여성이 혼자 산부인과에 들어가기를 꺼려하는 것은 다른 사람들의 눈에 어떻게 비칠까 하는 괜한 걱정 때문이다.

하지만 산부인과는 여성만을 위한 곳으로, 남을 의식하여 쓸데없는 체면이나 선입견을 가져서는 안 된다. 부인과 질환을 앓고 있으면서도 남의 눈을 의식하거나 대수롭지 않게 생각하여 치료시기를 놓치면 병을 키울 수 있다. 특히 가임기에 있는 젊은 여성은 자궁난소질환을 주의해야 한다.

여성들이 산부인과의 검사를 자주 하면 자궁난소암이나 자궁근종 등 부인과 질환을 조기에 발견할 수 있다. 자궁에 발생하는 질환 대부분이 유해파가 원인이다. 자궁이 유해파를 받으면 혈액순환이 이뤄지지 않아서 산소의 소비가 많아지고 호르몬 공급이 제한을 받는다. 그러면 자궁의 세포가 변이되면서 질환이 오게 된다. 자궁은 대를 잇게 하는 중요한 기관으로 언제나 쾌적하고 청결해야 한다.

자궁은 절대 유해파를 받아서는 안 되는 곳으로 필히 중화를 시켜야 혈액순환이 잘 되어 건강하다. 유해파는 질병의 근원이기 때문이다.

자궁질환은 한글 문자와 숫자를 결합한 '뜌ㅎㅣ뺘1ㅍㅓ'에서 치유 파장이 나온다. 먼저 종이에 써서 방의 네 모서리에 붙이고, 한 장은 다른 종이에 적어 문자를 보면서 명상을 한다. 명상을 할 때는 잡념을 버리고 문자에만 집중하여 치유의 파장이 자궁질환의 병균을 물리친다고 생각해야 된다. 명상을 마친 다음 '뜌ㅎㅣ뺘1ㅍㅓ'라는 문자를 방의 허공에 가득하도록 손가락으로 크게 써야 한다. 그러면 방에 기가 가득히 형성된다. 꾸준하게 하면 효과가 있다.

그리고 늘 감사하며 웃음을 생활화해야 한다. 감사와 웃음은 면역력을 높여주고 혈액과 산소의 흐름을 원활히 하여 건강과 장수를 가져다준다. 웃음의 효과는 뒤에서 다시 설명하기로 한다. 또 먹는 것도 체질에 맞게 먹어야 한다. 입에 맞는다고 아무거나 많이 먹으면 입에는 좋아도 위에는 부담만 된다. 앞에서 설명한 대로 체질을 알고 맞는 음식을 섭취하기 바란다. 이 다섯 가지가 건강과 장수의 비결이다.

7.
자궁난소암

여성의 난소는 자궁의 양옆에 위치한 생식샘으로 작은 살구씨 모양을 하고 있다. 여기에서 여성호르몬을 만들고, 난자와 생식세포를 저장하는 역할을 담당하게 된다. 이곳에 악성종양이 생기는 것을 난소암이라고 하는데, 주로 다른 기관에 생긴 악성종양이 난소에 전이되는 것이 특징이다. 난소암은 생기는 조직에 따라서 크게 상피세포암, 배세포종양 등으로 구분하는데, 이 중 난소 표면의 상피세포에서 발생하는 암이 전체 난소암의 90%를 차지한다.

난소 상피세포암은 장액 난소암, 자궁내막 난소암 등 여러 종류가 있다. 최근의 국가 암 등록사업 연례보고서에 의하면, 2013년도를 기준으로 여성의 암 환자 발생은 총 111,599명이었다고 한다. 그 중 난소암 발생은 2,236명으로 10위의 발생률을 차지하고 있다. 연령대별로는 50대, 40대, 60대 순으로 나타났고, 난소암의 5년 생존율은 62%로 주요 암의 평균 생존율과 비슷한 수준이다.

현대의학은 난소암을 일으키는 원인이 무엇인지를 아직 정확히 모른다고 한다. 정상 세포의 DNA에 변이가 생기면 암세포로 바뀌게 되는데 왜 변이되는지 알지를 못하고, 여러 가지를 추측할 뿐이다. DNA는 세포가 수행해야 하는 정보를 담고 있는 화학물질인데, 자녀는 부모로부터 물려받은 DNA 때문에 부모와 비슷하게 닮는다. 겉모습뿐만 아니라 성격 등 많은 부분에 영향을 받게 된다. 특정 유전자는 세포의 성장과 분열하는 데 필요로 하는 정보를 담고 있기 때문이다.

세포의 분열을 유발하는 유전자를 '종양형성유전자'라고 부르는데, 이는 세포의 분열속도를 감소시키거나 손상된 DNA를 복구시키는 역할을 한다. DNA의 변이로 인하여 새로운 종양형성유전자가 생기면 억제하는 유전자가 대처를 하게 되는데 이 유전자가 힘을 잃게 되어 암이 발생한다고 본다. 그래서 선천적으로 힘을 잃은 유전자를 가지고 태어난 사람은 난소암이 발생할 가능성이 높다고 보고 있다.

유전성 비용종성 대장암 역시 손상된 DNA를 복구하는 유전자가 변이되어 발생할 가능성이 있는 것으로 알려져 있다. 이 유전자를 가진 사람은 대장암이나 직장암 및 자궁내막암이 발생할 위험이 높고, 난소암의 발병률도 일반인보다 다소 높다.

난소암은 대부분 선천적 유전자 변이보다 후천적인 요인으로 유전자가 변이되어서 생길 수 있다. 그러므로 방사선이나 발암물질에 의해 유전자가 변이되지 않도록 조심해야 한다. 난소암의 경우 후천적인 유전자 변이를 일으키는 원인이 무엇 때문인지 의학적으로는 아직 모르고 있다.

사람은 살아가는 과정에서 수많은 위험인자를 겪게 된다. 그것을 피할 수는 없지만 위험인자를 줄이는 방법을 찾아서 가능하면 예방인자를 높여 난소암 발생을 줄여야 한다. 여성의 나이가 많을수록, 또 과도한 지방을 가진 뚱뚱한 사람일수록 난소암이 발생할 위험이 높다. 또한 어머니나 자매 중에서 난소암 환자가 있으면 그렇지 않은 여성에 비해서 발병할 가능성이 높게 나타난다.

여성의 폐경기 증상을 감소시키기 위한 호르몬 대체 치료는 약의 종류와 사용한 기간에 따라 암의 발병위험이 달라질 수 있다. 경구피임약을 복용하는 여성이 약을 중단하면 유방암이 발생할 위험이 있고, 피임약과 동시에 흡연을 하는 경우에는 혈전이 발생할 우려가 있다. 그러나 적어도 한 명 이상의 아이를 낳은 여성으로 모유를 수유했을 시에는 난소암의 발생률이 낮은 편이다. 여성이 아기를 낳는 것은 창조사업의 연속이며, 아기에게 수유를 하는 것은 엄마의 의무로서 아기의 건강에도 좋은 것이다.

암을 예방한다고 미리 난소절제술을 시행할 경우는 다음과 같은 부정적인 측면이 발생할 수 있으므로 신중하게 결정해야 한다. 수술을 하면 후유증으로 불임이나 일과성 열등감, 성욕감퇴, 질 건조증상, 빈뇨, 심장질환 등의 위험이 있다. 또 출혈이나 주위 장기의 손상, 수술 부위의 감염, 약의 부작용 등의 합병증이 올 수 있다.

난소암이 있어서 난소가 커져도 골반의 깊은 곳에 있으므로 특별한 증상을 못 느끼게 되어 많이 커진 다음에 발견되는 경우가 있다. 그럴 경우 암이 3기 이상 진행된 상태에서 발견될 수 있다.

난소암의 증상은 골반에 통증이나 복통, 또는 식욕이 없거나 쉽게 포만감을 느낄 때가 있고, 갑자기 소변을 보고 싶은 느낌과 소변을 봤는데 또 마려운 느낌 등 비뇨기계에 증상이 온다. 그래서 피로감이나 소화불량, 요통, 성관계 시 통증, 변비, 월경의 변화 등이 있을 수 있다. 이러한 증상들이 계속되고 심해지는 경우에는 반드시 산부인과 의사의 진료를 받는 것이 좋다.

지금까지 현대의학의 견해를 살펴봤지만, 난소암을 피할 수 있는 방법은 없다고 한다. 그러나 유해파를 중화시키면 예방할 수 있는 확실한 방법이 된다. 괜히 미련을 부리다가 발병이 되어 수술을 하든지, 아까운 목숨을 단축시키는 일이 없기 바란다. 중화만이 질환의 발병위험을 없애고 목숨을 보존하여 천수를 누리는 비법이다.

원인은 유해파의 파장 때문이다. 유해파가 자궁에 영향을 미치면 난소암이나 자궁근종 등 부인과질환이 오게 된다. 유해파는 혈관에 문제를 일으켜 산소 및 영양분이 부족한 상태가 되게 하고 호르몬 분비를 억제한다. 또 기능을 손상시켜 암이 오게 만든다. 그러므로 중화시키는 것이 예방과 건강을 위한 확실한 예방법이다.

암에 반응하는 문자는 '8쬬ㅎㅠ뚀ㅌㅣ'이다. 난소암도 마찬가지다. 이 문자를 써서 방의 네 모서리에 붙이고, 별도로 한 장을 써서 문자를 보면서 명상을 하면 치유의 기운이 생성된다.

명상을 하고 나면 방의 공간에 '8쬬ㅎㅠ뚀ㅌㅣ'라는 문자를 손가락으로 크게 써야 한다. 그러면 방 안에 기가 형성되어 암세포가 없어진다. 매일 꾸준히 해야 효과를 볼 수 있다. 생사가 달렸으니 소홀히 생각해서는 안 된다.

그리고 유해파를 중화시키고 평소에 한글의 파장명상을 하고 감사하면서 웃음치료를 하면 당신은 난소암 때문에 걱정할 필요가 없다. 감사와 웃음은 면역력을 증강시키고 유해파의 중화는 병의 원인을 없애기 때문이다, 감사와 웃음에 대해 자세한 것은 책의 마지막 '나가며'에서 다시 언급하기로 한다. 그리고 더욱 건강하기 위해서 체질에 맞는 식이요법을 해야 한다. 그에 대한 방법은 앞쪽에 설명되어 있다. 그대로 시행하면 된다.

자궁근종

자궁근종은 여성의 자궁근육세포에 생기는 종양으로 자궁에 가장 흔하게 발생하는 질환이다. 어느 연령에서나 생길 수 있지만, 30~45세에 많은 것으로 알려져 있고, 여성에게 오는 양성종양질환으로 아직 정확한 원인은 모른다. 단지 유전자 이상과 호르몬의 영향이 주된 원인이 아닐까 하고 추측하지만, 자궁근종은 무증상인 경우가 많아서 미리 알기가 어렵다.

다음과 같은 증상이 있으면 전문의의 자문을 받아야 한다. 자궁출혈이 있거나 생리양이 많아지고 생리 기간이 길어져 빈혈 등이 생기는 경우다. 또 급성 복부 통증이나 성교 시 통증이 나타날 수 있고, 근종의 변성에 의해 골반 통증도 있을 수 있다. 이 병은 자궁의 호르몬, 특히 에스트로겐의 영향을 많이 받는 일종의 호르몬 의존성 종양이다. 여성에게 흔한 질병으로 가임기일 때 많이 발견되며, 특히 35세 이상의 여성들 중 40~50%가 자궁근종에 걸린다는 보고가 있다.

자궁 평활근종의 원인은 아직까지 정확하게 밝혀지지 않았다. 다만, 자궁의 평활근을 이루는 세포 중에 비정상적인 세포가 증식되어 자궁근종을 형성하는 것으로 추정하고 있을 뿐이다. 문제는 왜 비정상적인 세포가 증식되는가 하는 원인을 밝혀내야 한다.

자궁근종을 가진 여성이라도 특별한 증상을 느끼지 못할 수 있다. 증상을 느끼는 경우에는 자궁근종의 위치와 수, 그리고 크기 등에 따라 여러 가지 증상이 올 수 있으며, 월경과다가 가장 흔한 증상이다. 이 밖에도 비정상적인 자궁출혈, 월경불순, 월경통, 골반 통증, 골반 압박감, 빈뇨, 성교 시 통증, 복통, 요통, 그리고 불임 및 생식기 이상의 증상을 호소하는 경우가 있다.

자궁근종은 대개 골반에 이상을 느껴서 내진할 때에 발견되기도 하고, 복부에 덩어리가 있어서 병원을 찾는 경우도 있다. 그러나 난소의 암이나 다른 질환 때문일 수 있고, 또 임신 초기에 커진 자궁을 근종으로 오해할 소지도 있다. 그러므로 검사를 통하여 정확한 진단을 필요로 한다.

자궁근종은 양성일 경우 가임기 여성에게서는 갑자기 악화될 수 있지만, 대부분은 서서히 커진다. 그러나 이차적인 변성이 생기거나 악성 변화가 일어날 때는 갑자기 커지는 경우도 있다. 그러나 악성으로 변하는 경우는 드물고, 악성 평활근육종으로의 전환도 미미한 것으로 알려져 있다.

만약 자궁근종이 생겨서 자궁내막의 변화로 수정란이 자궁벽에 착상하지 못하고 난관에 이상이 있어서 눌리거나 막히게 되면, 정자가 난자와 만나는 데에 방해가 되어 불임의 원인이 될 수 있다. 또한 배아가 성공적으로 착상하지 못하게 근종이 방해를 하면 유산의 확률이 높아진다.

이 병은 최근에 생리주기가 불규칙해졌거나 생리량에 갑작스런 변화가 생기고 지속되는지를 관찰해야 한다. 또 생리의 혈색 등에 이상이 느껴진다든지, 없던 생리통이 생겨서 통증이 심해졌을 때는 의심이 되므로 전문의에게 검사를 받아야 한다.

여성의 자궁은 인간의 번식을 담당하는 중요한 기관으로 이것은 신이 주관하는 신비의 기관이기 때문에 사람이 마음대로 할 수 없다.

그처럼 중요한 기관인데 왜 자궁에 질환이 생기는 것인지 의문이다. 그것은 유해파가 원인임을 인정하지 않기 때문이다. 현대의학은 다른 곳에 초점을 두기 때문에 원인을 모른다. 그러나 유해파를 중화시키면 질병이 치유되고 예방된다. 이렇게 간단한 원리를 편협한 학문과 고정관념 때문에 모르고 있는 것이다.

유해파가 자궁 쪽으로 지나가면서 혈액순환에 방해를 받아 산소와 영양분을 부족하게 만들며, 호르몬 분비에 이상이 생기고 독을 배출하지 못하여 각종 질환이 생긴다. 또 시계 방향으로 회전하던 기(氣)를 시계 반대 방향으로 회전시켜서 병이 유발하게 되는 것이다.

또한 한글 문자파장명상을 열심히 해야 된다. 방법은 '9쮸ㅋㅣ뜌ㅇㅠ'라는 숫자와 문자를 방의 네 모서리에 써서 붙인다. 한 장은 조금 크게 적어서 벽이나 명상하기 좋은 곳에 붙이고, 문자에 집중하면서 명상을 한다. 명상을 끝나면 '9쮸ㅋㅣ뜌ㅇㅠ'의 파장문자를 방의 공간에 손가락으로 크게 적는다. 그러면 기가 형성되어 매일 꾸준히 할 경우 효과를 볼 수 있다.

또한 유해파를 중화시키고 한글 파장명상을 하며 모든 일에 감사하고 신나게 웃으면 틀림없이 건강이 좋아진다. 감사와 웃음은 보약보다 효과적인 명약이다. 웃음치료에 대한 자세한 설명은 후미에 종합적으로 다시 밝히기로 한다. 그리고 건강하기 위해서는 체질에 맞는 식사요법을 택하는 것이 도움이 된다. 체질은 사람에 따라 다르므로 앞에서 말한 체질 감별법을 참고하여 실천하기 바란다.

9.
자궁내막증

자궁내막증은 안에 있어야 할 자궁내막조직이 자궁 밖에 있으면서 질환을 일으키는 상태를 말한다. 자궁내막이란 자궁 안에 있는 막으로 호르몬이 분비되어 난소가 두꺼워지고 성숙해지면서 임신을 준비하는 역할을 한다. 임신이 되지 않은 상태에서는 자궁내막은 생리를 통해서 한 달에 한 번씩 체외로 배출을 한다. 이런 자궁내막의 조직이 자궁이 아닌 다른 조직, 즉 난소나 나팔관, 복강, 복막 등에 자리를 잡으면서 자라는 경우가 있다. 자궁내막증으로 통증이 있거나 유착, 염증 등을 일으킬 수 있고, 또 불임증을 일으키는 원인이 될 수 있다.

의학적인 발병의 원인으로는 여러 가지가 제시되고 있지만 확실한 것은 아직 모른다. 다만 월경 시 난관으로 역행하여 월경혈에 포함되어 있는 자궁내막세포가 골반 내로 이동하면서 발생한다는 가설이 유력한 것으로 평가받고 있다. 그러나 세포가 왜 골반 안으로 이동하는가 하는 의문점이 남는다.

자궁내막증 때문에 오는 골반 통증의 특징은 월경 전에 시작되어 월경 기간 내내 계속된다. 그뿐만 아니라 평상시에도 요통과 복통이 있을 수 있고, 성관계를 가질 때에도 통증이 있을 수 있다. 또는 월경 전과 후에 배변이상이나 설사, 광범위한 골반 통증, 배뇨곤란 등 평소와 다른 증상들이 느껴지며, 그 영향으로 불임이 될 수 있다.

자궁내막증은 증상과 내진으로 판단할 수 있다. 그러나 확실한 병변인가를 알기 위해서는 육안으로 관찰하는 것보다 조직검사를 해서 확진을 결정해야 한다. 이 질환은 내진 시에 자궁은 직장 쪽으로 바뀌어 있고, 자궁 천골 인대나 후방 질 원개에 누르는 것 같은 통증이 느껴지는가를 보게 된다.

치료를 요할 시에는 복강 쪽에 증상의 유무를 확인한 다음 내과적, 또는 외과적 치료를 할 수 있다. 그러나 수술로 자궁절제술이나 양측 난소난관절제술을 하게 되면 불임이 문제가 되어 보조생식술을 시행해야 하는 일이 생길 수 있다. 치료는 환자의 상황에 따라 다양하게 전문의의 소견을 거쳐서 개개인에게 맞는 치료 방법을 택해야 한다.

환자는 무증상, 또는 심각한 증상까지 다양하게 나타나므로 다른 질환과 유사한 증상이 많아서 증상만 가지고는 진단이 어렵다. 또 과민성 대장증후군과 같은 소화기질환과도 증상이 유사해서 스스로는 자궁의 문제인지 다른 곳의 문제인지를 판단하기가 쉽지 않다.

자궁내막증은 만성 골반 통증이나 월경 시 통증 등 위에서 말한 증상을 동반하는데, 왜 이러한 질병이 와서 여성들을 괴롭히는지 확실한 원인은 모르는 상태다. 이것도 유해파 때문이다. 유해파는 모든 질병의 원인이므로 이 파장을 받으면 혈액순환에 방해를 받아서 산소가 부족해지고 영양공급도 정상적으로 이뤄지지 않는다. 그러면 기관들이 교란을 당하면서 형태가 변형되어 질병이 오는 것이다.

앞에서도 설명했지만 보이지 않는 것들이 사람을 괴롭힌다. 바이러스와 병원균은 실체가 없는 것 같으면서도 사람을 병들게 하고, 목숨까지 앗아가는 소멸의 에너지다. 그러므로 눈에 보이지도, 만져지지도 않는 병원균이 더 무서운 것이고, 유해파를 받으면 변형되는 속도가 더 빠르다. 질병의 발생은 유해파 때문이라는 것을 명심하기 바란다. 평소에 유해파의 파장이 골반과 질, 허리 등 여러 곳을 교란시킨 결과가 병으로 나타난 것이다.

유해파의 파장을 받으면 우리가 상상도 못했던 병이 생겨 의학계에서도 속수무책이 된다. 이처럼 예상하지 못했던 질병이 생기는 것은 유해파가 원인이므로 이제부터는 지혜롭게 살아야 한다.

자궁내막증에는 문자파장이 효과가 있다. 문자는 '기ㅏ유ㅎㅈ삐ㅠ'이다. 이 문자를 써서 방의 네 모서리에 붙이고, 명상용은 별도로 써서 적당한 곳에 눈높이로 붙여 명상을 하면 된다. 명상을 할 때는 문자에 집중하면서 들숨 4, 날숨 6으로 날숨을 길게 하는 것이 좋다. 명상을 마친 후에는 '기ㅏ유ㅎㅈ삐ㅠ'라는 문자를 방의 공간 안에 손가락으로 크게 쓴다. 그리고 문자에서 나오는 파장이 자궁내막증을 없앤다고 믿음을 가져야 한다.

원인인 유해파를 중화시키고 한글 파장명상을 하고 늘 감사하며 웃으면 건강하게 살 수 있다. 감사와 웃음에 대한 설명은 책의 마지막 '나가며'에서 종합적으로 한 번 더 강조하겠다. 또한 나의 체질이 무엇인지 검사해보고 체질에 맞는 음식섭취와 소식을 권한다. 그래야 건강하게 오래 살 수 있다.

10.
난소낭종

난소란 자궁의 양쪽 옆에 자리하고 있으면서 난자를 만들고 배출하는 일(배란)과 성호르몬을 생성하는 중요한 역할을 담당하는 기관이다. 난소에는 주머니 모양의 세포가 모여서 난포가 이뤄지게 하며 난자의 성장을 돕는다. 만약 난포가 제대로 성숙하지 못하거나 난포를 배출하지 못하는 등 배란과정에서 문제가 생기면 난소에 물이 차서 물혹이 될수 있다. 대개의 난소낭종은 작고 양성이지만 암은 아니다.

난소에는 난포라고 하는 정상 물질이 생겨서 이곳에서 여성호르몬과 난자가 생성되는데 때로는 수액이 차서 난포에 물혹이 생기는 수가 있다. 물혹에는 2가지 종류가 있는데 기능성 낭종과 난포성 낭종이다. 기능성 낭종은 난포가 제대로 성숙하지 못할 시에 난포를 배출하지 못하여 생기게 되고, 난포성 낭종은 배란이 된 후에도 난포가 혹처럼 남아 있을 때 생긴다. 이런 혹은 대개 1~3개월 내에 스스로 소멸되는 경우가 많고, 가임기 여성에게 잘 생긴다.

물혹이 있어도 대부분 크기가 작을 때는 자각증상을 느끼지 못할수 있다. 그러나 증상을 느끼게 되면 가장 흔한 것이 복부팽만과 복부압박증상, 소화불량, 복통, 대소변을 볼 때 불편함 등이며, 때로는 출혈이 있을 수 있다. 이 병은 무증상인 경우가 대부분이기 때문에 주로 전문의의 검사를 통하여 확인된다.

가임기 여성들에게 나타나는 난소의 낭종은 몇 주에서 몇 개월 이

내에 저절로 소실될 수 있으나 물혹이 꼬이거나 복강 내에서 터지면 출혈이나 급성 복통을 일으키게 된다. 때로는 증상이 있다가 자연히 없어지는 수가 있지만, 난소의 물혹이 의심되면 일단 경과를 관찰해 보는 것이 좋다. 지속적으로 관찰하여 크기와 형태가 악성으로 나올 때는 수술의 필요성을 고려해야 된다. 폐경이 된 여성에게 이 질환이 생겼을 경우는 수술하는 것이 옳다고 보는데, 이때에도 지켜보면서 결정을 내려야 한다. 가장 중요한 것은 병에 걸리지 않도록 예방하는 것으로, 방법은 유해파를 사전에 중화시켜서 낭종에 걸릴 위험을 없애는 것이다.

현대의학에서는 대부분의 질환들이 왜 생기는지를 모르고 있다. 난소낭종도 호르몬 자극에 의한 배란이나 서구화된 생활습관과 만성피로, 각종 스트레스의 영향으로 추측하고 있다. 그러나 몸 자체에서는 병이 생길 수 없게 설계되어 있다. 이것은 창조주의 뜻이다. 원인은 유해파의 파장 때문인데, 유해파를 인정하지 않으면 앞으로도 밝혀지지 않는다. 무책임한 변명을 할 것이 아니라 모른다고 하는 것이 맞다.

만약 수술을 하면 아무리 경과가 좋아도 원래대로 회복은 불가능하며, 사람의 원형을 변형시키는 행위이므로 꼭 피해야 한다. 분명히 말해두지만 원인은 유해파의 파장 때문이다. 유해파는 시계 방향으로 회전하는 생명의 에너지를 시계 반대 방향으로 돌게 해서 결속을 풀리게 하는 역할을 한다. 다시 말하지만 혈액에 문제를 일으켜 산소와 영양이 부족하게 되고, 독성이 쌓이면서 인체의 가장 약한 부위가 먼저 탈이 난다. 그리고 호르몬이 제대로 분비되지 않는다. 그래서 어떤 사람은 난소암, 어떤 사람은 자궁내막암, 또는 자궁근종 등 다르게 나타나는 것이다.

유해파를 중화시키면 상생의 에너지가 증폭되어 이러한 질병들이 예방되고 병에 걸린 사람도 치유가 되어 천수를 누릴 수 있다. 반대로 파장을 받으면 상극의 에너지가 많게 되어 몸의 결속이 풀려 건강한 사람도 언젠가는 병을 앓게 된다. 인체는 정교하게 설계되어 있어서 한 곳에 문제가 있으면 여러 곳에 탈이 날 수 있다.

남은 인생을 건강하게 살 것인가, 아니면 질병의 고통 속에서 일찍 생을 마감할 것인가는 당신의 선택에 달려 있다. 그래서 본인의 저서 『당신의 운명을 결정짓는 잠자리』가 나온 것이며, 그 책에 유해파가 인생의 운명에 미치는 해악을 상세히 기록해놓았다.

난소낭종에는 한글 파장명상을 해야 된다. 반응하는 문자는 암과 같은 '8쪼ㅎㅠ뚀ㅌㅣ'라는 글자다. 이 문자를 모서리마다 써서 붙이고, 한 장은 별도로 써서 명상을 한다. 명상을 할 때는 문자에 집중하면서 문자에서 나오는 파장이 난소낭종을 없앤다는 강한 생각을 가져야 한다. 명상을 마친 다음 '8쪼ㅎㅠ뚀ㅌㅣ'라는 문자를 방의 허공에 가득하도록 손가락으로 써야 한다. 치유의 기를 형성하기 위해서다. 체질에 따라서 명현현상이 올 수 있는데, 차츰 없어지고 몸이 편안해지는 것을 느낀다.

유해파를 중화시키고 한글 파장명상과 감사와 웃음을 생활화하면 건강을 찾고 수명도 길어질 것이다. 감사와 웃음에 대한 구체적인 설명은 뒤에 따로 하기로 한다. 그리고 당신의 체질이 무엇인지를 검사하여 체질에 맞는 음식으로 바꾸라는 것이다. 영양가가 많은 식품이라도 체질에 맞지 않으면 먹어봐야 건강만 해치므로 먹지 말아야 한다.

11.
불임

　부부가 정상적인 관계를 갖는데도 임신이 안 되는 경우를 불임이라고 한다. 불임 부부의 경우 남편 쪽과 아내 쪽 누구에게 문제가 있는지 알기 위해서는 반드시 두 사람 다 검사를 해 보는 것이 좋다. 우리나라에서는 불임을 여성의 문제로만 생각하는 편향적인 경향이 있어서 남성이 병원 방문을 꺼리는 편이다.

　실제로 불임클리닉을 찾는 남성은 드물다고 한다. 불임의 원인은 남성과 여성이 40%로 같고, 쌍방이 원인인 경우가 20%라고 하는데, 불임검사는 반드시 부부가 함께 받아야 정확히 알 수 있다. 불임의 원인이 두 사람 모두에게 있는지, 아니면 어느 한쪽에만 있는지를 알아야 치료의 방법을 찾을 수 있다.

　이번에는 한의학을 중심으로 살펴보고자 한다. 불임증을 한의학에서는 여러 가지의 원인으로 분류하는데, 남성불임증에 대해 그 원인을 정한(精寒), 정소(精小), 기쇠(氣衰), 기울(氣鬱), 담다(痰多), 상화성(相火盛) 등 여러 가지로 나누어 보고 있다. 이것들이 모두 불량 씨앗을 만드는 부실한 정자의 원인이 된다고 보는 것이다.

　정한(精寒)은 남성의 신장에 정기가 부족하고 기능이 떨어져서 정액이 냉하게 되는 것이다. 발기력이 부족하거나 정자량이 적어지면 정액이 자궁 내에 들어가더라도 활발하게 활동하지 못하여 불임이 될 수 있다. 이런 남성들은 평소 몸이 냉하고 마른 편이며, 허약한 체질로 늘 피로감을 호소하고, 허리와 무릎이 찬 경우가 많다. 이 같은 증상이 있는 사람은 평소에 배꼽 아래 부위를 따뜻하게 하고, 신장의 기운을 도와서 양질의 정자가 생산될 수 있게 해야 한다.

정소(精少)는 정액의 양이 적거나 정자 수가 적은 상태를 말한다. 무정자증이나 무정액증도 불임의 원인이 될 수 있으므로 정확한 진단이 필요하다. 남녀 모두 여기에 해당할 수 있기 때문에 병원 방문을 주저하지 말고, 같이 검사를 받아야 원인을 밝힐 수 있다.

기쇠(氣衰)는 과로에 시달리거나 각종 질환으로 인하여 양기가 부족하게 된 상태를 말한다. 정액의 양이 적거나 사정하는 힘이 약하면 정자의 힘도 약해져서 불임의 원인이 될 수 있다. 평소에 피로감과 권태감이 심하면 성욕이 감퇴되어 성생활을 싫어할 수 있고, 쾌감을 못 느끼는 경우도 있다. 이런 경우는 몸을 보하는 약을 먹어야 한다.

기울(氣鬱)이란 심한 정신적인 스트레스를 받으면, 기(氣)의 순환이 막혀서 임신을 방해할 수 있는 현상을 말한다. 지나친 스트레스를 받거나 신경쇠약 등은 발기부전으로 이어질 수 있고, 발기부전은 불임으로 연결될 수 있으므로 조심해야 한다. 이런 경우 남성과 여성 둘 다 불임의 원인이 될 수 있다.

담다(痰多)란 체내에 쌓인 노폐물이 많아서 기혈순환의 방해로 건강한 정자의 생산능력이 떨어지는 것을 말한다. 평소에 폭식이나 과음, 또는 기름진 음식을 과다하게 섭취하면 체내에 노폐물이 생길 위험성이 높아진다. 몸이 비만하지 않도록 조심하고, 피로해지도록 무리를 해서는 안 된다. 몸에 독성이 쌓이면, 불임뿐만 아니라 질병이 올 수 있다.

상화성(相火盛)은 성욕에 대한 욕심이나 무절제한 성생활, 또는 심한 노동 등으로 진액이 부족해져 정액의 양이 적어지는 것을 말한다.

또 정액이 자기도 모르게 자연방출되는 일이 잦고 조루 현상이 있을 수 있는데, 이것이 불임으로 이어지는 것을 말한다. 이 경우에는 평소 허리나 다리가 자주 쑤시며 손발에 열이 있을 수 있고, 머리에 어지러운 증상이 잘 나타난다. 이럴 땐 진액을 보충하면 정상적으로 돌아와 임신이 가능해진다.

이것을 종합해보면 결국 남성의 불임은 정자 수의 부족, 정액이나 정자의 운동에 방해되는 요인이 있다는 것이다. 위에서 언급한 몸에 냉기와 늘 피로감을 느끼는 등 모든 질환들이 유해파가 있을 때 오는 증상들이다. 수맥은 찬 기운이므로 몸을 냉하게 만드는 원인이 된다. 이런 경우 유해파를 중화시키면 파장이 소멸되고 제품에서 나오는 상생의 에너지가 극대화되어 정상으로 돌아온다.

그러므로 유해파가 주된 요인이다. 국립독성연구원의 보고에 따르면 2002년 이후 우리나라 성인 남성의 정자 운동이 세계보건기구(WHO)의 정상 기준에 미치지 못하는 것으로 나타났다.

이것은 산업화에 따른 환경 변화와 달라진 식생활, 운동부족, 흡연, 음주, 경쟁 사회에서 받는 과중한 스트레스를 그 원인으로 꼽고 있다. 그러나 아파트 문화가 대중화되면서 집단거주로 변하여 유해파를 받는 사람이 폭발적으로 늘어난 것이 원인이다. 이렇게 유해파를 받으면 정자의 운동성이 떨어지면서 힘을 잃게 되어 여성의 자궁에 방사한 정자가 나팔관까지 도달하지 못하게 된다. 그러면 당연히 불임이 될 확률이 높아진다. 남성이나 여성 모두가 성기나 자궁 쪽에 유해파를 받으면 불임이 될 수 있는 것이다.

한의학에서는 여성의 임신을 방해하는 요소를 크게 신허(腎虛), 간기울결(肝氣鬱結), 담습(痰濕), 혈어(血瘀) 등으로 나누고 있다. 이는 모두 좋지 못한 밭과 씨앗의 상태를 만드는 원인이 된다. 여성에게는 다음 사항도 중요하지만 특히 위에서 설명한 부인과질환이 있으면 불임이 될 수 있으므로 주의가 요구된다.

한의학에서 불임이 되는 원인으로 보는 것을 살펴보면 다음과 같다.

신허(腎虛)는 체질이 허약하거나 신장의 기운이 부족한데다가 무리한 성생활 때문에 여성호르몬이 지나치게 소모되어 신기가 손상되는 것이다. 그러면 자궁이 쇠약해지면서 임신이 안 되는 경우가 있다. 특히 신양허(腎陽虛)한 경우에는 손발과 아랫배가 찬 사람이 많으므로 따뜻하게 해야 한다. 평소에 아랫배가 차가우면 자궁과 부속 기관의 기혈순환이 안 되고, 신진대사기능도 떨어져서 몸의 호르몬 체계에 이상이 올 수 있다. 그러면 생리와 배란의 리듬이 깨지면서 불임의 원인이 될 수 있다.

간기울결(肝氣鬱結)은 평소에 스트레스를 많이 받아서 일어나는 증상이다. 스트레스를 받으면 마음이 편하지 못하고, 간의 기혈이 한곳에 몰리면서 분배되지 않는 상태가 된다. 이렇게 되면 기혈이 조화를 이루지 못해 임신이 되지 않을 수 있다. 스트레스는 모든 병에 관여하고 있다.

스트레스는 왜 일어나며, 무엇 때문에 불임의 원인이 될 수 있는 것일까? 복잡한 사회생활과 부부간의 갈등 등 원인은 많다. 우리가 중대한 시험을 앞두거나 심한 충격을 받는 사건이 발생하면 갑자기 생리에 이상이 생겨 중단되든지, 아니면 제 날짜가 아닌데 생리를 하는 경험을 한 적이 있을 것이다. 이 경우 정신적인 충격과 스트레스로 시상하부와 뇌하수체에 영향을 미쳐서 호르몬의 균형을 이루지 못하여 일어나게 된다. 이런 경우 맺힌 간의 기(氣)를 풀어주고 마음을 다스리는 방법을 써야 하는데, 그것은 유해파를 중화시켜야 회복되는 것이다. 그러면 임신이 가능해진다.

또 몸이 뚱뚱해지면 체내에 담과 습이 생겨서 기(氣)의 소통이 안 될 수 있는데, 이것을 담습이라고 한다. 담과 습이 많으면 자궁의 맥이 막히면서 임신이 안 되는 경우가 있다. 주로 여성들 중에 복부에 담습이 많이 쌓이면 자궁과 다른 부속 기관이 압박을 받게 되고, 그로 인해 기혈순환에 장애가 올 수 있다. 그러면 나팔관이나 난소의 기능이 원활하지 못하여 불임이 될 수 있다.

예를 든다면 땅이 너무 질퍽할 경우 씨앗이 떨어지면 썩어서 발아가 안 되는 이치와 같다. 이런 경우 필히 유해파를 중화시켜서 정자가 성장하기 좋은 환경으로 만들어줘야 한다. 그러면 정자의 수가 불어나면서 활동성이 강하게 된다. 유해파는 스트레스를 조성하고, 만병의 근원인 것이다.

혈어(血瘀)는 혈액의 흐름이 원활하지 못하고 정체되어 있다는 말이다. 월경 때나 유산, 또는 아기를 출산한 후에 자궁 내의 혈액이나 노폐물 등이 완전히 배출되지 못하여 생길 수 있다. 물이 고이면 썩기 마련이듯 혈액도 흐름에 방해를 받으면 혈관에 정체되어 있으면서 병리적인 현상이 일어나는 것이다.

평소에 아랫배를 눌러보면 딱딱한 느낌이 있고, 아랫배나 옆구리 쪽이 바늘로 콕콕 찌르듯이 쑤시는 증상이 있다, 또 생리 때 검은 덩어리가 많이 나오거나 생리량이 줄어들거나 생리통이 심할 때는 제때에 치료를 해야 한다. 치료를 하지 않으면 자궁근종이나 자궁내막증 등으로 발전되어 불임이 될 위험이 있다.

불임 환자는 자꾸만 늘어나는 추세다. 왜 불임 환자가 늘고 있는 것일까? 지금은 여성의 사회활동이 많아져서 결혼 연령이 늦어진 탓도 있지만, 적정한 연령에 결혼을 했어도 아이 갖기를 미루는 경향이 있다. 이런 경우 직장생활 등으로 임신을 미루다가 뒤늦게 아기를 가지려고 하면 임신이 안 되는 경우가 발생한다. 불임을 연령별로 보면 30대가 가장 많을 뿐 아니라 그 비율도 점차 높아지고 있다.

대부분 불임의 원인은 유해파 때문이다. 여러 가지로 원인을 나열하지만 결국 유해파의 피해라는 한 가지로 결집된다. 유해파를 받으면 상극의 에너지가 극대화되어 혈액순환이 원활하지 못하게 되고, 산소와 영양분 공급이 정상으로 이뤄지지 못하여 성호르몬 분비에 이상이 생긴다. 또 남성이 방사한 정자가 자궁까지 가는 도중에 사멸할 수도 있다. 여성들의 사회생활로 늦게 임신하려는 경향과 임신 자체를 기피하려는 경향이 있는 것은 사실이다. 그러나 젊은 나이에 임신을 하려고 해도 임신이 안 되는 것은 유해파 때문이다.

유해파 위에서 생활하면 정자의 수가 적을뿐더러 힘이 약해지고, 몸이 냉하여 성감이 떨어진다. 한마디로 말해 유해파를 받으면서 생활하면 불임의 원인이 되는 증상을 모두 갖추고 있는 것이다. 때로는 이제껏 살던 집에서 임신이 안 되던 부부가 새로 이사한 후 임신의 기쁜 소식이 있는 경우가 있다. 이것은 수맥이 많은 집에 살다가 유해파가 없거나 약한 집으로 이사한 경우이다. 이제부터 당신의 대를 이어줄 2세의 출산을 위하여 유해파를 꼭 중화시키고, 매일 감사하며 웃으면 산모가 겪는 우울증도 해소되고 아기도 건강하게 태어나게 된다.

불임이 오면 생명을 이을 후손이 없어진다. 불임에는 한글 파장명상을 해야 된다. 이 병에 반응하는 문자파장은 '6ㅠ뜨ㅌㅛㅎ뀨'이다. 이 문자를 써서 방의 네 모서리에 붙이고, 별도로 한 장을 써서 명상용으로 사용한다. 명상을 할 때는 문자에 집중하면서 파장이 불임의 원인을 몰아낸다고 강한 생각을 하는 것이 중요하다. 명상이 끝나면 '6ㅠ뜨ㅌㅛㅎ뀨'라는 문자를 써서 방안에 기가 꽉 차도록 해야 한다.

방의 공간에 쓰기 때문에 손가락으로 하면 된다. 아침저녁으로 꾸준히 해야 효과가 있다. 불임의 원인을 없애는 것은 생명을 탄생시키는 작업이므로 정성을 들여야 한다.

감사와 웃음은 만병을 고치는 치료약이라고 했다. '소리 내어 웃는 것이 임상에 있는 환자의 통증을 없애준다'고 코칸 박사가 말했다. 웃음은 전신을 움직여 근육, 심장, 뇌 등을 총체적으로 좋게 한다고 했다. 또한 소리 내어 웃을 때 엔도르핀과 엔케팔린이라는 2개의 물질이 분비되어 임신에 도움을 준다. 늘 감사하며 웃으면 근육의 긴장을 이완시켜주고, 교감신경계의 스트레스를 날려보내어 불임을 막아준다.

그리고 앞에서 설명한 대로 체질을 알고 체질에 맞는 음식을 먹어야 한다. 음식이라고 다 좋은 것이 아니며, 당신에게 맞는 음식이 따로 있다. 맛있어서 먹는 것은 위장을 쓰레기장으로 만들게 된다. 오링 테스트를 하여 체질에 맞는 음식을 골라서 먹는 것이 건강에 좋다.

12

기형아 출산

기형아 출산은 부모의 한이고 짐이며, 본인도 평생을 고통 속에 살아야 한다. 왜 기형아로 세상에 태어나서 본인은 물론 부모에게 고통을 주는 것일까? 결론부터 이야기하자면 유해파의 파장 때문이며, 이것은 현대의학에서는 상상도 못하는 일로 진실이다. 산모가 임신 중일 때 잠자리에서 유해파를 받으면 태아도 같이 받게 된다. 이런 사실을 산모는 모르기 때문에 장애인이 되는 것으로, 결국 부모의 무지나 무관심이 원인을 만들게 된다.

의학적으로 보면 기형아는 정상적인 기능을 할 수 없는 상태로 태어나는 것을 말한다. 그렇게 되면 사회적인 적응 문제가 생기고, 일생을 고통 속에 살게 된다. 외적인 문제는 태어날 때에 알 수 있지만, 내과적 장애는 사전에 발견되기가 어려워 나중에 전문의의 검사로 알게 된다. 이런 경우 심장이나 폐, 위장, 신장 등에 문제가 있을 수 있다.

기형아로 태어나는 원인을 여러 가지 요인으로 보고 있는데 현대의학에서 주장하는 것을 보면 유전적 요인을 들고 있다. 혈족이나 친족 간의 결혼으로 부모에게 드러나지 않는 열성유전자가 자녀에게서 나타날 수 있다고 보는 것이다. 그밖에 염색체 이상이나 유전자의 결함도 원인이 된다고 본다. 혈족이나 친족 간의 결혼이 원인이 된다면 인류의 초기에는 친족이 아니면 결혼을 할 수 없었을 텐데 맞지 않는 이론이다.

임신 중에 엄마가 다량의 방사선 치료를 받을 경우 소두증(小頭症)을 가진 아이를 낳게 될 위험이 있고, 알코올과 약물 중독, 그리고 영양 문제도 기형아 출산의 원인으로 보고 있다. 비타민 결핍증, 비타민 과잉 섭취, 영양결핍 등은 태아의 기형을 초래할 가능성이 있다고 보는 것이다. 기형 중 흔한 것으로는 선천성고관절탈구, 내번첨족, 구개피열(口蓋披裂), 언청이, 선천성 심장질환, 유문협착증 등이 있다. 이와 같은 기형은 구조적인 결함이 한 가지에만 있을 뿐 나머지 신체는 정상인 경우가 많다.

장애인이 태어나는 원인은 유해파 때문이다. 태아가 성장하면서 유해파의 파장을 받으면 어느 한 부분이 성장을 못 할 수가 있다. 그러면 장애인으로 태어나게 되고, 형이 기형으로 태어났으면 동생도 기형으로 태어날 수 있다. 그것은 유해파로 인하여 장애인이 된 잠자리를 옮기지 않고 그대로 생활했기 때문이다. 기형아의 출산이 있었으면 반드시 잠자리를 유해파가 없는 곳으로 옮기든지 중화시켜야 한다. 잠자리의 유해파가 기형아가 태어나게 하는 원인이기 때문이다.

오늘 방송에서 '사랑의 가족'이라는 프로를 봤다. 38세의 남성이 척추가 꼬여서 먹는 것과 배변, 움직이는 것을 남의 손을 빌려야 했다. 환자의 어머니는 한눈을 팔 수 없다면서 자신도 병으로 고통 받고 있다고 한다. 화면에 비친 환자의 자는 곳을 원격탐사한 결과 3미터쯤 되는 수맥이 있었다. 뇌병변을 앓고 있는 환자는 원인을 모르기 때문에 고통을 받고 있었다.

기형아로 태어난 것은 본인의 탓이 아니고, 전적으로 부모의 무지와 방관에서 오는 잘못이므로 아기에게 사랑을 가지고 대해야 한다. 그러므로 장애인의 부모는 기형의 원인을 충분히 이해하고, 이로 인하여 일어날 수 있는 문제점에 대해서 미리 준비하는 자세를 가지는 것이 좋다. 현대의학에서는 왜 기형아가 태어나는지 확실한 원인을 모르고 있으며, 여러 가지로 추측만 할 뿐이다. 우리나라의 기형아 출산율은 신생아 100명 중 4명꼴로 선천성 심장병이나 정신박약, 콩팥 이상, 손가락이나 발가락 등의 이상을 가지고 태어난다. 의학적으로는 원인을 20% 정도만 알 수 있다고 한다.

자연 유산이나 사산의 경험이 있으면 반드시 잠자리의 유해파 유무를 확인하여 잠자리를 옮기든지 중화시켜야 한다. 자연 유산이나 사산은 유해파의 영향으로 올 수 있고, 유해파만 피하면 기형아 출산도 피할 수 있다. 살아가는 과정에서 당해야 할 불행을 미리 막는 방법은 유해파를 중화시키는 것이다. 정자와 난자가 만나서 한 인간으로 태어나 성장하는 과정에서 유해파를 받으면 어느 한 부분이 성장을 멈출 수 있다는 것을 유념하기 바란다.

한번 쏟아진 물은 다시 담을 수 없고, 버스가 지나간 다음에 손 들어도 소용이 없다. 방심하다간 장애를 가지고 태어난 아기만 고생을 하게 되고, 부모에게는 씻을 수 없는 평생의 짐이 된다. 예방을 위해서는 유해파를 중화시키고 감사하며 웃어라. 그것만이 완전한 예방법이다.

기형아에는 선천성과 후천성이 있다. 사고를 제외한 장애는 유해파가 원인이다. 태중에서부터 기형이 되는 것은 한글 파장명상을 하면 막을 수 있다. 기형아에 반응하는 문자와 숫자는 '쪼ㅎ18뀨ㅏ'이다. 이 문자를 써서 방의 네 모서리에 붙이고 한 장을 더 써서 명상용으로 사용한다. 명상을 할 때는 들숨과 날숨을 하면서 문자에 집중하면서 건강한 아기가 태어난다고 믿어야 한다. 명상을 마치면 '쪼ㅎ18뀨ㅏ'자를 방의 공간에 손가락으로 크게 쓴다. 이때 중요한 것은 문자의 파장이 내게로 와서 기형아의 원인을 없앤다고 생각을 하는 것이다. 꾸준히 끈기 있게 해야 한다.

감사와 웃음은 혈액에 산소를 공급한다. 임신을 하면 자궁의 산소가 고산지대와 같다고 하는데, 산소를 부족하게 만드는 것은 유해파 때문이다. 산소가 부족하면 기형아 출산의 원인이 될 수 있고, 영양분과 호르몬 공급에 제약을 받는다. 유해파를 중화시키고 감사하며 소리 내어 웃으면, 산소가 많아지고 신경박동수와 혈액순환을 높여주며 소화기관을 자극한다.

임신을 하면 모든 것을 조심하게 된다. 그러나 유해파를 중화시키고 감사하며 웃음까지 겸한다면 당신의 행복은 보장된다. 행복은 남이 가져다주는 것이 아니라 당신에게 있는 것을 스스로 찾아서 즐기는 것이다. 그리고 체질을 알고 체질에 맞는 음식을 먹어야 한다. 맛있다고 아무거나 먹으면 도리어 몸만 해칠 뿐이다. 체질을 아는 방법은 앞에 설명해두었다. 참고해서 몸에 이로운 음식만 먹으면 더 건강해진다.

5장

유해파가 하체 쪽으로 지나갈 때 오는 질병

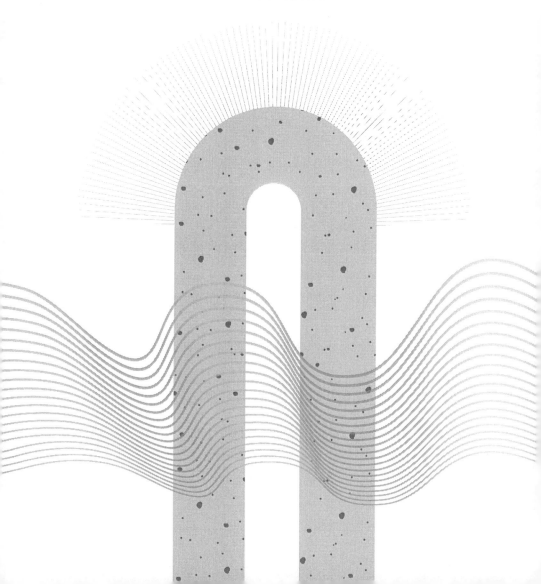

1.
서문

하체는 우리의 육체를 받쳐주는 디딤돌과 같은 역할을 하기 때문에 튼튼해야 체중을 이긴다. 하체가 부실할 경우 서 있는 자체가 힘들고, 또한 자세가 바르지 못하게 된다. 하체가 유해파를 받으면 다리에 힘이 빠져 걸음을 제대로 걸을 수가 없고, 움직이는 것이 비정상적이 된다. 몸에서 하체만큼 관심을 못 받는 곳이 없을 것이다. 나를 움직일 수 있게 해주고, 몸의 무게를 받쳐주는 하체에 감사하며, 늘 소중하게 여기고 보호해야 한다.

우리가 알고 있는 흔한 질환으로 오는 퇴행성관절염(골관절염), 하지불안증후군, 발목질환 등은 유해파의 영향 때문이다. 평상시에 무관심하게 지내지만 보행을 할 수 있게 하고, 일생 동안 체중을 지탱하는 것은 하체의 역할인 것이다. 만약 하체 쪽에 탈이 나면 서 있는 것도, 움직이는 것도 힘들어진다.

하체에 병이 있어서 움직이지 못한다면 한 자리에 고정되어 있는 나무와 다를 바 없다. 그런데도 하체를 무관심하게 생각하고, 소중하게 여기지 않기 때문에 병이 생기는 것이다. 사람은 나무처럼 한곳에 고정되어 있는 동물이 아니다. 수시로 움직이며 여행을 하고, 세계를 일주한다. 그렇게 움직여야 살 수 있기 때문에 하체가 건강해야 마음대로 활동할 수 있는 것이다. 우리는 하체를 귀하게 여겨야 하고, 발과 다리를 움직일 수 있음을 감사해야 한다.

몸에 아픈 곳이 있어서 하체를 움직일 수가 없다면 너무 위축되어서는 안 되고 강한 의지를 가지고 움직이려고 노력해야 한다. 당신이 고칠 의지가 없이 낙담하고 있으면 병이 당신을 얕잡아보고 기세가 당당하여 의사도 고치지 못하게 된다. 몸의 주인은 당신인데 방관만 하고 있으면 협력자인 의사의 힘만으로는 고치지 못한다.

우리의 몸에는 병원균을 물리치는 자가 치유력이 있어서 당신의 병을 고치려고 열심히 싸우고 있다. 이것은 우리가 알고 있는 면역력이다. 만약 당신이 면역력에게 힘을 실어주지 않으면 어쩔 수 없이 싸움을 포기하고 만다. 주인인 당신이 치료하려는 의지에 따라 힘을 내게 된다.

면역력을 증강시키는 것은 유해파를 중화시키고 한글 파장명상을 하며 감사하고 웃으면 된다. 희망을 가지고 이와 같은 방법을 실천하면 기분과 건강이 좋아지고 면역력이 강하게 된다. '논밭에 심어놓은 곡식도 주인의 발자국 소리를 듣고 자란다'는 말은 그만큼 관심을 가지고 사랑하기 때문일 것이다. 그와 같이 병을 고치려는 당신의 의지가 강력함을 알면 면역력은 더욱 힘을 내게 된다.

수맥 유해파를 중화시키고 감사하며 매일 웃는 것은 긍정적인 마음과 자신감을 갖는 것이다. 감사와 웃음은 천연 항생제와 같아서 몸에 해가 되는 일은 없으며, 우리 몸을 자유로이 움직일 수 있도록 근육을 튼튼하게 만들어준다. 근육을 탄력 있게 하기 위하여 운동을 하고 등산을 하는 것도 좋지만 매일 감사하고 웃으면 더욱 좋아진다.

자동차의 타이어가 닳으면 교체하면 되지만, 사람의 다리와 발은 죽을 때까지 사용해야 한다. 만약 수술로 교체를 하면 당신은 장애인이 된다. 그러므로 병이 오기 전에 미리 관리를 해서 평생을 사용해야 된다는 것을 명심하기 바란다.

한글은 하늘의 소리로 강한 파장이 생성된다. 한글의 글자와 모음, 자음 숫자를 배합하면 치유의 기운이 생긴다. 이것을 방의 네 모서리에 붙이고, 한 장을 더 써서 문자에 집중하면서 명상을 해야 한다. 명상 후 각 병의 설명 끝에 있는 문자를 방의 공간에 써야 한다. 허공에 쓰므로 손가락으로 써도 된다. 꾸준한 노력이 필요하다.

퇴행성관절염(골관절염)

퇴행성관절염이라고도 불리는 골관절염은 흔하게 오는 질병으로 관절질환 중에 가장 많이 발생하는 병이다. 뼈의 관절을 감싸고 있는 관절연골은 윤활유 같은 역할을 하여 움직일 때 뼈가 서로 닿지 않도록 보호하는 역할을 한다. 그러나 연골이 마모되어 밑의 뼈가 노출되고, 관절 주변의 활액막에 염증이 생기면서 변형과 통증이 오는 질환이다.

이 질환은 나이가 많기 때문에 오는 병으로 잘못 알고 있는 경우가 많다. 그래서 연골이 닳아서 뼈가 마찰이 된다고 한다. 그러나 나이가 많아도 건강한 사람이 많은 것을 볼 때 사실과 다른 것 같다. 물론 나이가 들면 모든 기능이 약해지는 것은 자연의 원리지만 관리를 잘 한 사람은 튼튼하다.

우리 인체의 관절에는 뼈와 뼈가 분리되어 있고, 그 사이에 완충작용을 하는 부드러운 연골이 있다. 이것이 서로 마찰되는 것을 피하게 하고 연결고리 역할을 하여 관절을 부드럽게 움직이게 한다. 그러나 어떤 요인 때문에 연골이 손상되어서 뼈와 뼈가 마찰을 일으켜 골관절염이 되는 것이다. 현대의학에서는 유전적인 요인과 비만, 관절의 외상이나 염증 등으로 인하여 연골이 손상을 입으면 발생한다고 보고 있다. 그러나 정확한 원인은 유해파의 영향으로 연골이 마르고 딱딱하게 되는 것이다.

퇴행성관절염은 유해파 위에서 오랜 세월 동안 불편해도 참고 견디면서 무리하게 사용했을 때와 비만이나 심한 운동 등으로 관절에 힘을 주었을 때 잘 생긴다. 현대의학에서는 나이가 많아 60년이 넘도록 사용했기 때문에 연골이 닳아서 생기는 병이라고 한다. 그러나 창조주가 그처럼 인간을 허술하게 만들지 않았으며, 나이가 많아도 건강한 사람이 많은 것을 볼 때 연골이 닳아서 아프다는 말은 논리에 맞지 않다.

유해파에 노출되면 비교적 젊은 나이에도 관절염이 생길 수 있고, 성장판에 영향을 받으면 키가 제대로 자라지 못하는 경우가 있다. 관절이 유해파를 받으면 연골이 딱딱하게 굳게 된다. 나도 20여 년 전에 무릎이 아파서 연골주사를 맞아야 된다는 처방을 받았으나 치료 없이 유해파 중화로 회복되어 70대 후반까지 불편 없이 지낸다. 그러므로 섣불리 의사 말만 듣지 말고, 어려서부터 유해파에 노출되지 않도록 중화를 시키는 것이 예방법이다.

가장 흔한 증상은 무릎의 통증으로 계단을 오르거나 내려올 때 고통스럽고, 낮보다 밤이 심하여 잠자리에 들 때 더 강하게 느낀다. 진행이 계속될 경우 무릎이 붓고 물이 차는 증상이 있으며, 특히 추울 때 더욱 심하여 종일토록 이어질 수 있다. 이러한 증상은 척추에 골관절염이 와서 허리에 저릿저릿한 통증을 느끼게 되므로 허리 디스크라고 오인할 수 있다. 만약 고관절에 증상이 발생하면, 통증으로 관절운동 범위가 제약되므로 보행이 어색해진다.

이 증상은 유해파를 받는 범위의 어느 곳에나 생길 수 있는 질환으로 손마디에도 골관절염이 발생하는데, 양손의 손가락 모든 마디에 해당된다. 골관절염은 특히 중년 여성의 손가락에 잘 발생하며, 통증과 함께 손가락 마디가 서서히 굵어지는 경우가 있다. 특히 이런 경우 류마티스 관절염과 혼동할 수 있으므로 잘 분별해야 한다.

대부분 간단한 문진과 진찰로서 쉽게 골관절염을 진단할 수 있지만, 엑스레이를 촬영하여 정확한 진단을 할 필요가 있다. 관절에 물이 찬 증상은 관절의 물을 뽑아서 검사를 하지만, 다른 질환에 문제가 있는지 알기 위해서는 혈액검사를 하는 경우도 있다. 현대의학에서는 관절이 손상되면 연골을 완전히 정상화시키지는 못한다. 단지 약물요법과 물리요법으로 통증을 완화시키고, 심하면 수술치료를 시행하여 인공관절을 삽입할 뿐이다.

수술은 가능한 피해야 하며, 한번 수술하면 재생은 불가능하다. 의학적으로는 치료가 불가능할 경우 수술로 인공관절을 삽입하게 되는데, 인공관절이 아무리 좋아도 자신의 원래 관절만은 못하다. 원인은 관절에 수맥 유해파를 받으면 혈액순환의 방해로 산소와 영양이 부족하여 연골이 마르고 뼈가 서로 마찰을 일으키면서 통증이 오게 되는 것이다.

유해파를 중화시키고 감사의 생활과 웃음치료로 면역력을 높이면, 관절염이 예방될 뿐 아니라 통증이 사라지고 심하지 않으면 연골이 살아날 수 있다. 유해파 중화로 해결될 것을 수술까지 한다면 당신의 인생은 망가지기 시작한다. 유해파는 병의 원인이므로 파장을 중화시키고 감사와 웃음치료를 하면 모든 것이 좋아진다.

사람은 누구나 아플 수 있고, 아픈 것은 흉이 아니다. 자력으로 이겨낼 수 있는데도 엄살을 부리고 찡그린다면 처음에는 동정을 하지만 결국은 외면하게 된다. 당신의 인생은 당신 것으로, 남이 대신 살아줄 수 없다. 어떠한 상황에서도 당신이 일어서려는 마음만 있으면 병마를 이길 수 있다. 한번 가면 다시 오지 못하는 이승에서의 삶을 아픈 데 없이 행복하게 살아야 한다. 유해파를 중화시키고 감사하며 웃으면 건강하게 천수를 누릴 것이다.

또한 질환을 없애려면 문자파장명상을 해야 된다. 퇴행성관절염에는 숫자와 문자를 배합한 '1ㅣ뺚ㅎㅠ쮸ㅠ'자가 효과가 있다. 이 문자를 써서 방의 네 모서리에 붙이고, 별도로 한 장을 더 써서 문자에 집중하여 명상을 하는 것이다. 명상을 하고 나면 '1ㅣ뺚ㅎㅠ쮸ㅠ'라는 문자를 방의 공간 안에 손가락으로 크게 써야 한다. 이 과정에서 중요한 것은 문자에 집중하면서 치유의 파장이 나에게로 와서 질환을 치유시킨다고 생각해야 된다.

또 한 가지, 사람은 스스로 웃을 일을 만들고 작은 일에도 감사하며, 신나게 웃을 때 행복하다고 했다. 찡그린 얼굴로 근심걱정을 한다고 이미 당한 일이 해결될 수는 없다. 이왕 당한 일에 감사할 일을 찾아서 웃으면 육체와 정신건강에도 좋다. 삶에서 고민이 없는 사람은 없다고 하지만, 어려운 문제를 두고 어떻게 생각하느냐에 따라서 삶이 달라진다. 내 인생을 남에게 의지하지 말고, 웃으면서 감사하며 얼굴을 펴라. 웃다 보면 웃을 일만 생기고, 감사하면 감사할 일이 생긴다.

그리고 체질에 맞는 음식을 먹어야 한다. 방법은 앞쪽에 설명되어 있으니 당신의 체질을 확인하고 체질대로 음식을 먹어야 건강해진다. 입에 쓴 약이 몸에 좋다는 말이 있듯이 입맛에 맞지 않더라도 체질에 맞는 음식을 먹어야 건강하다.

3.
하지불안증후군

하지불안증후군은 다리에 혈관이 돌출되어 마치 벌레가 기어가는 것같이 근질근질하고 불쾌감을 느끼는 증상을 말한다. 또 장딴지 같은 데가 당기는 듯이 쑤시고 저리며, 때로는 쥐어짜는 것 같은 통증으로 견디기가 힘들어진다. 특히 밤에 잠자리에 누우면 더 심해서 통증 때문에 수면의 장애를 겪게 되는데 대부분의 사람들이 병에 대한 인식 부족으로 치료할 기회를 놓치는 실정이다.

현대의학에서는 병의 정확한 원인이 밝혀지지 않았으나 뇌의 신경전달물질인 도파민이 부족해서 나타나는 증상으로 추정할 뿐이다. 원인은 유해파 때문이다. 잠자리에서 유해파를 많이 받으면 도파민을 만드는 철분이 부족해질 수 있다. 또한 다리에 혈액과 산소의 공급이 부족하여 말초신경증과 같은 신경손상이나 전립선염, 방광염 같은 질병으로 인해 병이 올 수 있다. 여성은 임신 후기에 주로 나타나는 현상이다.

하지불안증후군은 하지에만 증상이 있는 것은 아니고 때로는 상지에나 어깨 등에도 증상이 나타날 수 있다. 조용히 휴식을 취할 때 불쾌감이 더 심해지고, 움직이거나 주물러주면 잠시나마 증상이 완화된다.

미국 국립보건원의 제안을 보면, 다음 4가지 모두가 해당되면 하지불안증후군으로 진단한다고 한다.

다리를 움직이고 싶은 충동과 다리의 불쾌감이 강하게 오지만, 항상 그렇지는 않다. 심할 경우에는 팔을 움직이고 싶은 충동도 함께 느낀다.
가만히 있으면 증상이 더 심해짐을 느낀다. 앉거나 누운 자세에서 휴식을 취할 때 움직이고 싶은 충동이 증가된다.
걷기와 같은 움직임이 있을 때 불쾌한 증상이 완화되는 것에 도움을 준다.
증상은 낮보다 저녁이나 밤이 되면 더 나빠진다.

의학적으로는 확실한 원인을 밝히지 못하고 있지만, 유해파 위에서 생활하면 파장으로 인하여 혈액이 잘 통하지 않아 핏줄이 불룩하게 튀어나오고 통증을 느끼게 된다. 그리고 통증 때문에 수면장애를 일으킬 수 있다. 또 수맥은 냉기를 발산하기 때문에 찬 기를 느끼게 되는데, 따뜻하게 해주면 고통이 완화된다. 이것들은 유해파의 영향을 받을 때 오는 전형적인 증상들이다.

수술이나 치료로 병을 고칠 수 있다고 하지만, 미리 예방하여 질환이 오지 않도록 하는 것이 최상의 방법이다. 약은 아무리 좋아도 내성과 부작용이 있기 마련이므로 한 곳의 병을 고치려고 장기간 복용하다가 다른 곳에 병이 생길 수 있다. 또 수술을 하여 인공관절을 넣는 것은 기계의 부속을 교체하는 것과 같으므로 아무리 잘 되어도 원래의 상태만 못하다. 유해파를 중화시키면 수술 없이 평생을 안전하게 살 수 있고 후유증도 없다. 그런 다음에 매일 감사하고 웃으면 면역력이 강화되어 웬만한 질병은 이겨낸다. 병에 걸리고 나서 후회 말고, 걸리기 전에 예방하는 것이 가장 좋은 방법이다.

이 질환에는 한글 파장명상을 해야 한다. 한글에서는 무한한 파장이 나오므로 소홀히 해서는 안 된다. 하지불안증후군에 반응하는 문자는 '쒀ㅎㅣ뽀ㅌㅠ7'이다. 방의 모서리마다 이 문자를 써서 붙이고,

한 장을 별도로 써서 명상을 하면 된다. 명상을 할 때는 문자에 집중하고, 이 문자에서 나오는 파장이 내 아픈 곳을 치유시킨다고 생각해야 한다. 명상을 미치면 한글 파장문자 '쓔ㅎㅣ뽀ㅌㅠ7'을 방의 공간 안에 가득하도록 손가락으로 쓰면 좋은 기운이 형성된다.

또 '웃음은 인터페론 감마라는 항체를 분비시켜 바이러스에 대한 저항력을 높여주며, 통증을 진정시키는 엔도르핀을 생산한다'고 했다. 환자가 통증을 느낄 때 찡그리기보다 "하하하 호호호" 하고 소리 내어 웃는 것이 좋다. 감사하고 웃으면 한동안 고통이 가라앉는다. 그 이유는 엔도르핀과 엔케파린이라는 물질이 분비되기 때문이다. 매일 감사하며 웃으면 감사하고 웃는 양만큼 효과가 높아진다.

그리고 앞에서 설명한 대로 체질을 알고 체질에 맞게 음식을 먹어라. 음식을 잘못 먹어서 오는 질병도 많다. 내 몸에 맞는 음식은 오링 테스트를 해서 힘이 들어가면 먹어도 된다.

6장

기타, 유해파가 전신으로 지나갈 때
오는 질병

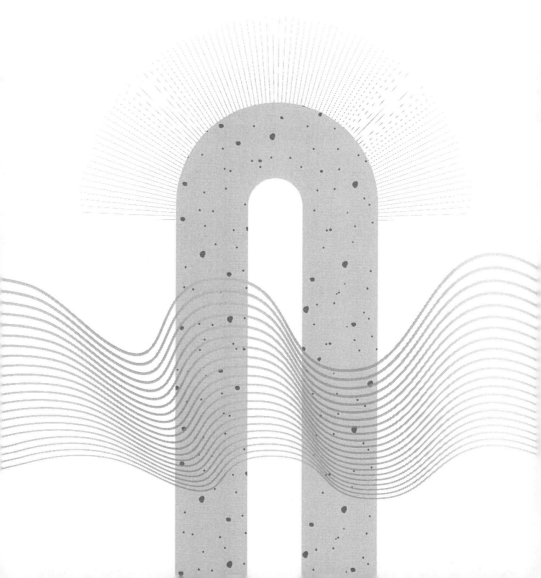

1.
서문

유해파가 전신으로 지나가면 온몸이 다 파장을 받게 되고, 겹치는 곳이 있으면 그곳이 먼저 탈이 나게 된다. 그러면 몸 전체가 아프면서 다음과 같은 질환이 올 수 있다. 고혈압, 통풍, 현기증, 몽유병, 자살충동, 어지럼증, 패혈증, 혈액문제 등 여러 가지의 질병이 오게 된다. 유해파가 약하면 인체가 견딜 수 있지만, 한 맥이라도 넓은 것이 지나가면 파장이 강하기 때문에 면역력이 떨어져서 언젠가는 질병이 오게 된다. 코로나19도 대부분 유해파를 받는 사람이 면역력이 약해졌을 때 바이러스가 침입하여 확진이 되는 것이다. 그것을 볼 때, 유해파를 받으면서 생활하면 어느 때 어떠한 질환이 오게 될지 예측이 불가능하다. 미리 유해파를 중화시키고 예방하는 것이 질환을 피하는 가장 좋은 방법이다.

유해파가 전신으로, 즉 머리에서 다리까지, 또 가로와 대각으로 지나가면서 영향을 주면 만성피로에 시달리며, 온몸이 이유 없이 아프다. 그렇게 되면 겹치는 부위가 먼저 병이 오지만, 때로는 온 몸의 어느 곳에서나 탈이 날 수 있다. 유해파는 그 사람의 가장 약한 부위에 먼저 탈이 나므로 같은 부위에 영향을 받아도 병이 생기는 부위는 각기 다르게 나타난다. 그러므로 유해파를 중화시키고 사는 것이 가장 현명한 방법이다.

소위 건강전도사라고 하면서 TV에 출연하여 강의를 하던 의사도 패혈증으로 사망했고, 행복전도사라며 행복을 전하던 부부도 우울증을 못 이기고 자살했다. 모두 유해파의 영향으로 인하여 죽은 것이다. 뉴스에 보도는 안 되었지만, 자살로 이승을 하직한 사람 대부분이 유해파의 영향 때문에 죽은 것이다. 이들은 삶을 포기하는 것만이 문제의 해결이라는 생각으로 생을 마감했을 것이다. 유해파를 중화시키고 살았으면 이와 같은 불행한 일을 당하지 않고 천수를 누렸을 것을 생각하면 안타깝다.

사람의 목숨은 하늘에 달려 있다고 하지만, 자신이 어떻게 처신하고 관리하느냐에 따라 수명이 달라진다. 사람의 수명이 몇 살까지 살 것인가는 정해져 있다고 하더라도, 유해파 위에서 생활하면 정해진 수명을 단축시킬 수 있다. 병의 원인인 유해파를 대수롭지 않게 여기기 때문에 고통 속에 살든지, 아니면 생을 일찍 마감하게 된다. 그러나 긍정적인 마음으로 유해파를 중화시키고 모든 일에 감사하며 웃음치유를 한다면 천수를 누릴 수 있다.

유해파가 질병을 가져오는 원인이라고 하면 일부 독자들은 무슨 뚱딴지 같은 소리냐고 할 것이다. 이 학문을 받아들이고, 안 받아들이고는 본인의 자유다. 그러나 그 피해는 본인에게 돌아간다는 것과, 건강은 물 건너간 것임을 알아야 한다.

이름 있는 인사나 대기업 총수들이 한창 일할 나이에 이승을 하직하는 경우를 우리 주위에서 흔히 접한다. 가족들에게는 불행한 일이고, 사회적으로도 큰 손실이다. 죽은 사람의 면면을 살펴보면 모두 유해파가 원인이었다. 그런 사람들은 돈이 없는 것도 아니고, 명의의 진료를 받지 못하는 것도 아니다. 단지 유해파를 이해 못하고 중화를 시키지 않았기 때문에 치료가 안 되어 당한 것이다.

천수를 누려도 마음은 청춘 같고 인생은 짧은데, 죽음은 이미 눈앞에 와 있다. 천수를 누릴 수 있는 방법은 유해파를 중화시키는 것으로, 실행하면 건강하여 수명도 길어진다. 그런 다음 한글 파장명상과 감사와 웃음과 체질에 맞는 식이요법을 실천하면, 아픈 데 없이 장수할 수 있다. 모두 현명한 판단으로 아름다운 삶을 살기 바란다.

병을 치유하려면 앞에서 설명한 대로 한글 문자파장명상을 생활화해야 된다. 병에 반응하는 파장은 각 병의 설명 끝에 표기해놓았다. 이것을 방의 네 모서리에 붙이고, 문자가 적힌 글을 보면서 명상을 하는 것이다. 꾸준히 하면 효과가 있다.

2.
통풍

통풍이란 요산이라고 하는 물질이 우리 몸 안에 쌓이면서 밖으로 빠져나가지 못하고 축적되어 발생하는 병이다. 이 병은 겉에서 보기에는 정상인데 본인은 심하게 고통을 느낀다. 심지어는 바람에 의해서도 아픔을 느끼며, 온몸에서 열이 난다고 하여 통풍이라고 한다. 옆에 있는 사람이 지나가면서 일으키는 바람에도 통증을 느낄 정도다.

우리가 먹는 각종 음식이 소화되어 대사된 후 대소변을 통하여 몸 밖으로 나오고, 요산도 혈액 내에 녹아 있다가 소변에 섞여서 배출된다. 그러나 통풍 환자는 혈액 내 요산이 비정상적으로 많아지면서 결정체로 변하는 것이다. 이 요산 결정체가 관절 내에 쌓여서 염증을 일으키면 통풍 환자가 된다. 통풍 환자들은 대부분 혈액 내에 요산의 비율이 정상인보다 높게 나타난다. 그러나 요산이 있어도 아무런 증상을 못 느끼다가 갑작스럽게 오는 수도 있으므로 안심해서는 안 된다. 요산이 높다고 모두 통풍 환자가 되는 것은 아니고, 배출만 원활히 되면 안심해도 된다.

통풍 관절염은 고요산혈증이 심하여 오래될수록 발병할 가능성이 높고, 주로 남자가 발병할 확률이 높은데, 연령대를 보면 첫 발작이 40~50세에서 경험을 하게 된다. 통풍은 좋은 음식을 많이 먹고 음주를 과하게 하는 부유층의 병으로 간주됐지만 요즘은 식생활이 윤택해지면서 계층과는 별 관계없이 발생한다. 평소에 식생활습관을 고치고 음주를 삼가야 통풍의 발병을 줄일 수 있다.

통풍을 제때에 치료하지 않으면 발작성 관절염의 범위가 넓어지고 통증이 점점 심해지면서 침범하는 관절의 수도 불어난다. 그러면 자연스레 회복되는 기간도 길어지기 마련이다. 통풍이 반복적으로 발생함에 따라 점차적으로 관절을 상하게 하는 강도가 심해져서 만성으로 발전하면 치료가 힘들어진다.

통풍은 신체의 어느 부위에나 생길 수 있는 병으로, 특히 팔꿈치나 귀, 손가락, 발목, 발가락 등에 잘 생기고, 때로는 요로에 결석을 만들기도 한다. 또한 통풍 환자들은 고혈압이 있는데도 모르는 경우가 있어서 이 증상이 계속 진행되면 요로결석으로 발전하여 콩팥을 상하게 하는 요인이 될 수 있다.

통풍의 증상은 대부분 다음과 같은 증세를 보인다.

엄지발가락이나 발목, 무릎 등의 관절이 갑자기 빨갛게 부어오르고, 손을 댈 수 없을 정도의 통증이 온다.
발열과 오한이 계속해서 반복된다.
발생 초기에는 대개 수일이 지나면 회복되어 정상처럼 보인다. 그러나 한동안 증상이 없다가 다시 비슷한 관절염이 발생한다.
특히 엄지발가락 관절에 잘 생기며 무릎, 발목, 발, 손목, 팔꿈치 등에 관절염이 발생하기도 한다.
얇은 이불이 스쳐도 통증을 느끼며 양말을 신지 못하게 되고, 걸음이 힘들어질 수 있다.
밤이면 통증이 더 심해져서 잠을 이루지 못할 때가 많다.

위와 같은 증상이 계속되면 통풍을 의심하고 전문의와 상담해야 한다.

환자가 알아야 할 것은 요산이 배출되지 않고 몸속에 쌓이는 원인을 찾는 것이다. 그 원인은 유해파의 교란 때문으로, 몸에 요산이 배출되지 못하게 하여 쌓이게 되는데, 몸 전체의 관절 어디에서나 발생할 수 있다. 몸에 유해파를 받으면 우리가 생각지 못한 이상한 질병들이 생긴다. 이미 언급을 했지만 혈액순환이 되지 않아 산소와 영양의 공급이 안 될 뿐 아니라 호르몬 공급에도 제한을 받고, 몸 안에 독소가 쌓인다. 그러면 병이 오게 되며, 사람에 따라서 요산의 배출 기능에 탈이 날 수 있는 것이다. 가장 중요한 것은 잠자리에서 유해파를 받지 않아야 건강하게 살 수 있다는 것을 유념하기 바란다.

　치료를 한다고 해도 유해파를 받으면 회복이 더디고, 재발할 위험이 높다. 만약 당신이 시한폭탄을 안고 산다면 언제 터질지 모르기 때문에 긴장 속에 살아갈 것이다. 유해파 위에서 생활하면 시한폭탄을 안고 사는 것과 같아서 언제 병이 올지 모른다. 안심하고 사는 방법은 미리 유해파를 중화시켜서 병이 나지 않도록 하는 것이다.

　사람은 미련이 먼저 오고 지혜는 나중에 온다. '설마 나에게는 이러한 불행한 일이 안 오겠지!' 또는 '유해파가 아니겠지!' 하며 안일하게 생각하는 사이에 병이 찾아오게 된다. 항상 약간의 긴장 속에 사는 것은 건강을 지키는 방법이 될 수 있으므로 무방비한 생활을 해서는 안 된다. 유비무환이라는 말이 있다. 늘 위험을 대비하고 산다면, 방심 속에서 사는 것보다 건강할 것이다.

　사람은 한번 가면 다시 못 온다. 그러나 죽음이 눈앞에 있는데도 천년만년 살 것처럼 행동하다가 갑자기 죽음을 맞는다. 오래 사는 것도 좋지만 사는 동안 건강해야 한다. 그러려면 유해파를 중화시키고 감사하며 웃어야 한다. 웃음은 몸의 면역력을 북돋아주고 인상을 좋게 만들어준다.

통풍에 반응하는 숫자와 한글문자 '8| 뺘츠ㄴㅎ쇼'가 효과적이다. 이 문자를 써서 방의 모서리마다 붙이고, 한 장을 더 써서 문자를 보면서 명상을 하면 된다. 명상은 아침저녁 시간이 있을 때 문자에 집중하면서 하면 된다. 명상을 마친 후에는 '8| 뺘츠ㄴㅎ쇼'라는 문자를 방 안에 가득하게 손가락으로 크게 적는다. 통풍이 치유된다는 믿음을 가지고 꾸준히 하면 효과가 있다. 치유는 당신의 집념에 달려 있다.

또한 감사와 웃음 속에는 건강해지는 에너지가 있어서 당신이 실행할 때 이것이 방출된다. 한 번에 2분씩이라도 틈날 때마다 감사하고 웃는다면, 우리 몸에 엔도르핀이 생성되고 면역력이 올라간다. 당신이 즐겁게 웃을 때 몸의 기능이 회복되어 면역력이 자신감을 가지고 병의 원인과 싸워서 몸을 보호하게 된다. 그러면 바이러스가 침입해도 눌러 이기게 되므로 건강하게 사는 것은 당신의 노력에 달려 있다.

오늘 가장 행복하게 웃는 자는 최후에도 웃을 것이라고 했다. 유해파를 중화시키고 감사하며 웃으면 그 안에 건강과 행복이 들어 있다. 또 체질에 맞는 음식을 섭취하는 것이 건강의 비법이다. 당신의 체질을 알고 체질에 맞는 음식을 먹으면 그것이 바로 보약이다. 이것을 가슴에 새기고 행동하면 건강과 행복이 찾아올 것이다.

심한 어지럼증을 현훈이라고 하는데, 주위의 사물은 물론이고 자신이 빙빙 도는 것처럼 느껴지는 것을 의미한다. 현훈이란 일반적으로 사용되는 말이 아니라 의학계에서 쓰는 전문용어이다. 어지럼 증상이 너무 심해서 자신과 사물이 도는 것 같은 느낌이 있는 악성 어지럼증을 구분하는 의료계의 용어이다.

어지러움은 하나의 증상일 뿐, 일으키는 원인은 질환에 따라 다양한 양상으로 구분된다. 어지러움의 증상이 현훈에 가까운 것인지, 아니면 경미한 것인지에 따라서 질환의 원인이 달라질 수 있다. 현훈은 달팽이관과 속귀(내이), 또는 뇌에 문제가 있을 때 발생할 수 있는 병으로 이석이나 만성중이염, 전정신경염의 합병증 등을 들 수 있다.

그리고 뇌의 질병으로 뇌종양, 뇌졸중, 뇌신경장애 등이 있을 때에 오게 된다. 그밖에 뇌 혈류의 일시적 감소나 편두통, 당뇨 합병증 등에 의해 현훈이 발생하기도 하지만 일시적으로 오는 경우도 있다. 만약 현훈의 증상이 있다면 진찰과 검사를 통해 무엇에 의해 증상이 왔는지를 밝혀 보아야 한다.

현훈이 아닌 일반적인 어지럼의 증상은 머리가 텅 빈 느낌으로 눈앞이 캄캄해지거나 하얗게 되면서 쓰러질 것 같은 현상이다. 그러나 현훈의 증상은 질환에 따라 다르지만, 메스꺼움이나 구토, 체한 느낌, 땀이 많이 나는 증상 등을 동반할 수 있다. 또 질환에 따라 청력이 떨어지고, 귀 울림 등이 동반될 수 있다. 만약 손발의 움직임이 둔하고 힘이 빠지며, 말하는 것이 어눌하고 물체가 겹쳐 보이는 등 시력에 이상이 생기면 빨리 병원을 찾는 것이 좋다.

현훈의 원인이 무엇일까를 깊이 생각해야 한다. 원인은 유해파 때문이다. 현대의학에서 의심하고 있는 원인인 뇌질환이나 귀의 문제 등이 모두 유해파가 있을 때 일어나는 증상들이다. 유해파를 제거하지 않고 병원의 치료만 받는다면 우선은 증상이 가라앉게 될 수 있겠지만 재발할 우려는 남아 있다. 유해파를 중화시키면 현훈뿐만 아니라 다른 질병에도 효과가 있음을 명심해야 한다.

잠자리에서 유해파를 받으면 시계 방향으로 회전하던 에너지가 시계 반대 방향으로 회전하면서 기(氣)가 풀어져 혈액순환에 문제가 생기면서 산소가 부족하게 되고 독이 쌓이게 된다. 그러면 어지럼증은 물론 다른 질병도 오게 되지만, '유해파제로정'을 가지고 중화를 시키면 평생을 안심하고 살 수 있다. 병원에서는 병의 증상만 완화시킬 뿐 뿌리까지 제거는 못 한다. 그러나 유해파 중화는 뿌리를 뽑는 것으로 근원적인 치료가 될 뿐 아니라 제품에서 나오는 에너지로 환자의 기를 북돋아서 면역력을 증강시킨다.

일생을 편히 살 것인지, 아니면 다시 재발될 위험을 안고 살 것인지는 당신의 선택에 달려 있다. 인간은 영과 육의 결합체로 영혼이 떠나간 육신은 무용지물이다. 이것이 바로 우리가 두려워하는 죽음으로, 이승에서의 삶은 마지막이 된다. 누구나 한번은 당하는 죽음이지만 이 세상에서 천수를 누리고 살려면 유해파를 중화시키고 감사의 삶으로 웃어야 한다. 틀림없이 건강해질 것이다.

현훈에 반응하는 문자와 숫자는 '쓔ㅎㅓ9쮸ㅍㅣ'이다. 이 문자를 써서 방의 네 모서리에 붙이고 한 장을 더 써서 문자에 집중하여 명상을 하면 효과가 있다. 명상을 끝낸 다음에 '쓔ㅎㄱ9쮸ㅍㅣ'라는 문자를 방의 공간에 크게 적으면 더 좋은 기가 형성된다. 알아둘 것은 당신의 정신력으로 꼭 낫겠다는 의지를 가지고 꾸준히 해야 된다. 중단하면 아니함만 못하다.

그리고 감사와 웃음은 축복이다. 스트레스는 병의 원인이라고 하지만, 감사하고 웃으면 병의 원인을 몰아내는 것이다. 스트레스는 유해파가 있을 때 생기는 것으로, 웃으려고 해도 방해를 받아서 웃음이 나오지 않는다. 유해파를 중화시키면 스트레스를 받지 않고 웃음이 순조로워진다. 인생을 심각하게 살기보다 조금은 부족한 듯이 살면서 긍정적인 마음을 가지는 것이 좋다. 너무 완벽하게 살려고 하면 스트레스를 받게 되어 건강에 해롭다. 모든 것을 비우고 자유롭게 살면 오히려 건강에 좋다.

웃음과 감사는 보약보다 좋다고 했다. 남을 위하여 웃는 것이 아니라 당신 자신을 위해서 웃으라는 것이다. 오늘부터 감사하는 마음을 가지고 마음껏 웃어야 건강해진다. 또한 체질에 맞는 음식을 골라 먹어야 한다. 편식을 하라는 것이 아니고, 몸에 맞는 음식은 체질에 따라서 다르다는 것이다. 앞에 설명한 대로 체질을 점검하고 체질이 원하는 음식을 먹도록 습관화하면 더 건강이 좋아질 것이다.

4.
몽유병

몽유병은 잠결에 집안이나 거리를 돌아다니는 병을 말한다. 몽유병은 비(非)렘수면의 3~4단계, 즉 가장 깊은 수면상태에서 일어나게 되므로 돌아다닐 때에는 꿈을 꾸지 않는다는 특징이 있다. 몽유병 상태에서는 몸은 움직이지만 잠결이기 때문에 본 정신이 아니라서 자신이 다칠 수도 있고, 함께 자는 사람이 위험하게 될 수 있다. 왜 잠결에 돌아다니는 것일까? 그것은 의학적으로는 알 수 없는 현상이다.

몽유병은 소아기 아동의 약 15%가 경험할 수 있는 질환으로, 비교적 흔한 수면장애라고 할 수 있다. 그러나 소아기의 몽유병은 대부분 일시적인 것으로 위험하지는 않다. 이 병은 4~12세 사이에서 많이 발병하며, 11~12세 사이에 가장 흔하게 오는 질환이다. 그러나 뇌가 성숙됨과 함께 사춘기가 되면 자연히 치유되어 없어지는 경우가 대부분이다.

어른에게 생기는 경우는 흔하지는 않지만 한번 병이 오면 평생을 고생할 수 있으므로 조심해야 한다. 이 병은 조기에 치료하는 것이 유일한 방법이며, 나이를 먹을수록 오히려 빈도가 심해져서 치료가 어렵게 된다. 성인에게 오는 병은 치료가 어렵다는 뜻이다.

현대의학에서는 병의 원인을 심리적 혹은 생리적, 또는 약물 등의 복합적인 것으로 보고 있다. 그러나 예전에는 지금과 달리 심리적인 면과 꿈의 연장선인 것으로 생각했다. 몽유병의 원인을 의학적으로는 소아인 경우 성장하는 과정에서 생리적인 변화와 관련이 있다고 본다. 그리고 어른인 경우는 스트레스나 알코올 남용, 피로 등을 중요한 요인으로 보고 있지만 확실한 원인은 제시하지 못하고 있으며 추측만 할 뿐이다.

몽유병의 증상은 대부분 잠이 들고 2시간 전후 사이에 일어나서 문을 열고 밖으로 나가는 행위와 집안을 배회하는 행동을 하는 것이다. 또는 물건을 찾거나 옷을 만지작거리며, 식사까지 하는 등의 반복적인 동작을 취하기도 하는데, 이러한 동작은 보통 몇 분 정도, 길게는 한 시간 넘게 이어질 때도 있다. 몽유병의 동작이 하룻밤 사이에 1회 이상 반복될 수가 있으나, 깨어난 후에는 당시 상황을 전혀 기억하지 못하며, 잠을 깨우려고 해도 깨지 않는 경우도 있다.

소아 몽유병은 대부분 그렇게 심각하지 않고, 대부분 사춘기를 벗어나면 저절로 회복될 수 있으므로 크게 걱정할 필요는 없다. 그렇지만 거의 반복적으로 장기간에 걸쳐 일어나는 몽유병 증상은 자신이나 가족에게 위험할 수 있기 때문에 치료를 해야 한다.

다음 다섯 가지 기준이 있을 때는 몽유병으로 의심할 수 있다. 만약 증상이 계속되면 전문의와 상담하는 것이 좋다.

잠결에 침대에서 일어나 걸어다니는 경우가 반복된다.
잠결에 배회하거나 멍한 상태에서 무언가를 응시하는 행동을 한다. 또 대화를 시도해도 별로 반응을 보이지 않는다.
깨어나서 본 정신으로 돌아왔을 때 수면 중에 했던 행동에 대하여 전혀 기억하지 못한다.
수면 중에 일어나서 누구와 대화를 하거나 이상한 행동을 하지만, 잠에서 깨어나 몇 분이 지나면 정신적·육체적 활동에 아무런 장애가 없다.
수면 중 보행으로 인하여 사회적으로나 직업에 심각한 고통이나 장애가 발생한다.

몽유병은 발생하는 원인만 알면 쉽게 치료할 수 있다. 그러나 현대 의학에서는 확실한 원인을 모르고, 여러 가지로 추측만 하고 있을 뿐이라고 했다. 원인은 유해파의 교란 때문이다. 사람이 잠자리에서 유해파를 받으면 자는 동안에 상식을 초월하는 일이 벌어질 수 있다. 유해파는 불면증이나 악몽에 시달리게 만들고, 잠결에 이상한 행동을 유도하는 등 질병의 원인이 되는 것이다.

앞에서도 언급했지만 불면증이나 흉몽, 죽은 사람이 나타나는 경험, 잠결에 옆의 사람을 폭행하는 등 상식에서 벗어나는 행동을 하는 것은 유해파가 원인이다. 때로는 임산부가 유해파를 받으면 배 속의 태아도 같이 받게 되어 힘겹게 성장하고, 정상적으로 태어났어도 성장하고 살아가는 과정에서 유해파를 받으면 각종 질병을 앓게 된다.

증상이 있으면 유해파를 중화시키는 것이 병의 뿌리를 뽑는 것으로, 면역력이 증강되고 혈액순환이 잘된다. 만약 유해파 위에서 생활하게 되면 산소를 부족하게 만들고, 뇌가 교란을 당하여 불면증이 오거나 잠결에 일어나게 만든다. 의학이 엄청난 발전을 했음에도 병에 대한 확실한 원인을 모르고 있으며, 치료가 안 되는 병은 난치성 질환이라고 말한다. 유해파가 있으면 질병의 뿌리를 뽑지 못하고 증상만 완화시키게 되므로 언젠가는 재발하게 되는 것이다.

사람의 몸 자체에서 자연적으로 질병이 생기는 경우는 없으며, 웬만한 병은 바이러스가 침입해도 몸을 보호하는 면역력이 병균과 싸우고 있으므로 저절로 낫는다. 그러나 조금만 아파도 병원을 찾거나 약에 의존하다 보면 면역력이 할 일을 잃고 세균이나 바이러스가 침입해도 방치하게 된다. 내 몸의 주인은 바로 나 자신인데, 주인은 방관하고 있으면서 의사에게만 맡긴다면 병균은 더 활개를 친다. 그러므로 우리는 자신의 면역력을 키워서 스스로 이겨내려는 의지가 있어야 한다. 당신이 어떠한 마음을 가지느냐에 따라서 치료 효과가 달라지는 것이다.

몽유병도 유해파만 중화시키면 낫는 병이다. 고통이 있으면 원인도 모르는 의사에게 맡기지 말고, 면역력을 키워서 이겨내야 한다. 나 스스로 노력하면 되는 것을 병원에만 의지하면 습관이 되어 평생을 남에게 의지하는 버릇이 생긴다. 유해파만 중화시키면 쉽게 해결될 수 있는 병을 병원에만 의지해서는 치료가 될 수 없다. 이제 발생과정을 알았으면 유해파를 중화시키고 감사하며 웃어야 한다. 그러면 당신의 몸이 건강해지고, 앞날에 희망이 보이고 행복할 것이다.

몽유병에는 숫자와 문자파장 '1찌ㅁㅣ9ㅏㅍ쏬가 좋다. 이 문자를 방의 모서리마다 붙이고, 한 장을 더 써서 문자파장명상을 하면 효과가 있다. 명상 후에는 '1찌ㅁㅣ9ㅏㅍ쏬라는 문자를 방 안의 공간에 손가락으로 크게 써야 한다. 문자에서 나오는 파장이 몽유병 증상을 낫게 한다는 믿음으로 지속적으로 해야 된다. 그렇게 할 때 몽유병이 낫는다.

감사와 웃음은 신이 우리에게 주신 최상의 치료약이다. 임마누엘 칸트는 '웃음은 활기찬 신체과정을 촉진함으로서 건강한 느낌을 갖게 한다'고 말했다. 감사와 웃음은 일상생활에서 스트레스로 가득 찬 당신의 피로를 풀어주며, 정신적이나 육체적으로 질병을 예방하는 데 상당한 도움이 될 것이다. 이렇게 좋은 무기를 갖고 있으면서 왜 사용하기를 꺼려하는지 묻고 싶다.

옛말에 '웃는 얼굴에 침 못 뱉는다'는 말이 있다. 인간은 누구나 실수가 있기 마련이지만, 감사하고 웃으면 실수를 방지하고 무마시킬 수 있다. 긍정적인 사고를 가지고 감사하며 웃으면 습관화되어 당신의 건강과 인생이 달라진다. 그리고 앞에서 설명한 대로 체질을 검사하고 체질에 맞는 음식이나 과일을 섭취해야 한다. 유해파 중화만으로도 충분하지만 감사와 웃음치료, 그리고 식이요법을 겸하면 더 좋아진다.

패혈증

패혈증은 몸속의 염증질환으로 세균이나 바이러스 등에 감염되어 독성물질이 혈류를 타고 전신으로 번지는 병이다. 패혈증은 면역성 질환으로 혈액에 침투한 세균이나 바이러스 등에 면역력이 통제력을 잃게 되어 물리치지 못하고 항복했기 때문에 일어난다. 혈액은 우리 몸에 생명과 직결된 요소로 목숨을 유지하기 위해서는 절대적으로 필요하다.

패혈증을 일으키는 요소들은 뇌수막염이나 피부 화농성, 욕창, 폐 질환, 담낭염, 신우염, 골수염, 자궁 등에 감염이 있을 때 세균이 침범 하여 독성을 일으키게 된다. 이 독성이 혈관을 타고 돌다가 점막에 자리 잡으면서 고름을 만들어 전신으로 번지는 병이다.

증상으로는 오한이나 고열을 동반할 수 있고, 저체온이나 관절통, 두통, 권태감 등을 겸할 수 있다. 또 맥박이 빠르든지 아니면 미약할 수 있는데, 중증인 경우에는 호흡이 빨라지고 의식이 흐려지며, 백혈 구가 상승하기도 한다. 증상이 더 심해지면 저혈압이 오게 되고, 소 변량이 줄면서 쇼크 상태가 될 수 있다.

질환을 초기에 발견하여 치료하면 완치될 수 있으나, 너무 늦게 시 작하거나 감염균에 대한 면역력이 약해진 환자는 사망 위험이 있거 나 후유증이 발생할 수 있다. 그러므로 초기에 발견하여 치료를 하는 것이 중요하며, 가장 좋은 것은 사전에 예방을 하여 걸리지 않게 해야 한다.

패혈증의 원인은 면역력이 떨어져 혈액이 통제력을 잃게 되면 녹농균, 폐렴균, 비브리오균 등의 병원균을 막지 못하고 통과시키는 것이다. 특히 의료계에서 인정하지 않는 유해파가 있으면 혈관이 문제를 일으켜 산소와 영양분을 모자라게 하고, 독소가 쌓이면서 병으로 연결시킨다. 몸이 수맥이나 유해파를 받으면 생명 유지에 중요한 영양분과 산소를 부족하게 만들고, 유해한 세균을 번식시켜 병이 생기게된다. 그 원인은 유해파 때문이다.

산소와 혈액은 분리할 수 없는 불가분의 관계로 혈액을 통하여 산소와 영양분을 전신에 공급하게 된다. 그래서 잠자리나 장시간 머무는 곳에 유해파가 있으면 혈액순환이 안 되는 것은 물론 유해한 균의 번식이 활발해져서 병으로 연결된다. 그래서 잠자리에 유해파가 있으면 안 된다는 것이다.

자칫 방심하다가 하나뿐인 목숨을 잃을 수 있다. 그때는 되돌릴 수없고 후회해봐야 이미 때는 늦은 것이다. 유해파를 중화시키면 발병될 염려가 없고, 유익한 균의 번식이 활발해지면서 면역력이 강화되어 웬만한 병은 이겨낸다. 그리고 감사하고 웃으면 면역력이 더욱 강화되어 건강해진다.

패혈증은 무서운 병이다. 이 병에 반응하는 문자는 '8쀼ㅊㄲㄸㅌㅛ'로 배합된 글이다. 이 문자에서는 강력한 치유의 힘이 나와 패혈증을 치료한다. 이용하는 방법은 방의 네 모서리에 써서 붙이고, 한 장을 더 써서 명상용으로 사용한다. 명상을 할 때는 문자에 초점을 맞추고, 문자에서 나오는 힘이 패혈증을 없앤다는 생각을 해야 한다. 명상을 마친 후에는 파장문자인 '8쀼ㅊㄲㄸㅌㅛ'라는 글을 방의 공간 안에 가득하게 손가락으로 크게 쓴다. 이런 방법을 꾸준히 하면 병이

물러간다. 병을 고치기 위해서는 이만한 노력은 할 수 있을 것이다.

또 매일 웃고 감사하는 습관을 들여야 한다. 미시간대학 심리학 교수 로버트 자니언은 '웃을 때 전신이 이완되고, 질병을 고치는 화학물질이 혈류로 들어오기 때문에 인체는 자연히 균형 상태로 돌아가게 된다'고 했다. 그러므로 온몸을 움직이면서 감사하고 웃으면 전신의 근육을 움직여서 건강하게 하고, 다이어트에도 효과가 있다. 또 뇌의 기민성과 기억력을 높이고, 베타 엔도르핀과 모르핀이 많이 나와서 행복감을 느끼게 한다.

감사와 웃음은 대체의학보다 효과가 높아서 무서운 암을 극복하는 방법의 하나로 활용되고 있다. 서울의 한 대체의학클리닉에서는 암 환자에게 '웃어라. 크게 웃어라'라는 처방을 하고 있다고 한다. 또 미국의 뉴욕대학교 의과대학장인 로이진 박사의 논문에서 많이 웃으면 8년을 더 살 수 있다고 했다. 용기를 가지고 웃고, 감사하면서 살고, 체질에 맞는 식이요법을 습관화해야 한다. 음식과 과일 등은 체질에 따라 먹는 것이 다르므로 해로운 것보다 이로운 것을 택하는 것이 지혜다. 체질을 아는 방법은 앞에서 설명한 것을 참고하면 된다.

6.
자살충동

자기의 귀중한 생명을 스스로 끊는다는 것은 순간적으로 뭔가에 지배당하는 느낌이나 충동 때문이다. 자살을 하는 것은 쉬운 일이 아닌데 스스로 죽음을 택할 때는 말 못 할 절박한 사연이 있을 것이다. 하지만 이유야 어떠하든 스스로 목숨을 끊는다는 것은 정당화되지 못한다. 창조주가 부모를 통하여 세상에 태어나게 했으니 생명은 그분의 소관이다.

한 연구논문 중에 동물이나 사람은 어떤 성취가 일어나기 직전에 뇌에서 보상 호르몬 등의 분비가 많아진다고 한다. 그러면 중독이 되어 그 순간에 죽음을 선택할 수 있다는 이야기가 있다. 우리는 일상생활 중에 좋을 때나 나쁠 때 죽겠다는 말을 많이 한다. 무심결에 하는 말이지만 나쁜 습관이며, 말은 씨가 있어서 말한 대로 이루어질 가능성이 높다. 그래서 말을 함부로 해서는 안 되며, 산다는 것 자체가 죽음을 향한 길이다.

자살은 도박을 하여 돈을 많이 잃었거나, 사업의 실패, 또는 사기로 빚만 남아서 절망적일 때 죽고 싶은 마음을 가질 수 있으나 그렇다고 모두가 자살하는 것은 아니다. 오히려 어려움을 이기고 성공가도를 달리는 사람이 더 많음을 볼 때 실패는 성공의 어머니라는 말이 맞는 듯하다. 사람은 절망 속에서 성공의 지혜가 생기므로 어려움을 참고 견디면 반드시 희망의 때가 오는 법이다.

우리는 과거의 어렵던 시절을 쉽게 잊는 것 같다. 지난날의 불행했던 시절은 생각지 않고 현재 역동적으로 발전된 풍족한 세상만 생각하게 된다. 그래서 과거의 가난했던 시절의 기억을 잊어버리고, 별 어려움 없이 살아가기 때문에 위기를 당하면 쉽게 좌절하여 죽음을 택하게 된다.

현재 사회는 가진 자가 많아서 상대적인 빈곤을 느끼게 되고, 지난날의 어려운 때를 잊게 하여 발전과 성취만을 생각게 한다. 그래서 한번 실패하면 다시 일어날 생각은 않고, 가진 자를 바라보며 이제 더는 기대하기 힘들다는 생각으로 좌절하게 된다. 말하자면 희망이 보이지 않고 고통스러운 일들만 남게 된다고 생각하여 절망하는 것이다. 그러면 우울증이 오면서 죽고 싶은 생각만 하게 되고, 나보다 못한 사람이 많다는 것은 느끼지 못하게 된다.

특히나 코로나 시대를 살고 있는 지금은 더 절망적일 수 있다. 우리가 왜 이런 절망적인 고통을 겪으면서 살아야 하는지, 각자 스스로가 깊이 반성하고 잘못된 것은 고쳐야 한다. 그것은 자연을 훼손하고 환경을 오염시킨 탓과, 나의 이익만 생각하여 없는 자를 얕잡아본 자업자득이 아닌가 생각한다.

그동안 많은 사람들이 자신의 이익을 위해서는 상대를 희생시켜도 된다는 이기적인 삶을 산 대가가 현실로 나타난 것이다. 그래서 집이 있으면서도 더 가지려 하고, 개발 비밀을 빼내어 부동산에 투자를 하는 등 나에게 이익만 되면 상대를 손해보이는 것을 대수롭지 않게 생각한다. 그래봐야 갈 때는 모두가 빈손으로 가는데, 옆의 사람이 죽는 것을 보면서도 불사조같이 행동한다. 자살도 순전히 나만을 생각하는 이기적인 행동으로, 살아 있는 사람의 고통은 조금도 생각지 않는 잘못된 행동이다.

자살충동은 대부분 우울증이 원인인 경우가 많다. 물론 청소년기의 자살은 우울한 감정이라기보다 충동적인 경우도 있지만, 대체적으로 우울한 감정이 있으면 충동에 약하여 현실과 미래의 암울한 생각만 하기 쉽다. 결국 우울한 감정이 오면 정신적으로 허약하여 작은 충동을 견디기 힘들어 한다. 그러면 자책과 비난을 이겨내지 못하고, 죽는 것이 해결책으로 생각되어 자살을 하는 것이다. 또한 다른 사람이 원망스러워 그 사람에게 복수하는 심정으로 죽음을 선택하는 어리석음도 있을 수 있다.

자살은 한순간에 일어나는 것은 아니다. 처음에는 여러 가지 이유로 죽고 싶다는 생각을 하다가 결심이 굳어지면 자살 계획을 세우고, 도구를 구입하거나 인터넷을 통하여 방법을 알아보기도 한다. 때로는 자살을 결심하여 행동으로 옮기지만 실패를 하고, 수회 반복을 한 후 결국 죽음에 이르게 된다. 만약 주변에 자살충동을 느끼는 사람이 있다면 "내가 뭘 해줄까?" 또는 "혹시 죽고 싶은 생각이 드는가?"라는 질문을 하면 자살 방지에 효과가 있다고 한다.

"잘못된 생각을 말라"며 압박하거나 피해서는 안 되고, 왜 죽고 싶은지 이유를 물어보거나 이해와 공감으로 같이 아파해주는 것이 효과적이다. 한번이라도 자살을 시도한 경험이 있는 사람은 다시 행동으로 옮길 확률이 더 높다. 자살을 생각하는 사람은 자기의 마음을 조종하는 것이 불가능하므로 평소에 관심을 가지고 살핀다면 사전에 낌새를 느낄 수 있다. 이런 사람에게는 자살로 이어지지 않도록 주위의 도움이 필요하다.

자살의 원인은 유해파 때문이다. 수맥이 심하면 마음이 불안하여 죽고 싶은 생각만 하게 된다. 평소에 자살로 이어지지 않도록 미리 예방하는 것이 중요한데, 실제로 유해파가 심한 집에 사는 사람은 자살의 충동을 느낀다고 한다. 수맥이나 유해파를 중화시키면 우울증도 없어지고, 자살충동도 막을 수 있다. 유해파는 자살뿐 아니라 각종 질병의 원인임을 명심하기 바란다.

사람의 목숨은 일회성이다. 잘살았든 못살았든 죽으면 이승의 삶은 끝나는 것이며, 특히 자살은 사후의 삶에서 용서되는 것도 아니다. 귀중한 내 목숨을 스스로 끊는다면 대가를 치러야 하는 것은 신의 영역을 침범했기 때문이다. 태어날 때도 내 의지가 반영되지 않았듯이 죽는 것도 내 마음대로 할 수 없다.

자살은 신의 뜻을 거역하는 것으로, 스스로 파멸을 자초하는 것이며 절대로 용서받을 수 없는 행동임을 기억해야 된다. 생명은 신께서 주신 한번뿐인 삶이므로 어렵더라도 이승에서 최선을 다하고 살아야 다음 세상도 보장되는 것이다. 당신은 꼭 필요한 사람으로 누군가는 도움을 필요로 하고 있다는 것을 기억하기 바란다. 자살의 원인인 유해파를 중화시키고 늘 감사하며 웃으면 면역력이 높아지면서 죽고 싶은 생각이 없어질 것이다.

자살충동을 막으려면 문자파장명상을 해야 된다. 자살충동에는 문자와 숫자로 배합한 한글에서 나오는 파장을 이용하면 된다. 자살충동에는 '찌ㅎㅠ끼ㅎㅣ7'을 배합한 문자가 좋다. 이 문자를 방의 모서리마다 써서 붙이고, 한 장을 더 써서 문자를 보면서 명상을 하는 것이다. 명상을 할 때는 문자에 집중을 하면서 글자에서 나오는 기운이 병을 치유시켜 건강하게 되었다는 감사를 표시해야 된다. 명상이 끝나면 '찌ㅎㅠ끼ㅎㅣ7'이라는 파장문자를 방의 공간 안에 가득 찬다는 느낌으로 손가락을 이용하여 크게 쓴다. 이런 방법으로 꾸준히 노력할 때 병이 물러간다.

당신은 이 세상에서 하나뿐인 존재로 행복하고 사랑받기 위하여 태어난 사람이다. 감사와 웃음으로 서로 용서와 사랑으로 칭찬하며 살아도 삶은 순식간에 지나간다. 그러므로 현재 이 시간이 행복해야 한다. 웃는 얼굴에 만복이 깃든다는 말과 같이 웃음은 건강과 행복을 안겨다주는 메신저다. 신이 사람에게 내려준 축복의 선물이라는 것을 알고, 모든 일에 감사하면서 웃으면 세상이 다르게 보일 것이다.

웃으면 젊어진다는 말은 옛날 선조들도 알고 있는 것으로 '한 번 웃으면 한 번 젊어진다(一笑一少)'라고 했다. 감사하고 웃으면서 일생을 보낸 사람과 찡그린 얼굴로 불평불만을 가진 사람은 죽음 자체가 다르다. 이왕이면 살아 있음에 감사하면서 웃음으로 일생을 보내고, 체질에 맞는 음식을 먹는 것이 도움이 된다. 너무 함부로 먹어서 병이 되는 경우가 많다. 앞에서 설명한 대로 체질에 맞는 음식을 먹으면 건강이 더 좋아지므로 체질이 어디에 속하는지 먼저 검사하기를 권한다.

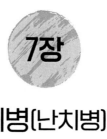

7장

불치병(난치병)의
원인

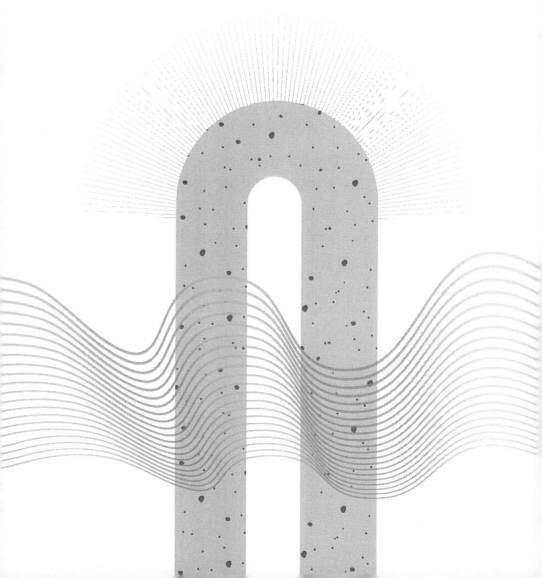

1.
서문

  불치병이란 원인 규명이 안 되고 치료 방법이 없는 질환을 말하는데, 보건복지부에 등록된 병만 해도 100여 가지가 넘는다고 한다. 현대의학이 획기적으로 발전했는데도 병은 자꾸만 늘어나고, 원인은 오리무중이다. 의학이 풀어야 할 문제점은 해가 갈수록 많아지지만, 병의 원인 규명은 더 멀어지는 것 같다. 과연 원인 없는 병이 존재할 수 있는 것인지 의문이며, 질병이 있다는 것은 병을 생기게 한 원인이 있다는 것이다.

  우리가 실내로 들어갈 때 문을 통하여 들어가고, 나올 때도 문을 통해서 나온다. 언제나 입구와 출구가 존재하듯이 병이 있으면 원인도 있는 것이다. 그러나 현대의학은 병이 오는 원인을 모르고 있으며, 치료약도 미처 개발되지 않았다고 한다. 그렇지만 세상에 있는 병 중에 불치병이란 존재하지 않는다. 그렇다면 왜 원인을 모르고, 치료를 못 하는 것일까? 그것은 유해파를 인정하지 않는 현대의학의 편협된 사고와 고정관념 때문이다.

  초월적인 사고와 열린 마음으로 상대방의 학문을 받아들인다면 원인이 보일 것이다. 의학을 공부하면서 교재에 실린 내용과 실습을 통해 배운 것이 전부인 양 생각한다면 우물 안의 개구리 신세를 면치 못한다. 그렇게 되면 보이는 부분만 인정하고, 아는 대로만 행동할 뿐 다른 세상은 모르게 되어 광의의 의학이 아니라 협의의 의학이 될 수밖에 없다. 현대의학의 주장대로 불치병의 원인이 없다면, 병이 저절로 생긴 것이 되어 신과 같은 존재가 되는 것이다. 그래야 이론이 성립이 된다.

불치병도 원인은 잠자리의 유해파 때문이다. 불치병을 앓고 있는 환자들의 방을 살펴보면, 수맥과 스멀맥과 운해맥 등이 심한 곳이다. 한 환자는 수맥이 3미터나 되어 척추가 꼬이는 장애인이 되어 있었다. 유해파에서 발산하는 파장을 받으면 혈액이 문제를 일으켜서 산소와 영양분이 부족하게 되고, 호르몬이 제 역할을 못 하여 독소가 쌓이게 된다. 그럴 경우 몸이 심한 파장을 받으면서 장기와 기관이 변형되며, 근육이 힘을 잃게 되어 병이 된다. 이 파장은 볼 수도 없고, 냄새도 없으며, 만져지지도 않는 무형으로 형태가 없기 때문에 더 무섭다.

유해파만 소멸시키면 파장이 소멸되며, 환자는 제품에서 나오는 기(氣)를 받아 놀라울 정도로 회복이 빨라지고, 더 이상의 진행이 없게 된다. 몸의 주인이 굳은 의지를 가져야 하는데, 의사의 능력에만 맡기면 인생이 망가지는 것을 방관하는 것과 같다. 의술은 병의 뿌리까지는 제거하지 못하지만, 유해파를 중화시키면 뿌리까지 제거되는 것이다.

언제부터인가 병의 치료는 의사의 전유물이 되어 치료라는 용어를 사용하면 처벌의 대상이 된다고 한다. 그러나 어떤 방법을 쓰더라도 치료하는 사람이 의사이다. 그래서 민간요법이나 대체요법이라도 효과만 있으면 활용할 수 있어야 한다. 그러므로 병을 치료하기 위해서는 특정한 단체의 지정을 폐지하고, 치료하는 것이 목적이 되어야 옳은 것이다. 고로 현대의학에서는 불치병 치료가 어렵다고 하지만 말고, 빨리 방향을 바꾸는 것이 현명한 방법이다.

이제까지 살펴본 바로는 현대의학은 원인을 속 시원히 밝히지 못하고, 유전성 또는 신경성 등으로 결론을 내린다. 그러나 불치병을 치료하기 위해서는 원인인 유해파를 중화시켜야 고통이 없고 일생을 편히 지낼 수 있다. 한 사람의 소중한 일생을 좌절과 고통으로 불행하게 보내게 할 것인지, 아니면 희망을 가지고 재기하게 할 것인지는 당신의 판단에 달려 있다.

불치병은 많지만 아래의 몇 가지만 살펴보기로 한다. 그리고 유해파 중화로 불치병의 치료와 건강의 비법인 한글 파장명상과 감사의 생활과 웃음치료를 하면 인체에 어떠한 영향이 오는지를 살펴보기로 한다. 그리고 체질에 맞는 식이요법으로 더 건강해지는 방법도 알아볼 것이다.

불치병에는 한글 문자파장명상이 효과가 있다. 한글에는 상상도 못하는 우주의 기운이 나온다. 불치병이라고 한다고 환자를 방치해서는 안 된다. 이 병에 관계되는 문자를 방의 모서리마다 붙이고, 한 장은 명상용으로 사용하면 된다. 명상을 할 때는 문자에 집중하면서 병이 치유되어 감사하다는 표시를 해야 된다. 명상 후에는 병에 반응하는 문자를 방의 공간 안에 손가락으로 써서 기를 증강시켜야 한다. 환자가 몸을 움직일 수 없으면 옆에서 도와주면 된다. 이것은 미신이 아니고 검증된 현실이다. 나는 뇌경색이 세 번이나 왔지만, 약 없이 이 방법으로 치료되어 글을 쓰고 있다. 더 이상 어떤 증거가 필요하겠는가?

2.
고서병

 인체는 신비 그 자체로, 복잡한 기관들이 서로 협력하여 돕고 도움을 받으면서 몸을 움직이고 있는데, 그 가운데 대식세포라고 불리는 세포가 존재한다. 이 대식세포는 재순환을 통하여 부서진 세포조각을 제거하는 역할을 리소좀이 한다. 리소좀은 단백질을 분해하는 효소가 들어 있는 작은 주머니이다. 글루코세레브로시데이즈라는 효소를 분비하여 세레마이드라고 불리는 지방과 글루코스라고 불리는 당으로 구성되어 있는 글루코세레브로시드를 분해한다.

 고서병 환자는 이 효소의 활동이 결여되어 글루코세레브로시드를 충분히 분해할 수 없게 되어 리소좀 내에 저장된다. 그러면 대식세포가 비대해지면서 정상적으로 작용하지 못하여 병이 생긴다. 이 글루코세레브로시드가 너무 많이 함유되어서 비대해진 대식세포가 바로 고서병의 세포다.

 비장에 고서세포가 쌓이면서 결과적으로 비장과 간장 그리고 주로 골수에 쌓여서 고서병이 된다. 비장에 고서세포가 쌓이면 비대해져서 과도한 활동을 하게 되어 비정상적으로 팽창해진다. 그로 인하여 복부는 심하게 불룩 튀어나와 비만이나 임신한 것처럼 보이고, 비장의 과한 활동으로 적혈구가 생산되는 양보다 더 많이 파괴되면서 빈혈이 생기는 경우가 있다.

 적혈구는 몸 안의 모든 세포에 산소와 영양분을 공급하는 역할을 하는데, 적혈구가 부족하면 몸속에 산소가 부족하게 되고, 영양분이 모자라서 빈혈이 온다. 또 호르몬 공급이 제대로 안 되어 쉽게 피로해진다. 그래서 고서병 환자들은 비장에 영향을 받아서 힘과 원기가 줄어들고 과도한 비장의 활성으로 혈소판의 숫자를 감소시킨다. 혈소판이 적어지면 피를 응고시키는 능력이 떨어져서 타박상을 입게 되면 정상인보다 피를 많이 흘리게 된다. 그래서 고서병 환자는 다른 사람들에 비해 코피를 자주 흘리고, 여성의 경우 월경의 양이 많아지면서 기간도 길어질 수 있다.

증상으로는 가장 먼저 나타나는 것이 비장이 비대해지고, 피로와 빈혈, 혈소판 감소 등이 나타나는 것이다. 만약 증상이 심해져서 뼈로 침범하면 통증이 생기고 고관절이나 어깨, 척추의 뼈가 내려앉는 경우가 있다. 또한 폐와 뇌 기능이 떨어지고, 신경계의 증상으로 간질 발작이나 퇴행성 질환 등을 보인다.

고서병 진단을 위해서는 정확한 신체검사를 하여 적혈구, 백혈구 및 혈소판의 수를 검사하게 되는데, 기본적으로 혈액검사가 포함된다. 그러나 혈액에 포함된 효소를 분석하여 시험하는 것은 좀 더 정확하고 전문적이어야 한다. 이 테스트는 혈액 속에서 효소와 같은 일정한 물질이 어느 정도 함유되어 있는가를 측정하게 되는데, 효소를 세밀히 분석하면 고서병을 명확하게 알 수 있다. 이외에 DNA 분석 검사를 하면, 환자의 자세한 고서 유전자의 이상의 유무를 확인할 수 있다.

그러나 현대의학은 왜 고서세포가 배출되지 않고 쌓이는지 원인을 모른다. 원인은 유해파 때문이다. 유해파의 영향을 받으면 혈액순환이 안 되고 산소와 영양이 부족하게 되며, 기능이 교란을 당하여 배출이 되지 않고 쌓이는 것이다. 유해파의 파장은 정상적인 방향으로 흐르는 우리 몸의 에너지를 반대 방향으로 회전시켜서 병이 오게 한다. 불치병을 앓고 있는 환자의 방에는 수맥뿐만 아니라 스멀맥까지 있는 경우가 있다.

유해파를 중화시키면 이러한 증상이 사라져서 몸이 서서히 회복된다. 불치병이라고 고정지어놓고 고칠 수 없는 병이라고 말하는 현대의학에 매달리지 말고, 빨리 방향전환을 하여 희망을 찾아야 한다. 그리고 늘 감사하고 웃으면 면역력이 많아져서 웬만한 병은 이겨낸다. 웃음에 대한 자세한 설명은 불치병 마지막 부분에서 한꺼번에 하기로 한다.

고서병에는 한글에서 나오는 파장명상을 해야 된다. 한글의 '교ㅍㅠ뜌ㅎㅣ9'라는 문자에서는 강한 힘이 나와 고서병에 반응한다. 먼저 이 문자를 써서 방의 네 모서리에 붙이고, 한 장을 더 써서 명상을 하면 된다. 명상을 할 때는 문자를 보면서 파장이 병을 낫게 하여 감사하다는 미래의 일을 현재로 바꾸는 것이 좋다. 명상을 끝낸 후 파장문자 '교ㅍㅠ뜌ㅎㅣ9'를 방의 공간에 가득 찬다는 느낌으로 크게 쓴다. 이같은 행동은 방 안에 기를 증강시키기 위해서다. 집념을 가지고 매일 실천할 때 효과가 있다. 병을 치유하기 위해서는 이만한 노력은 할 수 있을 것이다.

또한 웃음치유와 감사를 해야 하는데, 책의 마지막 '나가며'에서 한꺼번에 설명하겠다. 음식은 맛있다고 아무거나 먹어서는 안 된다. 앞쪽에 설명한 대로 체질 검사를 하고 체질에 맞는 것을 먹어야 한다. 대중이 좋아하는 사과도 먹으면 해가 되는 체질이 있으니 오링테스트를 해보고 체질에 맞는 것만 먹는 것이 좋다.

3.
진행성 근이양증

이 세상에는 원인을 모르는 희귀한 질병으로 고생하는 사람이 많다. 근이양증도 그중 하나인데 근육이 약화되어 점차적으로 진행되면서 병으로 연결되는 것을 말한다. 이 병은 신체에 장애가 와서 몸을 스스로 움직이지 못하고, 일상생활을 남에게 의지해야 하는 진행성 질환이다. 우리 몸에는 근육디스트로피라는 물질이 있는데 이것이 근육을 만들어준다. 그러나 어떤 요인에 의해 이 물질이 부족하여 단백질을 만들지 못하면서 근육이 조금씩 힘을 잃어가는 것이다.

초기에는 근육이 약해져서 자주 넘어지고, 걷거나 뛰는 것이 힘들며, 나중에는 앉는 것도 힘겨워서 눕게 되고, 드디어는 호흡까지도 힘들어지는 병이다. 의학적으로는 아직 원인이 밝혀지지 않았고 여러 가지를 의심할 뿐이며, 이 질환은 8,000명에 한 명 정도로 발생하는 것으로 알려져 있다. 인체에는 여러 가지 염색체가 있는데 그중에 19번 염색체가 유전자의 변이로 병변을 일으키면서 근육이 약해지는 것으로 보고 있다.

이 질환은 성별에 관계없이 진행되지만, 특히 여성에게 많이 나타난다. 그래서 여성의 염색체를 확인하여 임신했을 때 양수 쪽의 조직검사를 통하여 미리 진단하게 된다. 하지만 아직 완전한 치료법이 없다고 한다. 여러 가지 복합적인 치료 방법들로 먼저 재활치료를 하여 근력을 강화하는 운동을 시켜서 근력을 사용할 수 있도록 지구력을 높이는 데 중점을 둔다.

　환자는 근육이 지속적으로 약화되면서 얼굴 모습도 달라질 수 있고, 물이나 음료수를 마실 때 빨대를 이용하게 되며, 풍선을 불지 못할 정도로 힘이 약해지게 된다. 심지어 얼굴을 들지 못하여 옆 사람의 도움이 필요하며, 혼자서는 팔다리를 드는 것도 힘들어진다. 또한 물건을 잡는 것이나 놓는 것이 힘들어서 한번 잡은 물건을 놓으려고 할 때 손가락이 잘 펴지질 않는다.

　근이양증은 나이에 관계없이 발생할 수 있는 병으로 주로 20~40대에 많이 발생하지만 유아기에는 물론 청소년, 장년, 노년 가리지 않고 오게 된다. 유아기에 오는 경우는 기어다니는 것이나 삼키는 행위 등이 어려울 수 있다. 신체 어느 부위에나 전이될 수 있으므로 조기에 발견하여 적절한 조치를 취해야 한다. 노년기에 발병하는 경우에는 근육이 급격이 약해지지는 않지만, 경련 증세가 오고 백내장을 앓을 수 있다.

　과연 원인이 없는 병인가를 깊이 생각해야 한다. 원인이 있는데도 다른 곳에서 찾으려고 하기 때문에 찾을 수가 없는 것이다. 원인은 유해파의 영향 때문으로, 우리의 몸에서 발생하는 질환 대부분이 이 파장 때문이다. 수맥 유해파는 정상적인 기능을 약화시키고 변형시키는 마이너스 파장으로, 중화만 시키면 일생 동안 안심하고 살 수 있다.

　유해파의 파장을 받으면 혈액순환이 방해되어 산소와 영양분 공급이 제한되며, 호르몬 분비가 원활치 못하게 된다. 그래서 기관이 파괴되고 근육이 약해지면서 정상적인 기능을 못 하게 만든다. 우리 몸은 저절로 병을 만들지는 않지만, 파장을 받고 독이 함유된 음식이나 약물 때문에 불치병을 만들 수는 있다.

유해파를 중화시키기 위해서는 '유해파제로정'과 같이 확실한 효과가 있는 제품을 써야 제품에서 나오는 상생의 기(氣)를 받아 건강에 도움이 된다. 현대의학은 편협한 사고와 우월감으로 인하여 다른 학문을 인정하지 않기 때문에 원인을 모르는 것이다. 열린 마음으로 다른 학문도 받아들인다면 원인을 밝힐 수 있지만, 그렇지 않을 경우에는 환자의 삶만 망가진다.

원인 없는 질병은 없는 것인데 의학의 고정관념이라는 틀 속에 갇혀 자기의 학문만 주장하게 되면, 다른 이론은 받아들이지 못하고 이해의 문을 잠가버리는 어리석은 행위가 된다. 그럴 경우 다른 이론의 접근을 막고 폐쇄적이 되어 반풍수가 되는 것이다. 문을 활짝 열고 이해의 폭을 넓히면 쓸데없는 이론 같을지라도 그중에 보석처럼 빛나는 진실이 있다.

진행성 근이양증에는 한글 파장명상을 해야 된다. 이 병에 반응하는 문자는 'ㅎ1ㅎ뜌치ㄱㅏ9'이다. 이 문자를 방의 네 모서리에 써서 붙이고, 한 장을 더 써서 문자에 집중하여 명상을 하면 효과가 있다. 명상을 할 때는 미래를 현재로 끌어와야 한다. 당신의 건강한 모습을 떠올리며, 병이 완전히 치유되었다고 생각해야 된다. 명상이 끝나면 'ㅎ1ㅎ뜌치ㄱㅏ9'라는 문자파장을 방의 공간에 손가락으로 써야 한다. 이렇게 하면 치유의 힘이 아픈 데를 서서히 회복시킨다.

또 유해파를 중화시키고 감사와 웃음을 곁들이면 금상첨화가 되어 면역력을 강화시키는 촉진제가 된다. 세계를 마비시킨 코로나19도 유해파를 중화시키고, 감사하며 웃으면 혼비백산 놀라서 달아날 것이다. 이렇게 좋은 방법과 신이 주신 명약을 가지고 있으면서 왜 사용하지 않는지 묻고 싶다. 감사와 웃음에 관해서는 책의 마지막 '나가며'에서 한 번 더 설명하려고 한다. 참고 바란다.

그리고 중복해서 언급하지만 체질을 알고 체질이 원하는 식이요법을 택해야 한다. 사람은 체질에 따라서 맞는 음식이 다르므로 체질에 맞지 않는 음식을 장기간 먹을 경우 건강을 해치게 된다. 체질을 아는 방법은 앞쪽에서 설명한 대로 하면 된다.

4.
부신백질이영양증

부신백질이영양증(ALD)은 뇌의 백질에 이상이 생기는 희귀한 질환으로 일명 '로렌조 오일병'이라고 알려져 있다. 이 병은 1923년도에 처음으로 보고되었는데, 5만 명 중 1명 정도 발병하는 것으로 알려져 있다. ALD(부신백질이영양증)는 인종이나 성별의 차이는 없으나 신경계의 백질이나 부신피질과 고환을 침범하는 난치성 질환이다.

이 질환은 침범 부위와 발병된 연령과 신경증상의 진행 정도에 따라 다양하게 표현된다. 보통 10세 이전에 잘 나타나는 병으로 증상으로는 소아기 때에 발생하는 대뇌형이 가장 흔한 편이다. 때로는 청소년기 및 20대 성인이 되어서 발생하는 수도 있다.

부신백질이영양증(ALD) 환자에게는 다음과 같은 증상들이 나타난다.

청력이나 청각 기능 등에 장애가 있다.
의사소통이 불가능하고, 실어증이나 실행증 등이 있다.
시력장애 및 시야 결손이 있고, 심하면 실명할 수 있다.
연하장애로 삼키기가 어려워 튜브로 식사를 한다.
뇌신경장애가 있다.
달리기장애나 과민 반사가 있다.
보행장애 및 강직성 증상이 있다.
도움이 필요한 강직성 보행을 하며, 휠체어가 필요할 수 있다.
배뇨 및 배변장애가 있는 경우 등이다.

ALD는 침범 부위와 발병 연령, 또는 신경증상의 진행속도에 따라
다음과 같이 분류한다.

소아 때 머리가 커지는 대뇌형으로 10세 이전에 증상이 시작된다. 진행성 행동이나 지각, 신경학적 결핍이 있고, 보통 3년 내에 완전 불구가 되는 염증성 뇌의 탈수현상이 있다.
청소년기에 머리가 커지는 대뇌형으로 증상은 소아대뇌형과 비슷하다. 증상의 시작은 대개 10~21세 사이에 일어나며, 진행은 소아대뇌형보다 느린 편이다.
부신척수신경병형(AMN)이 되기 시작한다. 이 증상은 수십 년에 걸쳐 진행되며 주로 척수에 침범하고, 염증은 소량이거나 없을 수도 있다. 약 50%에서 염증반응이 있으며, 언젠가는 대뇌에 다양한 침범 가능성이 있다.
단순 부신기능부전형은 신경증상은 없고, 부신기능만 온다.
무증상형은 신경학적 기능의 이상이나 내분비 기능에 이상을 느끼지 못하며 유전자 이상 등에만 문제가 있는 것이다.

남성 환자의 70%는 주로 부신피질이 부족한 경우가 많은데 이 경우 부신 스테로이드 대체요법을 시행하며, 로렌조 오일은 복용해도 뚜렷한 효과가 없는 것으로 알려져 있다. 최종적인 방법은 더 진행되기 전에 골수이식 수술을 시행하게 되는데, 이것도 일부에만 효과가 있다고 한다. 결과는 발병이 되는 원인이 무엇인지 밝히는 것이다.

원인은 간단한 데 있다. 독자들은 이미 짐작했겠지만 유해파 때문이다. 유해파의 파장은 바위도 깨뜨리고, 나무들도 정상적인 성장을 억제하여 기형으로 만들거나 죽게 한다. 그러한 유해파가 사람에게는 오죽하랴 싶다. 병이 오는 원인은 단순한 데 있다. 고로 너무 복잡하게 여러 가지 검사를 받지 않아도 된다.

사람은 혈액순환이 잘되어야 산소공급과 영양분이 적재적소에 분배되어 건강하다. 유해파 때문에 혈액순환에 방해를 받으면, 산소와 영양분이 제대로 공급되지 않고 독이 쌓이면서 병이 된다. 더불어 호르몬 공급도 부족하게 되어 병을 부추기는 원인이 된다. 산소와 영양

분의 공급은 혈액을 통하여 이루어지기 때문이다.

잠자리에 유해파가 있으면 그 사람의 제일 약한 부위에 병이 오게 되므로 같은 부위에 파장을 받아도 병은 다르게 나타날 수 있다. 유해파가 심하면 각종 질환이 올 수밖에 없음을 명심하고, 병원에만 의지해서는 병을 고칠 수 없다는 것을 기억하기 바란다.

의사들은 증상은 알아도 원인을 알지 못하는 경우가 많은데, 이유는 유해파를 이해하지 못하기 때문이다. 원인과 치료 방법도 없다는 현대의학에만 매달리다가는 가정이 파괴될 수 있으므로 빨리 방향전환을 하고, 치료가 안 되는 이유를 깊이 생각해야 한다. 가정에 환자가 있으면 가족 모두가 고통 속에 살게 되므로 환자와 가족들을 위해서는 유해파를 중화시키는 것이 급선무다. 그리고 감사하며 웃음치료를 하면 가족 모두 건강해져 행복해지고 감사할 일이 생긴다. 웃음치료에 대한 종합적인 설명은 책 마지막의 '나가며'에서 다시 논하기로 한다.

부신백질 이영양증에는 한글의 문자에서 나오는 파장명상이 효과적이다. 부신백질 이영양증에 반응하는 숫자와 문자는 '7규ㅎㅣㅏ뾽ㅊ'이다. 이 문자를 방의 네 모서리에 붙이고, 한 장을 별도로 써서 명상을 하면 된다. 문자에 집중하면서 여기에서 나오는 파장이 병을 낫게 했다고 생각하면서 건강한 모습을 상상하면 된다. 우주의 힘이 당신을 치유시키려고 기다리고 있다. 명상을 마친 다음에 '7규ㅎㅣㅏ뾽ㅊ'이라는 파장문자를 방에 가득하도록 크게 쓰면 기가 증강된다. 이것은 치유의 기운을 증강시키기 위한 방법이다.

또한 실천에 옮겨야 할 것은 웃음과 감사인데, 이것은 책 마지막의 '나가며'에서 다시 언급하겠다. 그리고 앞에서 설명한 대로 체질을 검사하고 체질에 맞는 음식을 섭취하기를 권한다. 입에 맞는다고 아무거나 먹어서는 건강만 해친다. 체질에 맞는 음식을 먹어야 해가 없고 건강하다.

윌슨병

윌슨병(Wilson's disease)은 구리대사의 변형으로 오는 질환이다. 현대의학에서는 이 병의 원인을 주로 간과 뇌의 기저핵에 너무 많은 양의 구리가 쌓이는 유전으로 보고 있다. 1912년 Wilson에 의해 간경화와 신경증상의 가족력이 있는 환자가 보고되면서 처음 알려지게 된 것으로 6만 명에 1명꼴로 발생하는, 비교적 흔한 유전질환이다.

우리 몸에 적당량의 구리는 인체에 필수적인 것으로 비타민만큼이나 중요하며, 모든 음식에 거의 다 포함되어 있다. 사람들은 대부분 체내 요구량보다 더 많은 양의 구리를 섭취하지만, 건강하면 필요한 양만 받아들이고 나머지는 배설하게 된다. 그러나 윌슨병 환자들은 쓰고 남은 구리를 배출할 수가 없어서 문제가 발생하는 것이다.

우리는 태어나면서부터 많은 양의 구리를 섭취하게 되는데, 배출이 원활치 못하면 주로 간이나 뇌에 침범할 수가 있다. 그러면 간염이나 정신과적 또는 신경학적인 질환이 와서 증상을 일으키게 된다. 이 병은 대부분 청소년기에 잘 나타나며, 황달이나 복부팽만, 또는 복통이나 피로한 증상을 보인다. 그러면 떨림 현상과 함께 걷거나 말하고 삼키는 데 어려움을 겪게 된다. 더 심해지면 우울증, 조울증, 공격성 등의 정신과적인 문제를 일으키며, 여성에게는 생리불순이나 불임, 유산 등의 문제가 나타나는 경우가 있다.

구체적인 증상을 보면 간에 이상이 있어서 구리가 축적되어 병이 시작되고, 후유증으로 신경계에 이상이 오면서 구음장애나 연하장애, 눈의 움직임이 정상적이지 못하게 되는 등의 문제가 나타난다. 또 미세한 운동장애가 나타나고 얼굴에 표정이 없어지면서 보행이 불안정하게 된다. 구리가 뇌에 쌓여 중독되면서 정신과적으로 과잉행동이나 불안, 공포, 정서불안, 가정생활의 어려움, 정신분열증 등을 겪으며, 특징으로는 대부분 비정상적인 행동을 하게 된다.

안과적으로 이상이 있을 경우 백내장이나 야맹증, 사시 등이 올 수 있다. 혈액에 이상이 있어서 빈혈이 올 수 있고, 신장에 결함이 생기면 혈뇨나 당뇨, 또는 뼈에 아픈 증상이 있으며, 성장장애를 겪는다. 관절에 이상을 느끼게 되는 경우 골다공증이나 구루병, 관절통으로 무릎에 통증을 느끼기도 하고, 내분비에 이상이 올 시는 난소기능장애로 월경이 없을 수도 있다.

이 병은 구리가 간에 영향을 끼치면서 담즙을 통해 배설이 안 되어 간세포에 축적되는 것인데, 그러면 간세포가 손상을 일으켜서 간경변증이 생기게 된다. 윌슨병 환자의 절반 정도가 단지 간에서만 손상을 받는 것으로 알려져 있다. 증상이 있으면 계속 치료를 하지 않을 시 사망에 이르게 되며, 간부전 환자의 70% 이상에서 치사율이 나타나므로 주의를 해야 한다.

윌슨병은 상염색체 열성으로 오는 유전으로 보는데 부모가 모두 증상이 있는 경우에는 자녀도 이 병에 걸릴 확률이 높다고 한다. 그러나 중요한 것은 우리 몸에서 구리가 배출이 안 되어 쌓이는 이유가 무엇인지 알아야 한다. 유전자 돌연변이 때문이라고 하지만, 왜 유전자가 돌연변이로 바뀌는지 원인을 밝히는 것이 우선이다.

원인은 간단한 데에 있다. 유해파의 파장이 방해를 해 유전자를 변이시키는 원인으로 작용하여 구리가 배출되지 못하는 것이다. 유해파에서 올라오는 파장은 우리 생명의 에너지를 순방향에서 역방향으로 돌게 하여 병이 생기게 한다. 몸이 정상일 때는 기(氣)가 시계 방향으로 회전을 하지만, 유해파를 받으면 시계 반대 방향인 역으로 돌면서 각종 질병을 일으키게 되는 것이다. 그렇게 되면 완성된 몸의 기능을 반대로 돌게 하여 느슨하게 만드는 것이다. 그러면 병을 피할 수 없고, 치료가 안 된다.

유해파의 파장에는 바위도 깨뜨리는 강한 힘이 있기 때문에 파장을 받으면 세상에서 온전한 것이 없으므로 사람에게는 그 피해가 오죽하겠는가 싶다. 유해파는 육체적으로나 정신적으로나 모든 면에 관여하는 상극의 에너지다. 불치병은 심한 유해파를 받았을 때 온다는 것을 기억하기 바란다.

현대의학의 눈부신 발전으로 병을 호전시키고 수명을 연장시켜준 공로에 대해서는 감사해야 한다. 그러나 조금 더 시야를 넓게 보고 다른 학문도 인정하여 받아들인다면 무한한 발전이 있을 것이다. 그러나 고정관념과 편협한 사고에 사로잡혀서 우월성만 주장하다보면 발전은 없다.

사람은 아는 것보다 모르는 것이 훨씬 많으므로 눈에 보이는 것만 볼 수 있고, 귀로 들은 대로만 말하며 배운 것이 전부라고 생각한다. 그러면 반풍수에 지나지 않게 되어 우물 안의 개구리처럼 보고, 아는 부분이 전부인 양 생각하게 되는 것이다.

이제 현대의학도 고정된 틀에서 벗어나야 한다. 틀 속에 갇혀 있으면 새로운 것을 볼 수 없고, 선배나 동료들이 경험한 것만 전해 듣고 배우다 보면 제자리에서 맴돌게 된다. 그러면 스스로 하려는 의지가 약화되어 다른 분야의 이론을 받아들일 수 있는 정신적인 여유가 없게 된다. 이제는 개방된 의학으로 타 분야의 이론도 받아들이면서 장점만을 현대의학에 접목시켜서 키워가기 바란다.

그리고 환자와 가족들은 원인도 없다는 현대의학에만 매달리지 말고, 가능성이 보이면 다른 분야에도 문을 두드려볼 필요가 있다. 몸의 주인인 나를 의사에게 맡기고 방관하는 것은 주인의 행세를 포기하는 것과 같다. 지혜롭게 판단하기 바란다.

윌슨병의 원인은 유해파 때문이다. 이제 시야를 넓혀 유해파의 유해성을 인정하고 속는 셈 치고 시도할 필요가 있다. 만약 중화의 효과가 없으면 반품하는 조건으로 하면, 손해날 일이 없으므로 밑져 봐야 본전이다. 질병을 호전시킬 수는 있어도 뿌리를 뽑지 못하고, 원인도 밝히지 못하는 현대의학에만 매달려서는 환자의 몸만 망가지고 가정만 더 황폐해진다.

건강과 행복을 찾는 방법은 유해파를 인정하여 중화시키는 것이고, 그런 다음에 한글 파장명상을 하고 감사하면서 웃음치료를 하면 일생을 건강하게 살 수 있다. 감사와 웃음치료의 구체적인 효과는 이미 설명했지만 마지막의 '나가며'에서 다시 논하기로 한다. 참고하길 바란다.

윌슨병에 효과가 있는 숫자와 문자는 '9ㅠ꾜ㅎㅜㅋ쬲'에서 나오는 치유 파장이다. 이 문자를 써서 방의 모서리 네 곳에 붙이고, 한 장은 명상용으로 사용한다. 명상을 할 때는 문자에 집중한다는 것을 잊어서는 안 된다. 왜냐하면 문자에서 나오는 힘이 병을 치유시키기 때문이다. 명상을 끝낸 다음에는 '9ㅠ꾜ㅎㅜㅋ쬲'라는 파장문자를 방 안 공간에 가득하게 손가락으로 써서 기를 증강시키는 것이 좋다. 꼭 실행하기 바란다.

한 가지를 더 권한다면 체질에 맞는 음식을 먹어야 된다는 것이다. 그래야 몸에 독이 쌓이지 않고 영양만 흡수하게 되는 것이다. 체질을 아는 방법은 앞쪽에 설명해두었으니 많은 활용 바란다.

6.
만성 신부전증

우리 몸에서 생긴 노폐물은 신장을 통하여 소변으로 배출된다. 만성 신부전은 노폐물을 내보내는 신장 기능에 이상이 생겨서 정상으로 회복될 수 없는 단계의 질환을 말한다. 즉, 신장이 제 기능을 할 수 없는 상태가 되면 결국 대체요법으로 투석이나 신장이식술을 필요로 하는 말기 신장질환자가 되는 것이다.

신부전의 흔한 원인으로는 당뇨병이나 고혈압, 만성 사구체 신장염, 또는 다발성 낭종신 등을 꼽는다. 약간의 차이는 있지만 신장병을 조기에 치료하지 않으면 만성 신부전으로 악화될 위험성이 높다. 그리고 당뇨병을 가진 사람은 당뇨병에 의해 신부전이 올 위험이 있다. 요즘은 당뇨병으로 오는 증상이 증가하는 추세이다.

만성 신부전의 질환은 모든 장기에 다양하게 나타나는 것으로, 조기에 발견하여 치료를 하지 않으면 위험한 상황이 될 수 있다. 일반적으로 신경계의 증상은 감각 및 운동장애가 오거나 피로의 증가로 졸음이 오며, 의식장애, 혼수상태 등이 올 수 있다. 또 심혈관계 증상으로는 고혈압이나 동맥경화증이 오며, 호흡기계로는 폐부종과 흉수 등이 오게된다. 소화기계 증상은 식욕감퇴나 구토, 복수 등이 오고, 피부의 소양증, 빈혈, 출혈 등의 경향을 보인다. 또한 내분비계는 부갑상선 기능항진증이나 고환과 난소의 기능이 떨어질 수 있으며, 면역계로는 면역력이 떨어지는 등 전신에 걸쳐서 증상이 나타날 수 있는 병이다.

이 질환을 치료하지 않으면 허혈성 심질환이나 뇌혈관질환이 올 수 있고, 말초혈관질환 및 심부전에 대한 높은 위험이 있다. 또한 당뇨병을 겸한 신장질환자는 신병변이 없는 환자에 비해 심혈관계 질환이나 망막증 등 당뇨 합병증이 올 가능성이 있어서 치료가 어렵다. 만성 신부전은 치료를 해서 효과가 없으면 최종적으로 투석이나 이식과 같은 신 대체요법을 시행하여 철저한 혈당조절과 함께 고지혈증에 대한 치료를 하는 것이 매우 중요하다.

신장기능이 감소하면 만성 신부전 때문에 수분과 염분을 조절하는 능력이 현저히 떨어져서 몸이 붓게 된다. 식사 때 염분 섭취를 제한하는 것이 가장 중요한데 신부전이 있는 환자는 짜게 먹으면 몸에 염분이 쌓일 염려가 있다. 그러면 더 심하게 붓게 되면서 심하면 호흡곤란까지 올 수 있으므로 짠 음식은 피해야 한다. 또 단백질은 꼭 섭취해야 하지만 적당량을 초과하면 노폐물이 증가하여 구토 증세나 전신 쇠약 등이 올 수 있으므로 주의를 요하는 것이다.

신부전은 갑자기 오는 것이 아니다. 그동안 신장에 이상을 느꼈는데도 참거나 차일피일 미룬 결과가 병으로 나타난 것이다. 정상이던 신장이 왜 문제를 일으켜서 신장 투석이나 이식을 해야만 되는지 이유를 알아야 한다. 현대의학은 신장이 제 기능을 못하게 된 원인을 모르고 있으며, 여러 가지로 추측만 할 뿐이다. 원인은 단 한 가지로 유해파의 영향 때문이다. 유해파만 중화시키면 예방과 치유가 된다.

현대의학에서 원인으로 생각하는 것들이 유해파가 있을 때에 일어나는 현상들로, 파장을 받으면 먼저 혈관에 문제를 일으켜서 피의 순환에 방해가 된다. 그러면 산소와 영양공급이 원활하지 못하게 되며, 호르몬 분비가 제대로 되지 않고 독이 쌓이면서 병이 오는 것이다.

유해파는 우리가 상상도 못 하는 질환들을 일으키는 원인이다. 질병을 일으키게 된 원인만 제거하면 건강이 다시 좋아지며, 중화로 인하여 느슨해진 몸의 에너지를 원상태로 회복시켜서 정상으로 만들어 준다. 망설이지 말고 유해파를 중화시키고 감사하며 웃으면 모든 질병의 예방과 치료에 효험이 있으므로 이것은 신이 주신 훌륭한 명약인 것이다. 내가 살아서 숨 쉬고 있음과 일을 할 수 있음에 감사하며, 긍정적인 마음을 가지고 웃으면 건강이 회복된다. 감사와 웃음에 대한 설명은 책의 마지막 '나가며'에서 다시 언급하겠다.

만성 신부전증은 한글 파장명상을 하면 효과를 볼 수 있다. 이 병에 반응하는 문자와 숫자는 '찌ㅎㅣㅋ뿌9ㅠ'이다. 이 파장문자를 방의 모서리마다 붙이고, 한 장은 명상하기 좋은 곳에 붙여 문자를 보면서 명상을 하는 것이다. 명상을 할 때는 문자에 집중하면서 건강해진 모습을 상상하면 더 효과가 있다. 명상을 마치고는 '찌ㅎㅣㅋ뿌9ㅠ'라는 파장문자를 방의 공간을 종이로 생각하고, 손가락으로 크게 쓴다. 그러면 치유의 기운이 증강된다.

그리고 웃음치유와 감사를 생활화해야 된다. 웃음과 감사에 대해서는 마지막의 '나가며'에서 언급을 하겠다. 또 체질을 알고, 몸에 맞는 음식을 먹어야 한다. 몸에 맞지 않은 음식은 아무리 맛이 있어도 건강만 해친다. 앞쪽에 체질을 아는 방법이 설명되어 있다. 그대로 하면 된다.

7.
파킨슨병

파킨슨병은 뇌 흑질에 있는 도파민계의 신경이 파괴되는 질병이다. 도파민은 뇌의 기저핵에서 내가 원하는 대로 움직일 수 있게 하는 중요한 신경전달계물질이다. 도파민이 부족하면 움직임에 장애를 일으켜 파킨슨병이 오는 것이다. 뇌 흑질에서 도파민계의 신경이 파괴되는 원인을 현대의학에서는 아직 밝혀내지 못하고 있다. 의학적인 판단은 환경독소나 미토콘드리아 기능장애, 불필요한 단백질을 처리하는 기능 등에 이상이 생겨서 오는 것으로 의심하고 있다.

파킨슨병의 약 90% 이상은 병이 왜 오는지 원인조차 모르고 있고, 5%의 환자만이 유전성 질환 때문인 것으로 보고 있다. 파킨슨병 환자의 증상은 다음과 같다.

떨림(진전) 현상이 있다. 가장 보편적인 증상으로는 주로 편한 자세로 앉거나 누워 있을 때 떨리는 증상이 나타나 경직 현상을 보이며, 손이나 다리를 움직일 때는 사라지는 편이다. 근육이 뻣뻣해지는 증상으로, 병의 초기에는 관절염으로 오인할 수 있으나 병이 진행됨에 따라 근육이 조이거나 당기는 것 같은 근육통을 느끼게 된다. 또 어떤 환자는 허리에 통증을 느끼고, 어떤 환자는 두통과 함께 다리의 통증으로 저린 증상을 호소하기도 한다.

환자는 평소와는 달리 행동이 느려지는 증상이 있다. 옷을 입을 때 단추를 끼우는 행동이나 글씨를 쓰는 작업과 같은 미세한 움직임에서 점점 둔해짐을 느낀다. 또 눈을 깜박이는 것과 얼굴 표정을 짓는 것이 둔하고, 음식을 삼키거나 걸을 때의 팔의 움직임이나 자세변경과 동작의 횟수에 변화가 있다. 때로는 환자 본인은 잘 알지 못하는데 주위 사람들이 먼저 둔함을 알고 지적하여 알게 된다.

자세의 불안정함을 느낀다. 몸의 바른 자세를 유지하기가 어렵고, 자주 넘어지는 경우가 있다. 파킨슨병의 초기에는 잘 모르지만, 증상이 심해지면 많은 환자들에게서 나타난다. 그래서 걷는 것이 힘들어 구부정한 자세가 되며, 정상적인 활동이 어렵고 목이나 허리, 팔꿈치, 무릎 등의 관절이 바르지 못하여 비정상적인 자세가 된다.

파킨슨병 환자는 우울증과 수면장애를 겪을 수 있는데, 약 50% 정도에서 우울증 증세가 나타난다. 우울증이 있으면 병에 대한 치료 의욕과 약에 대한 순응도가 떨어져서 전체적인 삶의 질에 영향을 받는다. 또 많은 환자들이 불면증으로 잠들기를 어려워하고, 수면 중에 심한 잠꼬대를 하거나 헛손질과 헛발질을 하는 경우가 있다.

배뇨장애로 소변을 자주 보는 경향이 있다. 특히 야간에 화장실을 이용하는 경우에는 수면에 방해가 되기 때문에 참느라고 무척 괴로움을 겪는다.

치매 현상이 있다. 전체 파킨슨병 환자의 약 40%에서 치매 증상을 동반하는데, 뇌가 손상되었기 때문이다.

이러한 증상들이 무엇 때문에 발생하는지 현대의학에서는 원인을 모른다고 하는데, 원인은 유해파 때문이다. 치매는 뇌에 유해파를 받으면 뇌혈관이 손상되면서 일어나는 현상이다. 혈관에 탈이 나면 혈액순환이 되지 않고, 그로 인하여 산소와 영양분이 모자라게 되며, 호르몬 분비에 이상이 생겨서 질병으로 연결된다.

위에서 언급한 치매와 우울증, 불면증, 근육경직 등의 모든 것들이 유해파가 있을 때 오는 증상으로 파킨슨 환자는 한마디로 말하자면 종합병원인 셈이다. 수맥파를 비롯한 유해파를 받으면 모든 기능에 장애가 오고 근육이 경직되면서 병이 된다. 유해파를 중화하면 이러한 증상들이 사라지고 정상으로 돌아온다. 앞에서도 언급했지만 유해파가 질병을 일으키는 원인이라는 것을 가슴에 새기기 바란다.

실제로 파킨슨 환자의 연락을 받고 집을 방문하여 중화를 시켜준 후 몸이 유연해지고 불면증이 없어졌다는 전화를 받았으며, 많은 사람들의 질환이 회복되는 것을 경험했다. 믿을 수 없는 이야기 같지만, 과장이 아닌 진실이다.

때로는 남의 말도 귀담아 들을 줄 알아야 한다. 유해파가 원인인 것을 알려줘도 병원에서 고치지 못하는 병을 유해파 중화로 고칠 수 있느냐며 들으려 하지 않는다. 병원에서 치료가 되었다면 병이 다시 재발하지 않아야 하지만 다시 재발하여 병원을 드나들고 평생을 약을 먹는다. 이것은 병의 뿌리를 뽑지 못하고 호전만 시켰다는 증거다. 유해파를 중화시키면 병의 뿌리가 사라지는 것이다.

끝내 말을 듣지 않고 자신이 습득한 지식을 앞세워서 고집을 부리다가 병이 악화되어 세상을 하직한 사람과 병을 앓고 있는 사람도 많다. 당신도 건강이 회복되어 인간답게 살고 싶으면 중화를 시키고 감사하며 웃음치료를 시작해야 한다. 앞에서도 말했지만 유해파를 중화시키는 것은 병의 뿌리를 뽑는 것이고, 감사하고 웃으면 면역력을 키워서 더 건강하게 되는 것이다.

파킨슨병에는 한글에서 나오는 문자파장을 사용하면 효과를 볼 수 있다. 이 병에 효과가 있는 문자와 숫자는 '유ㅌㅠ쓔ㅋㅣ7'이다. 이 문자를 방의 네 모서리에 붙이고, 한 장을 큰 종이에 적어서 명상을 하면 된다. 명상은 집중력이 중요하므로 문자에서 눈을 떼지 않아야 한다. 그리고 명상이 끝나면 '유ㅌㅠ쓔ㅋㅣ7'의 문자를 방의 공간에 가득하도록 크게 써야 한다. 이 과정을 매일 끈기 있게 하면 효과가 있다.

또 웃음치료와 감사는 앞에서 설명한 대로 생활화해야 된다. 구체적인 것은 '나가며'에서 언급하려고 한다. 그리고 이미 설명했지만 체질을 검사하고, 체질에 맞는 음식을 섭취해야 한다. 맛있다고 몸에 좋은 것은 아니다. '입에 쓴 약이 몸에 좋다'는 말이 있듯이 맛이 없어도 체질에 맞는 음식을 먹는 것이 건강에 도움이 된다.

8.
크론병

크론병이란 입에서 항문까지 소화관 전체를 가리지 않고 어느 부위에서든지 무차별하게 발생할 수 있는 만성 염증성 장질환이다. 궤양성 대장염과 달리 장의 모든 층에 염증이 침범하면서 질환이 온다. 특히 대장과 소장 부위가 연결되는 회맹부에 발병하는 경우가 가장 많고, 그 다음으로 대장과 회장 끝부분과 소장 등에서 발생하게 된다.

크론병은 의학적으로는 아직 발병의 원인이 알려져 있지 않으며, 젊은 층인 15~35세에 발견되는 경우가 많다. 원인으로는 마이코 박테리아의 감염이나 홍역 바이러스에 의한 감염 등을 의심하고 있다. 크론병은 소화관 내에 존재하는 정상적인 세균에 대한 과도한 면역반응 때문에 발병하는 것으로 생각하고 있다. 한 가족 내에서 환자가 여러 명 생겨나는 것을 보면 유전성이거나 아니면 환경적인 영향을 받는 것으로 의심한다.

이 병의 증상은 환자에 따라 다양하게 나타나는데 특징은 복통과 설사 등을 많이 하고, 때로는 특별한 치료 없이도 회복되어 아무런 증상을 못 느끼는 경우도 있다. 복통은 간헐적으로 산통과 비슷한 증상으로 주로 하복부에 나타난다. 이러한 통증은 약 85%가 경험하며, 설사 때 고름이나 혈액, 또는 점액이 섞여서 나오는 경우는 거의 없다.

환자 중 1/3에서 체중 감소 증세가 있고, 구토를 하거나 발열로 밤에 땀을 많이 흘리며, 식욕이 감퇴된다. 전신이 허약하고 근육의 감소가 있으며, 직장의 출혈과 입안의 점막이나 식도, 또는 위의 막에 염증이 생기는 경우도 있다. 이 병이 급성으로 오게 되면 체온이 상승하고 백혈구의 수치가 증가하며, 오른쪽 복부의 아랫부분에 심한 통증을 느낀다.

크론병을 앓는 사람은 90%가 항문질환이 같이 온다. 그래서 항문의 직장 주위에 농양이 생기는 경우가 있으며, 이것 때문에 치루 증세가 온다. 장의 만성적인 염증으로 인해 누공이 생길 수가 있고, 상처나 장폐색이 생길 가능성이 있다. 누공과 농양이 장의 벽을 관통하게 되면 큰 구멍을 만들 위험이 따른다. 장의 기능에는 별 증상이 없는데도 관절염으로 통증을 호소하고, 피부와 눈, 간, 신장에 이상이 나타나기도 한다. 때로는 골밀도가 감소하여 골다공증이 생길 수 있다.

합병증이 오게 되면 장이 심하게 손상되어 치료를 해도 본래대로 회복되지 않아 장이 좁아지거나 막히게 되면서 출혈이 자주 나타날 수 있다. 때로는 증상이 심하면 수술을 시행하게 되는 경우가 있는데, 독성이 심해서 헐게 되면 장의 운동이 제대로 되지 않아서 풍선처럼 부풀어오른다. 이것 때문에 배가 불러오고 심한 복통까지 느끼며, 맥박이 빨라지고 열이 나서 탈수 증상이 나타난다. 만약 독성이 심하게 쌓여서 결장이 문제가 되면 위급한 상황이므로 수술을 하는 경우도 있다.

독성 때문에 거대결장이 왔을 경우 빨리 치료를 하지 않으면 장이 터져서 천공이 생길 수 있다. 또 궤양이 심해서 장에 구멍이 생기면 장의 내용물이 배 속으로 흘러나와 고름 주머니가 생긴다. 그러면 농양이 생겨서 병원성 세균이나 소화액이 복강으로 흘러나와 복막염을 일으킬 위험이 있다. 복막염이 되면 패혈증으로 발전할 수 있으므로 생명이 위협받는 심각한 상황이 된다.

또 항문에 질환이 와서 치질뿐만 아니라 치열과 항문궤양을 동반할 수 있고, 직장 주위의 농양으로 항문 주변의 피부질환과 치루를 형성한다. 이 외에도 실제로 전신의 모든 장기에 문제가 올 수 있으므로 사전에 예방하는 것이 중요하다.

이 질환이 있으면 수술을 하는 것이 목적이 아니라 어떻게 하면 병에 걸리지 않고, 또 질환이 오더라도 약물이나 수술 없이 완치시킬 수 있는지 방법을 찾는 것이다. 그러기 위해서는 정확한 이유를 알아야 하는데, 원인은 유해파 때문이다. 유해파의 파장이 혈관에 문제를 일으켜서 혈액순환을 방해하여 산소와 영양분이 모자라게 하고, 호르몬의 불균형과 독이 쌓이게 해서 증상을 만드는 것이다. 현대의학에서는 병의 원인을 모르고, 특효약도 없는 실정이다.

이미 언급했지만 우리 몸이 스스로 병을 만들지 않는 이유는 면역력이 세균과 바이러스와 싸워서 보호하기 때문이다. 크론병 환자의 잠자리에는 심한 수맥과 유해파가 여러 맥 감지되고 있다. 당신은 어느 길을 택할 것인지 선택의 기로에 서 있다. 고로 유해파를 중화시키고 건강하게 살 것인지, 아니면 고통 속에 살 것인지를 결정해야 한다. 유해파를 중화시키는 것만이 정답이다.

'유해파제로정'으로 파장을 중화시키면, 평생 동안 안심하고 건강하게 살 수 있는 길이 된다. 앞에서 이미 이야기했지만 효과가 없을 시는 반품하는 조건으로 하면 손해날 일이 없다. 효과는 본인의 몸이 달라짐을 느끼게 되므로 만약 전과 같으면 제품에 문제가 있거나 아니면 중화를 잘못 시킨 것이다.

유해파를 중화시키고 감사의 생활을 하며 웃는다면 모든 것이 해결될 것이다. 유해파 중화로 질병의 원인을 없애고, 감사와 웃음으로 면역력을 높이면 병의 예방과 치료가 되는 길이 열린다. 병의 치료는 뿌리를 뽑아야 건강하게 되어 천수를 누릴 수 있다. 감사와 웃음에 대한 설명은 끝에 종합적으로 하려고 한다. 참고하기 바란다.

크론병 환자에게 알려줄 것은 한글 문자명상을 습관화해야 된다는 것이다. 크론병에 반응하는 문자는 '쓔ㅎㅢ찌ㅎㅣ7ㅋ'이다. 이 글자를 써서 방의 모서리마다 붙이고, 한 장을 가지고 명상을 하면 효과를 볼 수 있다. 이 문자에서는 강한 치유의 기운이 나온다. 잡념 없이 문자에만 집중하여 명상을 하면서 미래의 건강한 내 모습을 현재로 가져와야 빨리 치유가 되는 것이다. 명상을 한 다음 '쓔ㅎㅢ찌ㅎㅣ7ㅋ'이라는 파장문자를 방의 공간에 허공을 향하여 쓴다. 공간을 종이라고 생각하고 손가락으로 크게 쓰면 된다.

그리고 웃음치유와 감사를 습관화해야 한다. 마지막의 '나가며'에서 다시 설명하겠다. 또 한 가지는 체질에 맞는 음식을 먹어야 건강하다는 것이다. 앞에서 설명한 대로 당신의 체질을 검사하고, 체질에 맞는 음식을 먹으면 건강하다. 유해파 중화는 병의 원인을 없애는 기본 방법이고, 한글 파장에서는 병을 치유하는 파장이 나오며, 감사의 생활과 웃음치유는 병을 이길 수 있는 힘을 길러준다. 그리고 체질에 맞는 식이요법을 겸하면 더욱 건강해진다. 꼭 실천하기 바란다.

9.
모야모야병

모야모야병은 일본의 스즈키 교수로부터 명명된 특수한 뇌혈관질환의 이름이다. 이 질환은 뇌동맥조영상에 아지랑이처럼 흐물흐물하고, 뿌연 담배연기같이 모락모락 피어오른다고 해서 일본말로 모야모야라고 부르는 것이다. 이 병은 양측 뇌혈관의 일정한 부위 내벽이 두꺼워져서 막히게 된다. 그러면 혈액을 전달하려고 하는 비상수단으로 미세혈관이 비정상적으로 자라면서 생기는 병이다. 서양인보다 주로 한국인과 일본인 등에서 잘 나타난다.

모야모야병은 소아에게는 뇌의 허혈이나 뇌경색 등으로 발병되기 때문에 소아 중풍이라고도 한다. 성인에서는 30~40대에 발병하게 되는데, 뇌출혈로 이어지는 특징이 있다. 이때 소아와 성인에게 뇌졸중이 온다면, 반드시 이 질환인지를 감별하여 정확한 진단을 해야 한다.

모야모야병은 의학적으로 증상은 알아도 발병의 원인이 밝혀지지 않았다. 감염의 원인은 자가 면역 반응을 일으켜 혈관에 염증을 유발한다는 설이 있는데, 아직까지 확실한 증거는 없다. 일부에서는 환경적인 요인을 제시하고 있으나 역학적 조사 결과로는 유전적 요소가 높은 것으로 보지만, 유전적 요인이 아니라는 주장도 있다. 특히 일본에서 조사한 결과에 의하면 직업이나 생활양식, 지역과는 별 관계가 없는 것으로 결론이 나왔다고 한다.

모야모야병은 뇌에 피를 공급하는 큰 혈관이 서서히 막히면서 혈액순환이 안 되어 작은 혈관으로는 피의 공급이 충분하지 못하여 일어난다. 아이들은 뇌가 활발한 활동을 하기 위해서는 많은 피가 필요한데, 피의 공급이 부족하게 되면 다양한 허혈성 증상이 나타날 수 있다. 특히 뜨거운 음식이나 더운 물 등을 식히려고 힘을 주어 불 때나 슬프게 울게 되면 뇌에 힘이 가해져서 증상이 나타난다. 이 증상이 있으면 뇌에 힘이 가해지지 않도록 조심해야 한다.

또 심한 운동 후 팔다리에 일시적으로 힘을 잃어서 마비 증세가 오는 경우가 있는데, 이것은 초기에 오는 증상으로 모야모야병의 특징으로 알려져 있다. 어느 곳에 피의 공급이 부족한지에 따라 증상이 다르게 나타나, 간질발작이나 두통, 운동장애, 시력장애, 언어장애 등이 나타나고 지능이 떨어질 수 있다.

모야모야병 자체는 현재까지 불치병으로 판단하여 치료가 안 되는 병으로 분류하고 있지만 뇌로 가는 혈관이 막히면 피가 모자라서 증상이 생긴다. 이때는 수술을 하여 인위적으로 혈관을 만들어주는 방법을 사용하게 된다. 그렇게 하면 뇌에 피의 공급량이 많아지면서 장애를 예방하는 유일한 치료 방법이다.

모야모야병 치료에는 2가지 방법이 있는데 보존적 치료와 수술적 치료다. 수술적 치료는 직접 혈관과 혈관을 연결시켜서 혈류량을 늘려주는 것으로 '직접혈관 문합술'이라고 한다. 또 다른 한 가지는 다른 부분의 혈관을 보조적으로 연결하여 혈류량을 늘리는 '간접혈관 문합술'이 있다.

현재까지의 치료 방법 중에서 수술 치료에 가장 위험이 적은 것으로 알려진 간접혈관 문합술이 많이 행해지고 있다. 이 간접혈관 문합술은 두피, 근육, 경막 등으로 가는 혈관의 뇌 표면에서 신생혈관을 수술하고, 보통 4~6주 간격으로 양쪽을 모두 수술하게 된다.

만약 수술을 할 경우 후유증의 문제와, 비용 또한 만만치 않고, 재발의 위험성이 남아 있다. 원인은 잠자리의 유해파 때문이다. 유해파를 중화시키면 비용이 적게 들 뿐 아니라 수술 없이도 치료가 되며, 재발의 위험성도 없다. 잠자리에서 머리 부분에 유해파를 받으면 혈관이 좁아져서 혈액순환을 어렵게 하지만, 중화를 시키면 그러한 현상이 없어진다. 어느 쪽이 더 안전한가는 독자들의 판단에 달려 있다.

이러한 상태까지 진행되지 않도록 미리 예방하는 것이 중요하며, 방법은 잠자리의 유해파를 중화시켜서 원인을 제거하는 것이 불행을 막는 길이다. '유해파제로정'으로 중화를 시키면 평생을 안전하게 살 수 있고, 방을 옮길 때나 이사 갈 때는 가져가서 다시 사용하면 된다.

한 예로 모 시청의 공무원인 40대의 여인이 모야모야병이라는 진단을 받았다. 환자의 친정어머니가 서둘러서 초기에 유해파를 중화시켰다. 잠자리에 유해파가 심하여 병이 올 수 있는 곳이었다. 그 후 몇 년이 지났는데도 증상이 나타나지 않고 있으며, 지금도 능력을 인정받으면서 건강하게 근무하고 있다. 유해파를 중화시키고, 모든 일에 감사하며 웃어야 건강이 좋아진다. 원인도 치료 방법도 없다는 현대의학에 매달려서 인생을 망가뜨리지 않기 바란다. 감사와 웃음에 대하여는 마지막의 '나가며'에서 종합적으로 하기로 한다.

모야모야병뿐만 아니라 모든 병은 유해파가 원인이라고 했다. 아무리 유해파가 병을 발생시켜도 중화만 시키면 안전하다. 모야모야병에는 한글 파장명상이 효과적이다. 이 병에 반응하는 숫자와 문자는 '6ㅕ푸ㅋ꾜ㅎㅣ' 문자가 효과가 있다. 이 문자를 적어서 방의 네 모서리에 붙이는 것은 기본이고, 또 한 장을 써서 명상을 하는 것이다. 명상을 할 때는 문자에 집중하면서 파장이 병을 낫게 했다고 생각을 하면 된다. 이 명상을 계속하면 효과가 있다. 명상 후에는 '6ㅕ푸ㅋ꾜ㅎ

ㅣ'를 공간에 손가락으로 크게 쓰면 된다. 이것은 치유의 기운을 증강 시키는 방법이다. 치유는 복잡한 데 있지 않고, 우리가 하찮게 여기 는 데 있다.

그리고 체질에 맞게 음식을 먹으라고 권하는 것은 사람은 각기 체 질이 다르기 때문이다. 앞쪽에 검사하는 방법이 설명되어 있으니 참 고하여 먼저 체질을 알고, 체질에 맞는 음식을 적당하게 섭취하면 더 욱 건강해진다.

10.
색전증

심장이나 혈관에 어떤 요인으로 인하여 피가 엉겨붙는 것을 혈전증이라 한다. 이러한 혈전이나 동맥경화반이 혈류를 따라 흐르다가 동맥이나 소동맥에 걸려서 혈류를 막는 것을 동맥 색전증이라고 한다. 동맥의 한 부위에 피의 덩어리가 걸리면 동맥의 혈류를 완전히 혹은 부분적으로 막으면서 혈액이 통하지 못하게 되어 산소와 영양분이 공급되지 않으면서 병이 생기게 된다.

심방세동은 심방의 근육이 규칙적으로 움직이지 못하면서 조화를 이루지 못하여 좌심방 안에 혈전을 형성시키는 대표적인 질환이다. 이것이 동맥 색전증의 가장 중요한 원인이다. 또한 동맥의 손상과 혈소판이 증가되는 것도 위험요소가 되며, 좌심방과 좌심실 사이에 있는 판막인 승모판의 협착증, 심장판막질환과 심내막염 등도 원인이 될 수 있다. 또 관상동맥질환이나 류마티스성 심장질환에 의해서도 심장 내의 혈전 및 동맥 색전증이 발생할 수 있다.

색전의 크기와 동맥을 막고 있는 정도에 따라 급성 또는 만성으로 구분하는데, 사지에 동맥 색전증이 나타나는 증상을 보면 다음과 같다.

통증이 있거나 증상의 부위가 무감각해진다.
피부가 차가운 것을 느낀다.
따끔거리는 현상이 있다.
통증에 대해 과민성이나 둔감성이 있다.

색전증으로 인하여 뇌에 동맥경화가 오면 다음과 같은 증상이 있다.

몸의 우측 혹은 좌측 반쪽에 갑자기 힘이 없어지며, 일상생활이 어렵게 된다.
발음이 정확하지 못하여 말을 하지 못한다(실어증).
뇌졸중의 후유증으로 다른 많은 증상들이 나타날 수 있다.

장기에 피의 공급이 원활하지 못할 시 관련 기관에 통증 및 기능장애가 생긴다. 사지에 동맥 색전증이 올 수 있는 증상은 다음과 같다.

이환된 사지에서 맥박이 잡히지 않는다.
창백한 피부로 혈색이 없어진다.
피부가 얼룩덜룩해져서 그물 모양같이 보인다.
피부 일부가 썩는다.
근육의 힘이 빠진다.

혈전 및 색전의 원인이 무엇인지 알기 위해서는 근본적인 검사가 필요하다. 현대의학에서는 정확한 원인은 모른 채 혈전과 색전의 발생을 예방하기 위해서 약물을 장기적으로 투여하고 있다. 약은 화학물질로 부작용이 있어서 한 가지가 좋아지면 다른 곳이 나빠질 수 있다는 것을 알아야 한다. 또 환자는 출혈을 일으킬 수 있고, 멍이 잘 들거나 코피를 흘릴 수 있다. 그러므로 이를 뽑거나 수술을 할 경우에는 사전에 의사의 자문을 받아야 한다.

원인은 잠자리에 있다. 잠자리에 유해파가 심하면 피의 순환에 방해를 받고, 피떡이라는 덩어리가 생겨서 전신을 돌다가 혈관을 막는다. 앞에서도 설명했지만 유해파를 받으면 기(氣)가 역으로 회전하여 피의 흐름을 방해하게 된다. 그렇게 되면 피가 뭉치면서 색전이 되는 것이다. 혈액이 막히면 인체에 산소와 영양분의 공급에 방해를 받고,

호르몬 공급이 원활하지 못하여 치명적인 영향으로 여러 가지 질환이 오는 것이다.

유해파의 파장은 정상적으로 도는 에너지를 반대 방향으로 돌게 하여 병을 만든다고 했다. 유해파는 눈으로 볼 수 없고, 냄새도 없으며, 눈에 보이지도 않는 무형이며, 형태가 없는 것들이 더 무서운 것이다. 코로나19의 병원균은 눈에는 보지 않을 정도로 작지만 인간을 공포로 몰아넣고 자연계를 병들게 하고 있다. 그러므로 유해파를 중화시키면 색전증만 아니라 각종 질병의 고통에서 자유롭게 된다.

사람은 누구나 보이는 것만 인정하고 아는 것이 전부인 것처럼 생각하기 쉬운데, 그것은 우물 안의 개구리처럼 바깥세상을 모르는 협의의 행동이다. 우리가 여행을 하는 목적은 내가 사는 곳에서 벗어나 더 넓은 세상을 보고 여러 가지 체험을 하기 위함일 것이다. 나만의 주장에서 벗어나 타 장르에도 관심을 가지고 귀담아 듣는 자세로 유해파를 인정할 때 내 것이 더 돋보이는 법이다.

그러기 위해서는 나만의 주장만 고집하지 말고, 남의 이론도 받아들이는 열린 자세가 되어야 한다. 현대의학의 발전은 인정하지만, 돈 버는 의사가 되지 말고 병 고치는 의사가 되기를 바란다. 모두 잠자리의 유해파를 중화시키고 감사와 웃음을 겸한다면 건강함은 물론 가정이 화목하고 행복할 것이다.

색전증에는 한글의 파장명상을 하면 도움이 된다. 이 병에 반응하는 문자와 숫자는 '쬬ㅈㅠㄲㅎㅠ7'이다. 이 문자를 적어서 방의 네 모서리에 붙이고, 한 장을 더 써서 문자에 집중하면서 명상을 하면 된다. 그러면 문자에서 나오는 파장이 병을 치유시킨다. 명상을 하고 나서 한글 문자파장 '쬬ㅈㅠㄲㅎㅠ7'을 방의 공간에 크게 손가락으로 쓰면 기가 증강된다. 쉽다고 가볍게 여겨서는 안 되고, 꾸준하게 실천해야 효과가 있다.

또 음식을 체질에 맞게 골라서 먹어야 한다. 음식이라고 다 좋은 것이 아니다. 아무리 맛이 있어도 체질에 맞지 않으면 독이 될 수 있다. 반대로 체질에 맞는 것은 보약이 된다. 나는 아무리 맛있어도 해로운 것은 먹지 않는다. 그리고 소식을 한다. 그래서인지 나이에 비해서는 주름살이 없고, 젊게 보인다.

음식의 종류는 많지만 나에게 맞는 음식은 체질에 따라 다르다. 앞에 체질을 아는 방법이 설명되어 있으니 참고하면 자기의 체질이 무엇인지 알 수 있다.

지금까지 현대의학의 견해를 살펴봤지만 의학적으로는 확실한 원인을 제시 못 하고, 다만 추측만 하거나 여러 가지를 의심할 뿐이다. 유해파를 인정하지 않고 모든 것을 추측만 하면 원인을 알 수 없게 된다. 만약 폐가 나빠져서 생기는 질환이라면 폐가 왜 나빠지는지 원인을 밝혀야 하고, 간이 나빠졌으면 나쁘게 된 이유를 밝혀야 한다.

모든 것을 추측과 통계를 가지고 설명하는 것이 현대의학의 현 실태다. 추측은 그럴 것이라고 짐작을 하는 것이며, 통계는 그와 같은 이유로 병이 생긴 사람이 많다는 것이지 원인은 될 수 없다. 원인은 그와 같은 증상이 왜 생겼는지 생기게 된 이유를 알아야 대처를 할 수 있는 것이다.

이와 같이 두루뭉술한 논리 때문에 많은 사람들이 병원에 희망을 걸었다가 고통만 당하고, 결국 죽음이라는 최후를 맞는다. 우리가 아프면 왜 치료가 안 되는지를 생각해봐야 한다. 이제 불확실한 현대의학에 매달리지 말고, 유해파를 중화하고 한글 파장명상을 하고 감사하며 웃어야 면역력이 올라간다. 그러면 사는 동안 건강하고 행복할 것이며, 천수를 누릴 수 있다.

나가며

―――――

사람을 두고 만물의 주인이라고 말하는데, 왜 병고에 시달리고 고통받는 것인가? 주인치고는 너무 허술하다는 생각이 든다. 그래서 코로나19와 같이 눈에 보이지 않는 바이러스나 세균이 침범하면 전 세계가 대혼란 속에 빠져든다. 서둘러 백신이 개발되었다고 해도 오히려 사람을 조롱하듯 변이된 바이러스가 한발 앞서가며 더 위협적이다. 경제가 마비되고 사람의 이동을 통제하며 말을 못 하게 마스크로 입을 막아놓지만 많은 사람이 확진되고 죽어간다. 모든 것이 자업자득으로, 인간이 이기주의에 매몰되어 자기의 이익만 생각하고 자연을 훼손하여 환경을 오염시킨 탓이라는 생각이 든다.

지구의 온도가 상승하면서 빙하가 녹아서 수면이 올라가고, 그 안에 잠재해 있던 세균이나 바이러스가 세상으로 나오면서 생각지도 못한 병이 생긴다. 생태계가 파괴되고 있다는 증거다. 자연은 인간의 편리를 위하여 마음대로 할 수 있는 대상이 아니다. 쓸모없는 것 같아도 인간의 생존에 도움을 주기 위하여 그 자리에 있는 것이다. 그러므로 있어야 할 자리에 있어야 생태계가 보호되고 인간에게 도움이 된다.

사람이 태어나서 늙고 병들어 죽는 것은 자연의 조화로 이 과정을 피해 간 사람은 아무도 없다. 세계를 주름잡던 영웅호걸이나 과학자, 또는 병을 고치는 데 이름을 날린 의사들도 죽음 앞에서는 시들어가는 한 포기 풀과 같다. 그런데도 죽을 때까지 끌어모으는 데 혈안을 하고, 출세를 위하여 남을 모함하며 짓밟는다.

우리에게 가장 필요한 것은 건강이다. 가진 것 없어도 건강하면 살아가는 데는 별 지장이 없다. 허탈은 남과 비교하는 데서 오며, 모자라게 살아도 얼마든지 행복할 수 있다. 그것이 건강에 좋고 부자가 될 수 있는 조건이다. 건강은 돈을 주고도 사지 못한다. 건강하게 살기 위해서는 왜 병이 드는가를 먼저 알아야 한다.

우주는 모든 사람에게 평등하다. 명예나 재물을 따지지 않고, 누구에게나 햇볕과 비와 바람을 골고루 준다. 아무리 가진 것이 많고 명예가 높아도 공기를 더 주지 않고, 차별하지 않는 것이 우주의 마음이다. 이와 같은 우주의 원리를 수행하는 자는 혜택을 누릴 수 있다. 우주는 고갈되지 않는 에너지의 보고이기 때문에 이것을 운용할 줄 알아야 성공하는 것이다. 이 에너지가 인간의 운을 좌우한다.

인간의 몸을 병들게 하는 원인은 유해파 때문이라고 했다. 유해파가 있으면 인간을 병들게 하여 늘 고통과 실패와 좌절 등 긴장 속에서 살게 하는 원흉이 된다. 우리가 건강하게 살면서 천수를 누리기 위해서는 우주와 일체가 되어 자연을 아끼고 사랑할 때 이뤄진다. 그리고 유해파를 중화시키고, 한글 문자명상을 하며, 웃음을 습관화하여 감사를 생활화해야 된다. 그리고 체질에 맞는 식이요법을 하면 건강한 몸으로 신이 주신 천수를 누릴 수 있다.

의사들은 절대로 병의 뿌리를 뽑지 못한다. 병이 생기는 원인을 규명하기보다 호전시키는 데 초점을 맞추고 있기 때문이다. 유해파의 해악과 한글 문자파장의 효과를 모르기 때문이다. 그러므로 뿌리가 남아 있어서 재발이 되는 것이다. 병의 뿌리를 뽑기 위해서는 유해파를 중화시키고 문자파장명상을 해야 한다. 제발 돈을 벌어 부유하게 사는 의사가 되지 말고, 사람을 살려서 건강하게 하는 의사가 되길 바란다.

의사가 되기 위한 과정에서 배운 것은 일부에 지나지 않는다. 세상은 넓어서 우리가 모르는 것이 무한대로 펼쳐져 있다. 그러므로 내가 이해할 수 없어도 남의 주장을 존중해야 된다. 그 안에 내가 받아들여야 할 것이 있을 수 있다. 우물 안의 개구리 신세가 되지 않으려면 밖의 넓은 세상 이론을 받아들여야 폭넓은 세상을 살 수 있다. 폭넓은 세상이란 타인의 학문도 받아들이는 데에 있다.

사람이 긴장 속에서 살아간다는 것은 어쩌면 은총이다. 약간의 긴장은 더 큰 불행을 사전에 막는 조건이 되지만, 해이해진 마음은 무방비상태가 되어 불행을 자초하는 원인이 된다. 그러나 살면서 수명을 단축시키고, 고통 속으로 몰아넣는 병만은 오지 말아야 한다. 그러려면 유해파를 받지 않아야 하지만, 사람들은 이 방법을 믿지 못하거나 몰라서 병의 고통과 불행을 당한다. 인간이 살다 보면 사소한 병이 오는 것은 어쩔 수 없다. 하지만 유해파를 중화시키고 문자 파상명상을 하면 건강하게 천수를 누릴 수 있다.

우리 몸에는 스스로 치유하는 의사가 있다. 그것은 면역력이다. 면역력만 있으면 웬만한 아픔은 얼마든지 이겨낼 수 있다. 그런데도 조금만 아프면 병원을 찾는 행위는 면역력이 제 기능을 못하게 하는 잘못이다. 그럴 경우 면역력은 자기의 할 일을 약에게 빼앗긴 채 손을 놓고 있게 된다. 이제부터라도 면역력이 활성화되도록 병원과 약을 멀리하고, 면역력을 키우는 방법으로 유해파 중화와 한글 문자파장 명상을 해야 된다.

옛날 우리 조상들은 병원이나 약이 없어도 자연에서 나는 것을 먹고 살았지만, 암을 비롯한 중병을 모르고 살았다. 비록 수명은 짧았지만 인위적으로 만든 약에 있는 성분이 땅에서 나는 식물 안에도 포함되어 있다는 증거다. 우리가 먹는 식재료를 소홀히 하고, 약으로 영양을 얻으려 하는 것은 주객이 바뀐 행위이다. 체질에만 맞게 먹으면 과일과 채소 안에 보약이 있다.

건강하게 장수하는 비법은 유해파를 중화시키고 한글 파장명상을 하며 늘 감사하는 마음으로 웃는 것이다. 유해파를 중화시키는 것은 병의 원인을 제거하는 기본이고, 한글 파장명상은 우주와 초점을 맞추어 에너지를 받기 위함이다. 그래서 질병마다 제시되어 있는 파장 문자로 명상을 하고 방의 공간 안에 기를 증강시키는 것이다. 또한 웃음의 생활화로 감사를 습관화하면 마음이 긍정으로 바뀌고 면역력이 올라간다. 또한 체질에 맞는 식이요법을 하는 것은 몸에 이로운 영양분을 섭취하기 위한 행위다.

유해파가 있으면 웃음이 제대로 나오지 않고 짜증만 나게 된다. 그리고 병의 뿌리가 남아 있어서 한글의 파장명상과 감사와 웃음, 식이요법을 해도 효과가 덜하다. 그래서 유해파를 중화시킨 다음 문자파장명상을 하고, 마음껏 웃으며 감사하는 삶을 살라고 하는 것이다. 이것만 실천하면 면역력이 증강되어 건강하게 살 수 있는 비법이 된다. 감사를 하면 마음이 긍정적으로 바뀌고, 우주의 에너지가 당신을 도울 것이다.

또한 체질에 맞는 식이요법으로 몸에 맞는 음식을 먹으면 좋은 영양분을 섭취하여 더 건강해진다. 체질에 대해서는 현대의학의 시조인 히포크라테스도 언급했고, 동양의학의 최고 원전이라고 하는 황제내경에도 기록되어 있다. 다시 말하지만 음식으로 고치지 못하는 병은 약으로도 고치지 못한다고 했다. 음식의 종류는 많지만 체질에 맞는 음식은 따로 있는 것이다. 체질에 맞지 않는 음식은 맛이 있어도 몸에 독을 쌓게 한다.

유해파는 우리의 DNA를 바꿔놓을 뿐 아니라 세포의 변형과 근육을 약하게 만들어서 병이 되는 원인이 된다. 아무리 의술이 발전했다고 해도 유해파의 영향을 받으면 병이 완화만 될 뿐 뿌리는 뽑지 못한다. 그래서 재발이 되는 것이다. 병원에서 병을 고쳤으면 재발이 없어야 하고, 약을 먹지 않아야 한다. 그러나 재발이 되고, 평생 약을 먹는 것은 뿌리가 남아 있다는 뜻이다.

질병이 있다고 찡그리고 불안해하면 병은 기세가 등등하여 증세가 더 심해질 수 있다. 물론 병이 있으면 고통스럽고 불안한 것은 사실이다. 그렇다고 찡그린다고 해결되는 것은 아니고, 환자라는 표시만 난다. 고로 득 될 것도 없는 일로 불안해하지 말아야 한다. 고통은 시간이 가면 사라지므로 긍정적인 마음을 갖고 매사에 감사하며 웃는 것이 훨씬 낫다.

인간의 삶은 한 번뿐이다. 그래서 건강해야 되고, 내 안에 잠재해 있는 행복을 찾아서 즐겨야 한다. 부족해도 내가 가진 것에 감사할줄 알면 행복하다. 그래서 유해파를 중화시키고 한글 파장명상을 하라는 것이다. 그리고 감사하며 웃으면 된다. 다시 강조하지만 감사를 하는 것은 당신의 삶 안에 우주의 에너지를 끌어들이는 행위다.

인간은 우주의 에너지를 도외시하고는 살아갈 수가 없다. 햇볕도 구름도 비도 바람도 모두 자연의 에너지다. 밤에 달과 별이 빛을 잃으면 어떻겠는지를 상상해보기 바란다. 우리는 우주 에너지의 혜택을 받고 살면서도 당연하게 여겨 감사하지를 않는다.

사람은 행복하기 위하여 태어났고, 이미 가진 것이 많아도 행복함을 느끼지 못한다. 이유는 충분히 가졌는데도 더 가진 사람과 비교하기 때문이다. 재물이 많으면 남이 넘볼 것 같아서 행복의 걸림돌이 될 수 있다. 현재 있는 것에서 행복을 느껴야 더 가졌을 때 더 행복한 것이다.

인간은 가진 것이 많고 명예가 높아도 죽을 때는 빈손이다. 인생은 빈손으로 와서 빈손으로 가는 것이 운명이다. 돈은 이승에 있을 때만 필요하고, 가치가 있다. 그러므로 살아 있을 때 가난한 사람을 도와서 공덕을 쌓는 것이 나와 후손을 위한 방법이다. 제아무리 가진 것이 많아도 건강을 잃으면 건강한 노동자만 못한 삶이다.

그릇이 차면 넘치는 것은 진리다. 인간도 삶의 적정선을 넘으면 내리막길이다. 그래서 많이 가지면 걱정도 그만큼 크고 많다. 나에게 필요한 돈은 오늘 쓸 수 있는 액수만으로 족하며, 건강만이 내 것이다. 꼭 필요한 것만 소유하고 나머지를 나누면, 바람처럼 가볍게 살 수 있다. 고로 병든 부자보다 건강한 가난뱅이가 낫다.

내일은 내 날이 아니다. 그래서 내일 걱정은 내일에게 맡기라고 성경에 기록되어 있다. 보장되지 않은 미래의 일로 오늘을 희생하면 그것은 어리석은 행동이다. 과거의 잘못이나 실패를 거울삼아 미래를 계획하되 현재를 희생하지 말아야 한다. 오직 이 시간의 행복을 위하여 살아야 알찬 삶이다.

인간은 오래 사는 것이 목적이 아니다. 짧게 살더라도 건강하게 살다가 미련 없이 죽어야 한다. 영혼 떠난 육신은 한 줌의 재가 되어 땅속으로 사라질 뿐이다. 흙은 인간이 태어나서 발붙이고 살다가 돌아갈 곳이다. 삶에 대하여 너무 집착하지 말고, 살아 있을 때 내가 어떤 사람이 될 것인가를 생각해야 한다.

중복되는 말이지만, 건강하려면 유해파를 중화시키고 문자파장명상을 실천하고 웃음과 감사의 삶을 살아야 한다. 그리고 체질에 맞는 식사요법을 해야 한다. 나의 건강을 위해서는 이와 같은 노력은 할 수 있을 것이다. 모두 건강하고, 행복하길 기도한다.

운해(雲海) 양종수

참고도서

○ 수맥이 뭐길래, 케트 바흘러, 이만호 옮김, 가람출판사, 1998

○ 수맥과 명당 길라잡이, 안국준, 태웅출판사, 2003

○ 한글은 하늘소리 불치는 없다, 황성현, 대한운공연구회, 2004

○ 물은 답을 알고 있다, 에모토 마사루, 양억관 옮김, 나무심는사람, 2002

○ 웃음치료 건강법, 박영한, 버들미디어, 2006

○ 웃음의 치유력, 노먼 커즌스, 양억관 옮김, 스마트비지니스, 2007

○ 교육예화대사전, 최형락, 한빛출판사, 2020

○ 체질을 알면 건강이 보인다, 이명복, 대광출판사, 1993

○ 생명의 신비 호르몬, 데무라 히로시, 송진섭 옮김, 종문화사, 2004

○ 재미있는 우리 몸 이야기, 마츠무라 조지, 홍성민 옮김, 대교베텔스만, 2003

○ 인체기행, 정강홍, 국제신문, 1996